RADICAL HOPE

がんが
自然に治る
10の習慣

ケリー・A・ターナー　トレイシー・ホワイト 著
佐々木加奈子 訳

プレジデント社

がんが自然に治る10の習慣

恐怖を感じたことがある
すべての人に、
必要だったのは希望でした。

To anyone who has ever felt fear, when what they needed most was hope.

はじめに

「あなたはがんです」

医者からそう宣告されたら、脳は停止しますよね。

脳の最も原始的な部分である扁桃体が「今すぐ敵から逃げろ！」と叫んで、闘争・逃走反応（危険の際に「戦う」か「逃げる」かの準備を整える自律神経の働き）が作動します。完全にサバイバル・モードに入るのです。

がんと診断された患者の多くは、同じような経験をしています。予後が「すぐに手術すれば大丈夫」でも、「不治の病だから身辺整理をしたほうがいい」であっても、圧倒的な恐怖を感じると報告しています。

そんなとき、患者や介護者が何よりも必要としているのは、「希望」です。彼らは、悲惨な予後を克服した人について知りたいと思っていて、そのサバイバーを見つけたいという本能的な欲求に駆られているのです。

この本は、がんやそのほかの困難な病気に苦しむ人たちが最も必要としている、「劇的な希望」を提供するために書きました。

がんの「劇的な寛解」とは何か？

それは、統計的にはありえないと考えられている、がんからの寛解（根治とも呼びます）のことで、次のいずれかにあたります。

1．従来の治療を受けずに根治した
2．従来の治療を試みたが寛解に至らず、次に代替医療を試したところ根治に至った
3．絶望的な予後（たとえば、5年生存率が25％未満）を乗り越えるために、従来の治療と代替医療を併用した

私の最初の著書『ラディカル・リミッション（Radical Remission）』（邦訳『がんが自然に治る生き方』プレジデント社）は、医学界で「自然寛解」と呼ばれるものと、私が「ラディカル・リミッション（劇的寛解）」と呼ぶものについての10年にわたる研究から生まれました。私は、余命わずかと思われて家に帰された人たちが、どのようにして1年後に元気に、診断前よりも健康になって医師のもとを訪れることができたのかを知りたかったのです。

この奇跡的なサバイバーたちは、いったいどんな人なのか？　医学雑誌には1000以上も検証された症例が掲載されているのに、なぜ誰も研究していないのか？　この人たちは治癒するために

何をしたのか、どうやって回復したのか？

このような疑問が、カリフォルニア大学バークレー校での博士論文研究の原動力となりました。その後10年間、私は医学雑誌に掲載された１０００以上の医学的に検証された自然寛解を分析し、さらに世界中の数百人もの劇的寛解を成し遂げたサバイバーたちに綿密なインタビューをしてきました。この研究が私の博士論文となり、最終的に『がんが自然に治る生き方』という本になりました。

「自然」寛解を経験した人たちにインタビューしていくうちに、それは自然に起こったわけではないということが明らかになりました。彼らは、治癒のためにライフスタイルや心の持ちようを大きく変えたと語っています。いわゆる奇跡的な治癒は、身体だけでなく、心や精神を根本的に変え、私が「ラディカル・リミッション」と呼ぶものを達成するために、生活全体を変えることで実現したのです。

困難に打ち勝った数百人ものがん患者との綿密なインタビューから、９つの共通点が浮かび上がってきました。サバイバーたちは、自分がほかのサバイバーと同じ治癒方法を実践しているとは知りませんでした。多くの人はこれら９つ以外の方法も試していましたが、彼らはみな９つの要素をすべて用いていて、それが治癒の土台となっていたのです。

９つのおもな治癒要因を、以下に記します（順不同）。

・食生活を根本的に変える
・治療法は自分で決める
・直感に従う
・ハーブやサプリメントの力を借りる
・抑圧された感情を解放する
・ポジティブな感情を高める
・周囲の支えを受け入れる
・精神的なつながりを深める
・生きる強い理由を持つ

これらの9つの要素については、『がんが自然に治る生き方』で詳しく解説していますが、本書ではその論考をさらに発展させています。

ベストセラーになった『がんが自然に治る生き方』

驚いたことに、『がんが自然に治る生き方』は発売初週に「ニューヨーク・タイムズ」のベストセラーリストに載りました。多くのテレビやラジオから取材依頼があり、最終的には22カ国語に翻訳されました（現在も翻訳中）。劇的寛解に魅了されたのは、明らかに私だけではなかったのです。

この本の人気が高まるにつれ、ラディカル・リミッションは治癒と支援のプラットフォームとなりました。患者やその家族はより多くの情報を求め、私と小さな研究チームは、その声に応えるためにベストを尽くしてきました。

読者からは、免疫力を高めるための対面ワークショップの要望がありました。現在では、ラディカル・リミッションの認定講師陣が、世界各地でワークショップを開催しています。病気で直接ワークショップに参加できない人は、オンラインコースを希望しました。これは現在、私たちのウェブサイトで提供されていて、自宅（または病室）で自分のペースで快適に受講することができます。

読者からは、対面でのワークショップの終了後に1対1のコーチングを受けたいという要望もありました。現在、ラディカル・リミッションの認定ヘルスコーチが必要な人のために、対面またはオンラインでのコーチングセッションを提供しています。

そしてもちろん、ソーシャルメディアによって皆さんとの対話に参加できることもありがたいことです。私たちは、みなさんの #shelfies（本棚にある本の写真）に『がんが自然に治る生き方』#radicalremission を見るのが大好きです！

劇的寛解の研究を続けることは私にとって最優先事項なので、少人数のスタッフと私は毎日、RadicalRemission.com で新しい症例を積極的に集めています。この無料のオンライン・データベースのおかげで劇的寛解の体験者たちは、がん専門医が自分の症例を論文にし、医学雑誌で発表するのを待つ必要がなくなりました（それが医師にとって重要な仕事であることに変わりはないのですが）。その代わりに、劇的寛解を経験した人はわずか10分ほどで、自分の寛解ストーリーをこのサイトで共有できるようになったのです。このデータベースの目的の一つは、検証された症例をどんどん増やし、今後の研究を促進していくことです。

うれしいことに、『がんが自然に治る生き方』の出版以来、私たちのサイトには新しい症例が殺到しています。この6年間、医学雑誌に掲載される平均の6倍もの症例が毎年集まっていて、これは医師たちが思っているよりもはるかに多く劇的寛解が起こっていることを示唆しています。

私たちのウェブサイトで報告された新しい症例は、最初の10年間の研究で明らかになった9つの治癒要因の共通性を裏付け続けています。これこそ科学者が望んでいる独自の研究結果です。私は、RadicalRemission.comのサイトに、「あなたの本を読んで、まるで自分の日記を読んでいるようでした」「20年前に私ががんを治すためにした9つのことは、まさにこれです！」と自分の治癒体験談を投稿してくれるのがうれしいのです。

『がんが自然に治る生き方』が出版されたあと、ハーバード大学の研究者から、ラディカル・リミッション・ワークショップのがん患者に与える効果を研究できないか、と打診されました。私たちの非営利研究団体であるラディカル・リミッション財団へのみなさまの寛大な寄付もあり、うれしいことに、このテーマに関する試験的な研究が現在進行中です。また、劇的寛解を経験した人の血液や遺伝子構造を分析したいというバイオテクノロジー企業にも協力しました。その研究に血液を提供してくださった多くのニュースレター読者のおかげで、その会社は現在、研究所で新しい免疫療法によるがん治療法を試しているところです。

劇的寛解の10番目の治癒要因

最初の10年間の研究では、第10の要素である「運動」は、劇的寛解者たちの間では非常に一般的な治癒要因でした。しかし、すべてのケースで報告されたわけではありませんでした。それは、私がインタビューした人たちの多くが、治癒しはじめた当初は病状が重く、その時点ではまったく運動ができなかったからだと思います。たとえば、私がインタビューした人の中には、最終的に治癒する前に、車椅子や栄養チューブをつけた状態で緩和ケアを受けて帰宅した人もいました。

しかし、劇的寛解の症例を見直すと、劇的寛解を果たした人は、身体的に可能なときは、中程度から激しい運動を生涯にわたって習慣にしていることが明らかになりました。さらに、劇的寛解者の中には、高強度インターバル・トレーニング（ＨＩＩＴ）やミニトランポリンでのリバウンディング、ウエイトトレーニングなどの運動を診断されたその日から治療計画に取り入れて、直接的な治療法として活用している人もいます。

本書では、がんを経験する人にとって、なぜ運動が重要なのかに関する最新研究や、劇的寛解者が生活の中に運動を取り入れる方法、乳がんを克服するために運動を重要な治癒要因の一つとした女性の治癒の物語など、この新たな10番目の治癒要因である運動について詳しく説明します。

私について

がんが私の人生に登場したのは、若い頃でした。14歳のときに親友が胃がんと診断されました。手術や化学療法など、従来の西洋医学が提供できるあらゆる治療を試したにもかかわらず、2年後に彼は亡くなりました。私たちは16歳で、私の未来はそれまでどおり目の前にあり、明るく可能性に満ちていたのに、彼は去ってしまったのです。

悲しみと混乱の中、私は物語に逃避しました。本や映画、演劇、ミュージカルに、時間を忘れ没頭しました。とくに心動かされる真実の物語に夢中になった私は、ハーバード大学に進学し、心理学と脚本を学ぶことで、脳の分析的側面と創造的側面のバランスを取りました。

卒業後は、週末に地元の病院でがん患者をお世話するボランティア活動をはじめました。これがきっかけで、カリフォルニア大学バークレー校でがん患者のカウンセリングを専門とする臨床ソーシャルワークの修士号の道へ進みます。精神的に消耗する時期ではありましたが、これほど深い意味でがん患者を支援できたのはうれしかったです。治癒への旅は一人ひとり異なり、その話に耳を傾けられるのは光栄なことでした。

そんな中、がんの劇的な寛解の物語を読み、私はすっかり魅了されました。そして、もっと知りたいと思ったのです。少し調べてみると、医学雑誌には、誰も調査していない「自然寛解」の治癒に関する何千もの貴重な発見があることに気がつきました。その瞬間、私は、この人たちはどうやってがんを治したのかという重要な謎を、研究者と語り部という2つの側面から解き明かすことになったのです。

この疑問に答えるため、私はカリフォルニア大学バークレー校に留まり、博士号を取得し、のちに『がんが自然に治る生き方』にまとめて出版しました。ラディカル・リミッション・プロジェクトは、年月を経て成長し、より多くの驚くべき治癒の物語を世に送り出し、必要としている人々に希望を与えています。

RadicalRemission.com に取り組んでいないときは、ラディカル・リミッションから着想を得た長編映画の『Open-Ended Ticket』の脚本を書いたり、ドキュメンタリーの監督をしたりと、別のかたちの物語をつくるのに時間を充てています。最近では、本書を執筆したことで、さらに多くの驚くべき劇的寛解の事例を分析する機会を得ることができました。

本書について

本書は、前作の『がんが自然に治る生き方』と同様に、各章でおもな治癒要因の一つに焦点を当てるという構成になっています。ただし、『がんが自然に治る生き方』とは各要因の順序が異なります。これは、10個の要因のうち、どれがほかの要因よりも重要であるかは、まだわかっていないことを強調したかったからです。各章では次のことをおこないます。

・劇的寛解の治癒要因についての説明
・『がんが自然に治る生き方』が最初に出版されて以来、私たちやほかの研究者が長年にわたって学んだことを紹介
・個別の要因を信じて劇的寛解を成し遂げた人の詳細な治癒体験を共有
・それらの要因を、あなたの生活に取り入れるための新たな方法を提案

私たち、ラディカル・リミッション・プロジェクトにかかわるすべての人は、がん治療における従来の医療に反対していませんし、これまでも反対してきたわけではありません。

私たちは、そうした医療を受けずに、あるいはそうした治療が失敗したあとに治癒した人たちの何千もの異例なケースを研究することに、非常に大きな価値があると信じています。逆境に負けずにがんを治した人たちは、がんと身体の免疫システムについて私たちに何かを教えてくれるでしょう。

もう一つ重要なのは、私たちは劇的寛解を研究しているのであって、それを処方しているわけで

はないという点です。私たちは、ある現象について報告する研究者であり、医師があなたに何をすべきかを指示するのとは違います。そのため、この本を医学的なアドバイスの代わりに使うべきではありませんし、この10の要因があなたやほかの人の病気を治すと約束するものでもありません。

この研究でわかっているのは、この10の治癒要因が、この特定のグループの人たちの寛解に役立ったということだけです。この10の要因がほかの人たちにも有効かどうかは、複数の無作為の患者を追跡調査するランダム化比較試験がおこなわれるまではわかりません。現在進められているハーバード大学の研究者による試験的研究は、その長いプロセスの第一歩になります。決定的な答えが出るまでには、あと20〜50年という年月と、何千万ドルもの研究資金が必要になるでしょう。

とはいえ、研究結果を待っている間に、本書で実践ステップを提示しているのは、これらの10項目がほかの独立した臨床研究試験で免疫システムに有益だと示されているからです。それが、あなたのがんを寛解させるほど免疫システムを強化するかどうかは、まだ不明ですが。

10の治癒要因のうち9は各自で実践することができますが、ハーブやサプリメントの摂取については、必ず資格を持った医療専門家の指導の下でおこなってください。ライフスタイルや食生活を変える場合も、必ず医師や医療専門家に相談することをお勧めします。

劇的な希望を見出す

ラディカル・リミッション・プロジェクトではさまざまな活動に取り組んでいますが、患者や周囲の介護者たちが最も求めているのは、劇的寛解で生き延びた人たちのリアルな体験談だと気がつきました。

こうした治癒の物語があるからこそ、私たちは日々、研究を続けられます。ステージⅣのがんを克服した本人にインタビューすることほど、人生を肯定してくれるものはないでしょう。これらは単なる「物語」ではなく、困難を克服した症例の検証済みのレポートであり、そのメッセンジャーであることは、私たちの名誉でもあり特権です。

がんのコーチはかつて、劇的寛解のサバイバーに、次のように言いました。

「あなたが住んでいる町では、あなたは〝がんのユニコーン〟のように思われています。それは、不治の病と言われるがんを克服して、困難を乗り越えたあなたが珍しい存在だからです。でも、私は職業上、何千人ものサバイバーを見てきました。あなたのようなユニコーンがたくさんいることを、みんなに知ってほしいのです」

本書で紹介するがんサバイバーたちの実話が、あなたに〝ユニコーン〟をもたらし、自身の健康に責任を持つための気づきと力を与えてくれることを望んでいます。

私たちの最大の願いは、私たちが出会い、語り合い、ともに笑い、ともに泣いた人たちの検証された症例が、「治癒はいつでも可能である」という劇的な希望を、あなたに与えることです。

目次

はじめに……003
第1章 運動を生涯の習慣にする ―メアリーの物語―……019
第2章 スピリチュアルなつながりを深める ―ベイリーの物語―……053
第3章 自分自身に力を与える ―ボブの物語―……085
第4章 ポジティブな感情を高める ―ディの物語―……123
第5章 直感に従う ―パルマの物語―……171
第6章 抑圧された感情を解放する ―アリソンの物語―……219

第7章 食生活を変える ―ジェレマイアの物語― …… 267
第8章 ハーブとサプリメントを活用する ―トムの物語― …… 317
第9章 生きる強い理由を持つ ―アレックスの物語― …… 357
第10章 周囲の支えを受け入れる ―サリーの物語― …… 395

結論 …… 443
おわりに …… 451
謝辞 …… 454
訳者あとがき …… 460
原注 …… 494

第1章

運動を生涯の習慣にする

——メアリーの物語——

もし、身体活動が錠剤のかたちで
存在するなら、
それは世界で最も処方される
薬となるだろう

グレイト・ウェイツ

がんサバイバー、「AKTIV AGAINST CANCER」共同創設者

If physical activity existed in pill form, it would be the most prescribed medicine in the world.

Grete Waitz

Cancer survivor and co-founder of AKTIV Against Cancer

毎日、身体を動かすだけでいい

私たちは運動が身体にいいことは知っています。たとえがん患者であっても、運動が健康にいいということは明らかでしょう。しかし、がんと身体活動の関係は最近まで、研究者や患者、メディアの注目を集めませんでした。たとえば、「運動とがん」に関する書籍をインターネットで検索してみると、「食事とがん」に関する書籍の4分の1ほどです。

私が劇的寛解について最初に研究したとき、運動はがんサバイバーが実践する治癒要因の一つとして挙がっていました。しかし、すべてのサバイバーが実践している要因ではなかったので、最初の論文や本には、最も一般的な治癒要因の一つには入れませんでした。これは、私が調査した人々の多くが、治癒の過程の初期で、運動ができないほど身体が弱っていたからだと思います。体力がつくにつれて多くの人が身体を動かすようになり、健康が戻ってくると全員が定期的に運動したり身体を動かすようになりました。病気の最中には、病気や治療による身体的負担のために運動ができなかったかもしれませんが、じつは運動は長期的な寛解に不可欠なものだったのです。

古い劇的寛解の症例を見直し、『がんが自然に治る生き方』の出版後に寄せられた新しい症例を分析した結果、劇的寛解を遂げた人たちは、体力が回復すると同時に、何らかの身体活動や運動を生活に取り入れていることがわかりました。これが、劇的寛解の症例に共通する10番目の要因として、運動を含めるようになった理由です。

運動を身体の活動として捉え直すとよいかもしれません。私の初期の研究では、サバイバーの多くは、毎日の散歩や動作を運動とは考えていなかったため、インタビューの中で運動について触れることはありませんでした。トレイシー（本書の共著者）を例にとってみましょう。元マラソンランナーにしてトライアスロン選手、ジム愛好家、ヨガのマスターでもあったトレイシーは、かつて自分が運動とみなすものに高いハードルを設定していました。彼女は病気でどん底のとき、身体が痛くて以前のトレーニングができなくなったので、まったく運動ができない時期だと考えていました。一番弱っていたときは、道を歩くのもやっとだったそうです。

しかし、その間に少しでも身体を動かしていたかと尋ねると、彼女は「道を歩けるところまで歩いて、少し休んで、引き返して家に帰る」というような、体力を維持するためのちょっとした運動をしていたことを思い出しました。しかし、それは運動でもなければ、治療の一環でもありませんでした。生きるために彼女がしていたことだったのです。

病気が重いときは簡単な用事を済ませるだけでも体力を消耗するため、身体活動になることがあります。トレイシーは治療中に、2時間の昼寝をせずに、同じ日にスーパーと図書館の両方に行けたとき、ちょっとしたお祝いをしたことを覚えています。この話からわかるのは、運動は形式的なものや激しいものである必要はないということです。特別な服装も、ジムの会員になる必要もありません。毎日、身体を動かすだけでいいのです。

『がんが自然に治る生き方』が出版されて以来、私たちはウェブサイトRadicalRemission.comを通じて、さらに多くのサバイバーから連絡をもらっています。その一人が、ニュージーランドのトレマネです。トレマネは、2012年にステージⅣの膵臓《すいぞう》がんと診断されました。診断前は屋内サッカーや週2～3回のジム通い、ビーチでのブギーボード、ヨガなど、とても健康的で活動的でした。しかし、主治医のたった一言で、彼の人生は一変しました。

末期がんだと告げられたんです。腫瘍が胃と肺を圧迫していて、これ以上広げないために、動くのをやめるようにと言われたんです。だから私は身体を動かすのをやめました。思い返すと、それは間違いだったと思います。それからわずか1年後、この段階で私は死ぬことはないのだと悟りました。回復するでもなく、死ぬでもない、ただ生きている状態だったのです。そして、その穴から抜け出させてくれたものの一つが、運動だったのです。1年間、身体を動かすのをやめていたのですが、これは間違いだと思ったんです。このままではいけない。じっとしているのは性に合わなかったのです。それで毎日、仕事が終わったあとに1ブロック歩くようにしました。そして1年半後、またヨガをはじめたんです。

トレマネの例で興味深いのは、彼は診断後、医師からやめるように言われるまで定期的に運動していたことです。幸運にも、彼は直感に従って1年後に運動を再開し、それが（ほかの9つの劇的寛解の治癒要因の実践とともに）劇的寛解を達成するのに役立ったと信じています。幸い、トレマネの直感は最新の科学的研究と一致していて、中程度から強度の運動が、がん患者の治癒をサポートするための最善の方法の一つであることが示されています。

この章では、まず、治療中や治療後を含め、健康で質の高い生活を送る上で、誰にとっても運動が不可欠なのかを話すことからはじめます。このテーマに関する最新の研究を紹介し、がん患者向けのさまざまなタイプの運動について考察します。この章の中心は、10番目の要因である運動をはじめるきっかけとなるような劇的寛解者の詳細なストーリーで、その後に、このような治癒を人生にもたらすための簡単な実践ステップを紹介します。

定期的な運動は寿命を3〜8年延ばす

生きている限り、身体を動かさなくてはなりません。運動は私たちをより健康にしてくれることがわかっています。1996年には、運動不足が国民的な健康危機を引き起こしていることを懸念したアメリカ公衆衛生局の長官が、運動が健康にいいことを示す、数十年にわたる研究をまとめた複数の研究機関の報告書を発表しています[1]。

どんな運動でも、やらないよりはましです。2008年に発表された公衆衛生局の長官による二つ目の報告書では、さらに一歩踏み込み、6歳以上のすべてのアメリカ人が運動により本質的な健康効果を得るために、週150分の中程度の運動、または週75分の激しい運動のいずれかをするよう推奨しています[2]。２０１８年に発表された第三の報告書「アメリカ人のための身体活動ガイドライン」では、あらゆる人種や民族の男女、幼児から高齢者、妊娠中や産後の女性、慢性疾患や障害を抱えている人、慢性疾患のリスクを減らしたい人など、すべての人の健康は身体活動によって改善されると結論付けました[3]。さらに、慢性疾患や障害（がんなど）を持つ成人は、何としても運動不足を避け[4]、何ができるかを医師に相談すべきであると述べています。

また、最近の研究では、肥満が世界的に蔓延していることがわかっています[5]。肥満は予防可能な死因の第1位であり[6]、直接的かつ深刻な発がんリスクをもたらします[7]。実際、肥満であることは、喫煙や高血圧、高コレステロール、糖尿病よりも致命的ですが[8]、ありがたいことに運動と健康的な食事は、肥満と闘うための最初の防衛線となります。

以下は、科学的に証明された運動の利点のほんの一部です[9]。

・早死にするリスクを減らす
・心臓病やがんで死亡するリスクを減らす[10]
・糖尿病の発症リスクを減らす
・高血圧の発症リスクを減らす、すでに高血圧の人の血圧を下げる
・うつ病や不安な感情を減らす
・健康的な体重を維持する

・健康な骨、筋肉、関節をつくり維持する
・寿命を延ばす

最後の項目は、強調する価値があります。最近の研究によると、定期的な運動は、運動量や開始時期にもよりますが、寿命を3～8年延ばすとされます[11]。反対に、1日中ソファに座ってテレビを観る、いわゆるカウチポテトでいると身体を壊すという研究結果もあります。100万人以上を対象としたメタ分析の研究によると、中強度（1日合計60～75分）の運動をする人は、座っている時間が長いことにともなう死亡リスクの増加を解消できることがわかりました（ただし、座っている時間の多くがテレビを見ている時間の場合はリスクが残ります[12]）。つまり、1日中デスクワークをしなければならないとしても、座りっぱなしによる健康への悪影響は運動によって克服できますが、一晩中テレビを見続けていると、そうした健康上のメリットはなくなってしまうのです。

がん治療による副作用を軽減する

がん患者やがんサバイバーに対する運動の効果を調査した最初の研究は、1980年代に発表されました[13]。それ以来、国立がん研究所、アメリカがん協会、アメリカスポーツ医学会（ACSM）は、がん治療中の運動は安全で実行可能であるだけでなく、治療中の身体機能を改善し、疲労を軽減し、生活の質（ＱＯＬ）を高められると決定的に結論づけています。[14,15] ２０１８年、ＡＣＳＭは円卓会議を開催して最新の研究をレビューし、がんの予防とコントロールの一形態としての運動に関する推奨事項を更新。がんの予防、治療支援、再発抑制、生存率向上における運動の有効性を示すエビデンスが増えています。最大の課題は、がんになったときの運動の利点について広く伝え、がん専門医が患者と運動について話し合えるように教育していくことです。[16]

ご想像のとおり、がんを患っている人は運動をしたほうが、運動しない人よりも強くなります。前立腺がんの患者を対象としたある研究では、短時間の運動により、運動をしなかった前立腺がん患者と比べて筋肉量や筋力、身体機能、バランスが大幅に改善することが明らかになりました。[17]

運動はがん患者を強くするだけでなく、従来のがん治療による副作用を軽減するのにも役立ちます。たとえば、ある研究では化学療法を受けている乳がんや大腸がんの患者に、１日１万歩のウォーキングを指示しました。その結果、歩かなかったグループに比べ、歩いた患者たちは治療による副作用が大幅に軽く、痛みや腫《は》れも少なく、運動能力も向上しました。[18]

別の研究では、化学療法と並行して運動をした乳がん患者を調査しています。運動をしなかったグループと比較して、運動している人は炎症性バイオマーカーのレベルが低下し、神経認知機能を維持することができました。[19] 運動のおかげで、炎症と化学療法による認知機能障害、いわゆる「ケモブレイン」が軽減されました。

そのほかの数多くの研究でも、運動が治療中のがん患者の生活の質を向上させることが示されています。その中には、身体イメージ／自尊心、睡眠の質、社会的機能、セクシュアリティ、疲労や痛みのレベル、感情の豊かさ（とくに運動はうつや不安を著しく軽減します）などが含まれます。[20,21]

生活の質を向上させることは重要ですが、運動が人体、とくにがんを治そうとしている人の身体に具体的にどのような影響を与えるのか、疑問に思うかもしれません。運動は、がん患者の身体に、以下のような生理学的変化をもたらすことが研究により示されています。

・炎症の抑制
・インスリン抵抗性の低下
・免疫細胞の活性化と数の増加
・リンパ系におけるリンパ液の流れの増加
・消化器官が毒素にさらされるのを抑制する機能の向上
・インスリンやエストロゲンなどのホルモンレベルの低下[22]
・酸素の供給と利用の改善
・ミトコンドリアの生合成の増加[23]
・肥満の解消

これらの用語になじみがなくても、がん患者やすべての人が経験できる、非常にポジティブな身体的変化であることはおわかりいただけるでしょう。そのため、アメリカがん協会では、すべてのがん患者に運動することを推奨しており、寝たきりの患者の場合には理学療法を勧めています。

運動はがんの再発や死亡リスクを低減させる

がん患者にとって最も興味深いのは、運動が特定のがんの再発や死亡のリスクを低減させることを示した数多くの研究でしょう[24]。これらの研究では、運動が乳がんや大腸がん、前立腺がん、子宮体がん、卵巣がん、肺がんの死亡リスクを大幅に低下させることがわかっています[25]。そのうちの一つでは、自転車やテニス、ジョギング、水泳などの適度な運動を週3時間以上することにより、前立腺がんの男性の生存率が大幅に改善することがわかったと結論付けています[26]。

別の研究では、乳がんの女性が週に1時間だけ、平均時速2～3マイル（時速約3～5キロメートル）のペースで歩いた場合、身体活動の少ない女性に比べて、乳がんによる死亡リスクが最大49％低下することが示されました[27]。大腸がん患者を対象とした大規模な研究では、余暇の身体活動（テニス、ゴルフ、自転車、水泳、ガーデニング、早歩き、ダンス、エアロビクス、ジョギングなど）をしている人は、していない人に比べて死亡リスクが31％低く、これは診断前に運動していたかどうかには関係ありませんでした[28]（現在、運動をしておらず、望みがないと思っているかもしれない人々にとって勇気づけられるニュースです）。これらの研究やそのほかの多くの研究は、がんで死亡する確率を大幅に減らしたいのであれば、理想的には毎日、身体を動かす必要があることを示しています。

身体の免疫システムを活性化

これまでの運動とがんに関する研究の大半は、がんサバイバーが再発を防ぐためにできること、がん患者が従来の治療の副作用を軽減するためにできることとして、運動に焦点が当てられてきました。しかし、最近になって、運動が放射線や化学療法などの従来のがん治療に対する反応を直接的に改善する可能性があることを示す証拠が見つかっています[29]。

そのうちの一つに、大腸がんを患ったマウスを6週間にわたって調査した研究があります。片方のマウス群は運動のために回し車に乗せ、一方のマウス群は乗せませんでした。すると、運動したマウスはミトコンドリアが特異的に変化し、腫瘍の成長を遅らせたのに対し、運動しなかったマウスの腫瘍は通常の速度で成長したのです[30]。

運動は腫瘍細胞と戦うために身体の免疫システムを活性化させます。別の研究では、車輪の上を走って運動したマウスは、腫瘍の成長を60％抑え、アドレナリンやナチュラルキラー（NK）細胞、免疫システムの機能を高め、腫瘍の治癒を促進しました[31]。

もし将来、がん専門医が患者に、「あなたのがんのタイプは特殊なので、6週間の標的免疫療法と1日30分の高強度インターバル・トレーニング、1日15分のウエイト・トレーニングをお勧めします」と告げたとしたらどうでしょうか。副作用を軽減する方法としてではなく、直接的ながん治療としての運動の研究では、ノルウェーやオーストラリアといった国々がアメリカよりも進んでいます。オーストラリアの運動医学研究所は、がん患者と協力して従来の治療に運動を加える取り組みをしています。化学療法や放射線療法を終えた患者は、訓練を受けた生理学者と面談し、患者に合わせたトレーニングを指導してもらえます。[32] 同様に、ノルウェー全土で16の身体活動センターを運営する非営利団体AKTIV Against Cancerは、運動をがん治療の一環とすることに注力しています。[33] 両団体は、いつの日か、病気の進行を遅らせ、がん患者の生存率を向上させるための標的療法として、身体活動を「処方」することを目指しています。

AKTIVの研究資金のおかげもあって、アメリカはオーストラリアやノルウェーに追いつきつつあります。AKTIV Against Cancerは、運動腫瘍学の研究資金として、すでにアメリカのメモリアル・スローン・ケタリングがんセンターに300万ドル以上の寄付を約束しています。

筋肉量の減少ががん患者を衰弱させる

運動にはさまざまな種類があり、治療中や寛解期のがん患者にとってそれぞれ独自の効果があります。有酸素運動や筋力トレーニングは何十年も前からおこなわれていますが、近年、関心が高まっているのは、高強度インターバル・トレーニングやリンパトレーニングです。ここでは、これらの一般的な運動の種類と、それぞれに関連する研究の概要について説明します。

運動といえば、有酸素運動を思い浮かべる人が多いでしょう。エアロビックという言葉は「酸素に関する」という意味なので、有酸素運動というのは酸素摂取量を増やす運動全般を指します[34]。歩く、走る、泳ぐ、自転車に乗るといった運動は筋肉により多くの酸素を供給するために、より深く、より速い呼吸を必要とするので有酸素運動となります。有酸素運動は最もよく研究されている運動形態で、これまで述べてきたようなあらゆる運動効果をもたらします。

重りを持ち上げたり、抵抗バンドを引っ張ったりする筋力トレーニングは、何世紀にもわたってされてきた身体活動の一種ですが、がん患者を対象とした研究がおこなわれるようになったのはごく最近です。150ポンド（約70キログラム）のベンチプレスができるようになる必要はないので、心配しないでください。

研究によると、1、2、3ポンド（約0・5〜1・4キログラム）のダンベルを定期的に使用すると、筋肉量の維持に効果的であることが示されています[35]。化学療法や放射線療法を受けるがん患者を最も衰弱させる副作用は、筋肉量の減少とそれにともなう体力の低下です。その結果、生活の質を低下させ、日常生活に大きな支障をきたす可能性があります。このテーマに関して実施された大規模な研究報告では、化学療法と放射線療法を受けているがん患者に対する筋力トレーニングは、治療に関連する副作用を減らし、筋力を大幅に増やし、低体重を維持し、体脂肪率を減らす安全な運動であると結論づけています[36]。

高強度インターバル・トレーニング

高強度インターバル・トレーニング（HIIT）はここ数年、フィットネス雑誌やブログだけでなく、医学界でも信じられないほどの人気を博しています。HIITは、がんの有無にかかわらず、さまざまな面で有益であることが科学的に証明されているからです[37]。

HIITは、従来の有酸素運動や継続的な強度の運動とは異なるものです。従来の「痛みなくして得るものなし」のトレーニングでは、ランニングやスピンクラス（固定自転車を使った有酸素運動）をしたり、30〜60分続けてウエイト・リフティングをすることがあります。これらのトレーニングの目標は、心拍数を目標範囲まで上げ、少なくとも20分間はその状態を維持することです。これに対しHIITは、全身を使う激しい運動の連続（通常1〜4分）を中心に、同じ長さの回復時間を交互に設けるように設計されています。HIITは有酸素運動と同じような心血管系の効果を、より短い運動時間でもたらすことができるのです[38]。

がんサバイバーにとって、どのような種類の運動でも、生活の質や機能的能力、特定の心血管疾患の危険因子を改善することが研究で明らかにされています。しかし、固定式自転車に乗ったりトレッドミルで20分間の低強度トレーニングをした患者グループと、HIIT（30秒×7回）で運動したグループを比較したところ、HIITグループのほうが全体的に、心臓や肺、筋力の状態を早く向上させたのです[39]。

別の研究では、心肺機能と筋肉量が低下し、死亡リスクを高めることが知られている大腸がんサバイバーを対象に、HIITの効果を調査しました。科学者たちは、生存の可能性を高めるために、HIITと中強度の運動との間に違いがあるかどうかを知りたかったのです。HIITをおこなった大腸がんサバイバーは、中強度の運動に徹したサバイバーと比べて、わずか4週間ではるかにいい結果を示しました。具体的には、酸素摂取量（運動中にどれだけ酸素を消費できるかを示す指標）、除脂肪量、体脂肪率の減少において、HIITのグループは中強度のグループより優れていたのです[40]。

このように、近年発表されたHIITに関する数多くの研究を考慮すると、HIITは、がん患者が治療中や治療後に活用できる、非常に効率的かつ効果的な運動だと思われます。

がん細胞を体外に排出するリンパ系

リンパ系は、免疫系の中で極めて重要な役割を担っています。血管とリンパ節のネットワークを通じて病気と闘う白血球を全身に送り、不要なウイルスや細菌、がん細胞を集めて処分するのに役立っています。これらの重要な機能を果たすためには、リンパ管内の液体が流れている必要があります[41]。

しかし、心拍のたびに全身に血液を送り出す心臓と異なり、リンパ系にはポンプがありません。

つまり、身体の動き（運動）によってリンパ管内のリンパ液を動かし、不要ながん細胞を体外に排出しているのです。[42] 運動中には安静時の2〜3倍のリンパ液が流れることがわかっています。[43] このように、運動はがん細胞を識別して、体外に排出するというリンパ系の日々の仕事をサポートする重要な役割を担っているのです。

ミニトランポリンで跳ねるリバウンディングは、次に紹介するメアリー・ラストのような劇的寛解者がリンパ系を刺激するためにしている最も一般的な運動の一つです。この種の運動に関する研究はほとんどありませんが、ある研究では、ミニトランポリン運動によって筋肉量が大幅かつ急速に増加することがわかりました。[44] また、別の研究では、このような運動によって体重と血圧が著しく減少し、血糖プロファイルと酸素摂取量が有意に改善されることが明らかになりました。[45] 劇的寛解を経験した人たちは、最も弱っているときでもリバウンディングをすることはできたと言います。

＊＊＊

運動が心身の健康にもたらす無数の効果について説明したところで、ほかの9つの要素とともに運動を実践し、乳がんを劇的に寛解させたサバイバーの治癒の物語を紹介したいと思います。「世界で最も健康的な女性」の栄冠に輝いた数年後、メアリーは浸潤性乳管がんと診断されました。彼女の素晴らしい物語には、がんの診断前、治療中、診断後におけるフィットネスの重要性が描かれています。

メアリーの物語

メアリー・ラストの人生は、彼女自身が診断を受けるずっと前から、がんに影響を受けていました。彼女が18歳のとき、母親が卵巣がんと診断されたのです。卵巣がんは「サイレント・キラー」と呼ばれ、発見されたときには後期ですでにがんが広がっていることが多いのです。健康で活発だったメアリーの母親もそうでした。ショックで打ちのめされたメアリーと家族は、診断結果を受け入れられませんでした。家族にもがんの病歴はなく、酒もタバコもやっていません。

メアリーは化学療法や放射線治療、そして何度かの手術の間、母親のそばにいました。当時は、従来の西洋医療しか選択肢はありませんでした。メアリーは、「母は闘いました。でも、健康で活発な女性だったのが、がんや化学療法などの治療によって重篤になっていく姿を目の当たりにした」と言います。最初の予後はわずか2年でしたが、母親は4年も生き延びました。

母が亡くなる2日前、母の旅立ちが近いことを感じたメアリーは、葬儀に着ていく服を選んでいました。ベッドの上の母親はメアリーに、自分の横に座るように誘い、のちにメアリー自身の道しるべとなる言葉をくれました。

母は私の目を見て言ったんです。「メアリー、こんなのががんを治す方法ではないわ。身体を癒し、自然に治す別の方法がきっとがあるはず」。

メアリーは、母親が自分の子どもたちが成長し、孫ができるのを見届けたいという強い意志を持っていたことも知っていました。しかし残念ながら、それだけでは彼女を救うことはできません。メアリーは従来の治療法で苦しむ母の姿を見て、自分自身のがん治療や治癒に対する考え方が大きく変わったことに、あとになって気づきました。

メアリーはコロラド州ラブランドで、大好きな母に、完璧主義者として育てられました。メアリーがA＋を取ると、成績優秀で競争心の強い両親がどれほど喜ぶか、反対にそれ以下だと無関心になってしまうことを、メアリーは理解していました。

この完璧主義の性格によって、メアリーは1999年に女子ボディビルの「スーパーボウル」と呼ばれるフィットネス・オリンピアで優勝し、「世界で最も健康的な女性」の称号を獲得。この輝かしい受賞をきっかけに、メアリーは念願だった大手健康・栄養食品の広報担当の仕事に就くことになり、夫婦で大喜びしました。女性たちにインスピレーションを与えただけでなく、契約後まもなく妊娠していることがわかり、さらに興奮しました。彼女は、家庭を築き、妊娠に適した栄養プログラムを考案するという、平穏な未来を思い描いていたのです。

しかし、彼女は人生で最も波乱に満ちた時期を迎えようとしていました。会社から突然、妊娠を理由に解雇されたのです。仕事上のショックは大きかったものの、生まれたばかりの息子に集中しようと決心し、母になる喜びを感じながら子育てに没頭しました。その後まもなく第二子を妊娠し、数年間は2人の素晴らしい子どもの母親としての暮らしを楽しみました。夫はゼネコンで成功し、若い2人の家庭はうまくいっているように見えました。

ところが2006年、住宅市場の暴落がはじまり、夫はすべてを失いました。2人の小さな子どもを育てながら、家は差し押さえられ、数百万ドルもの借金を抱え、破産に直面することになったのです。メアリー一家は仕事を探すために、地元から離れたワイオミング州のジレットという町へ引っ越しました。屋根があり、美しい家族がいて、健康なことに前向きでいようとしましたが、今振り返ると、「かろうじて生き延びている」状態だったと言います。

＊＊＊

住宅市場が暴落し、一家が引っ越してから2年後、メアリーは胸にしこりを感じました。しこり以外はまったく健康だと感じていたので、検査を受けようとも思いませんでした。しかし、10月の乳がん啓発月間になっても、しこりはまだ残っていたので、検査を受けることにします。マンモグラフィーを受けに行き、通常の検査を済ませたら、医師からまったく健康ですよと太鼓判を押されるとメアリーは期待していました。

ところが、マンモグラフィーの結果、しこりは「疑わしい」と判定されました。その後すぐに、超音波検査と切除生検を受けました。生検によって「クリーンマージン（完全摘出）」、つまりがんがすべて取り除かれたわけではありませんでしたが、主治医はしこりをできる限り取り除きました。その年の12月、36歳の誕生日の2日後に結果が戻ってきて、メアリーは正式に乳がんと診断されたのです。

どうして「世界一健康的な女性」が、9年後にがんと診断されることになったのか？　メアリーと夫は自問自答しましたが、どれも腑に落ちませんでした。

メアリーは、がんで苦しんだ母親のことを思い出し、病気が悪化するのではないか、髪が抜けてしまうのではないかと、パニックになりはじめます。彼女はまだ36歳で、小学校2年生と幼稚園児の子どもを育てていたので、健康で長生きする方法を必死に探しました。

いろいろな声が頭の中を駆け巡り、私はパニック状態でした。すると突然、「やめなさい」という声がしたんです。そして、静寂の中、「メアリー、これはがんを治す方法ではない」という言葉をはっきりと聞いたのです。「ほかの方法があるはずだ」と。その瞬間、母が現れたような気がしました。そして、別の方法が絶対にある、それを見つけなければならないと思ったのです。

メアリーはすぐに、従来の治療法、統合的な選択肢、食事、サプリメントなど、可能な限りすべての治療方法について調べはじめました。その結果、従来の治療法と補完代替医療のどちらにも説得力のある証拠を見つけ、さらに混乱します。加えて、友人や家族から大きな疑念や心配を持たれていたことも事態を複雑にしていました。

従来の治療法にするか、代替医療にするか、あるいはその両方を併用するか、とても葛藤する

状況でした。残念なことに、がんと診断されると怖いんですよね。本当に怖いんです……。でも、内なる声がこう言ったんです。「だめよ、メアリー。別の方法もある。信じて、私が教えてあげる。私が導いてあげる」と。

メアリーの身体にはまだがん細胞が残っていたため、主治医たちは乳房を完全に切除するか、少なくとも生検できれいな断端《だんたん》を得るために追加手術することを望んでいました。その後、彼らは8週間の放射線治療、12週間の化学療法、1年間のハーセプチン（抗がん剤）の投与、そして卵巣の摘出手術を希望しました。

メアリーにとって、これは大変なことであり、ましてや受け入れることはできませんでした。幸運なことに、メアリーは競技ボディビルダーとして活躍していた頃から、自分の身体との深いつながりを感じており、多くの人が知らないような身体の仕組みを知っていました。自分の身体をよく知っていることが、母親が選んだ従来の治療法ではなく、真っ先に代替医療を選択したおもな理由の一つだったのです。

＊＊＊

メアリーの旅は、身体的な段階からはじまりました。彼女は、食事療法やビタミン剤、重曹風呂などのデトックス（解毒）の治療手順を調べ、試してみて、どうしたら自分の身体が最も反応するかを確かめました。たとえば、ゲルソン療法（植物性の厳格な食事療法）を試したら、髪が抜け落ちたので、それをやめ、良質な肉とタンパク質の食事に戻したところ、いい反応があったそうです。

彼女は代替医療からはじめましたが、医師が勧める従来の治療法を除外したわけではありません。単に最初にほかの方法を試してみただけです。当初、メアリーは「神に導かれたように施術者や本、治療計画などがすべて私のところにやって来た」と感じたと言います。彼女は、自宅でできる簡単なヒーリング活動に惹かれました。時間が経つにつれ、彼女は自分の道が誰にとっても正しい道ではないかもしれないけれど、最終的には自分にとって正しい道であることを理解するようになります。

心理状態に関しては、「心が動けば身体もついてくる」と信じるようになりました。

私たちの身体は信じられないようなことができるのだと知っていたし、理解していました。だから、自分の身体を愛し、サポートし、栄養を与えていれば、身体は変化することができるのです。私の頭の中を駆けめぐったのは、「もし私の身体ががんのような状態をつくり出したのなら、自分の身体は信じられないほど治癒するようにできているのに、なぜこの病気を回復できないのだろうか」という考えでした。私は神から授かったこうした考えを信じました。

ずっと競技者としてスポーツをしてきたメアリーは、治癒の過程で自然と運動に目を向けるようになりましたが、それさえも神の導きによるものだと信じていました。メアリーはこの時期、神とのつながりを非常に強く感じ、選択に直面するたびに、神が正しい解決策に導いてくれると信じていたのです。何かしっくりこないことがあれば、調整し、新しいことを試しました。メアリーは、激しいウエイト・リフティングやボディビルを再開する代わりに、リンパドレナージ（リンパ排液）のためにミニトランポリンで軽く跳ねたり、ヨガの練習をはじめました。直感的に、ジムに戻って重いウエイト・トレーニングをするのは正しい治癒の道ではないと感じたからです。とはいえ、運動が治癒の鍵になることは、骨身にしみてわかっていました。

運動することは、じつは脳をつくるのに役立ちます。私たちはコンピューターを使ったり、外食したりと、座りっぱなしの生活になってしまったので、外に出て食べ物を探し求める必要がなくなってしまいました。それでも、私たちは身体を動かすようにつくられているのです。もし身体に栄養を与えなければ、どうやって子どもと遊ぶというのでしょう？

メアリーは直感的に、運動に加えてほかの9つの劇的寛解の治癒要因を自分の治癒のプロセスに取り入れました。治療中は友人や家族から遠く離れて暮らしていましたが、愛する人の多くが彼女の選択に懐疑的だったり、恐れたりしていたので、これは不幸中の幸いだったと今では思っています。彼女は、彼らの反対に直接対応することなく最新情報を得るためにブログをはじめ、やがて彼女がやろうとしていることを熱心に支えてくれる小さなグループを見つけました。そのおかげで前向きな考え方でいることができたので、これはとても重要だったと信じています。また、メアリーには2人のひょうきんな子どもがいて、彼らのおどけた振るまいのおかげで、その時々を楽しく過ごすことができました。

月日が経つにつれ、彼女は不必要な放射線を浴びたくなかったので、PET（ポジトロン断層撮影）やCT（コンピューター断層撮影）ではなく、サーモグラフィーによる検査で経過を確認することにしました（注：サーモグラフィーは、赤外線カメラを使って体組織の熱パターンを検出する非侵襲的な検査です。放射線は出ませんが、マンモグラフィーほど正確に乳がんを発見することはできません）。

その後2回のサーモグラフィー検査の結果は正常で、血液検査でもがんの兆候は見られず、メアリーは安心しました。主治医ががんがないことを宣言してから10年以上が経ちました。しかし、メアリーは直感的に自分のヒーリング活動が終わっていないことを知っていました。

本当にそうなのだろうか？　私は本当にがんでないの？　私の心は揺れました。そして、「それを受け入れて、毎日を生きていこう」と決めました。でも、そのとき、内なる声がしたんです。「メアリー、あなたがした肉体的なことは、癒しのプロセスのほんの一部でしかないんだよ」と。私が望んだのは、あと1日生きて、子どもたちに会うことだけでした。私は治癒の身体的側面、心理的側面、そして自己実現の精神的側面を経て、この美しい治癒の旅へと導かれたのです。

＊＊＊

アスリートであり、栄養学の愛好家でもあるメアリーの治癒の旅は、運動や食事、サプリメントといった身体的な治癒要素からはじまりました。今日、彼女は自分の旅を振り返り、身体は健康のパズルの1ピースに過ぎず、心・身体・感情の変化も成功に不可欠であったと理解しています。

メアリーが言うように、「がんは『あなたにはもっとたくさんのことがある』と目覚めさせる呼びかけとしてやって来ることがある」のです。メアリーは今、人生におけるすべてのものは、より大きな目的のために存在していると信じています。彼女は、肉体的、経済的、人間関係などの目の前の危機を手放すことができるという事実に安堵し、奇跡は誰にでも起こりうるという大きなメッセージに心を開いています。

メアリーは言います。「人生は私たちに降りかかっているのではなく、私たちのために起こっているのです」と。病気やその治療は、あるときは肉体的な理由、あるときは精神的または感情的な理由、あるいは人生に大きな目的を与えるためなど、さまざまな理由で起こると彼女は信じています。

寛解してからメアリーは毎日を精一杯生き、ヘルスコーチングを通じて、ほかのがん患者を支援することを人生の目的と考えるようになりました。彼女が継続的にしているのは、なぜ自分は治ったのにほかの人は治らなかったのかを考え、自分とは異なる道を歩んだ人々がなぜ生き延びたのかを分析することです。過去10年間に彼女自身と多くのクライアントが集めた知恵から、彼女は治癒する人々の間にいくつかの重要な心の変容があることに気づきました。

その一つが、「マインドセット（心の持ちよう）」です。メアリーは、治癒には心の力が不可欠だと信じており、プラシーボ（偽薬）効果に関する科学的研究もそれに同意しています。過去60年にわたる数多くの臨床試験により、服用している薬よりも、あなたが信じていることが健康に大きな影響を与えると明らかにされています[46]。長年にわたり、メアリーはサプリメントや食事、考え方などを試して、寛解を維持するのに何が最も役立つのかを調べてきました。サプリメントや食事療法の効果をどう考えるかは、まさに自分が経験したことだと彼女は気づいたのです。その結果、メアリーは、人がどのような治療を選ぶかは、治療に対する考え方や信念ほど重要ではないと考えるようになったのです。

メアリーはこの10年間、自分自身の心の持ちようについて、抑圧された感情を解放する努力を続けてきました。彼女は、幼少期から現在までに経験した抑圧された感情や痛み、トラウマについて、意識とシャドーワーク（人間の精神の「暗黒面」を理解するために開発された、心理学者カール・ユングの考えをもとにした心理学の手法[47]）を専門とするセラピストに相談してもらっています。こうしてメアリーは、完璧主義といったかつての傾向を手放す努力を続けています。

もう一つ、メアリーが治癒の旅の過程で経験した心の変化は、スピリチュアリティに関連していきます。彼女はつねに神への強い信仰を持っていて、それが旅の助けとなりました。しかし、寛解から数年後、この要因をメアリーの人生に完全にもたらしたのは、別の心の変化でした。

私はつねに信仰心を持ち、奇跡が起こると信じていましたが、当時、自分に奇跡が起こると思っていたかどうかはわかりません。自分にも奇跡は起こりうるという考え方を変えるのは、とても大きなことでした。もし、よくなると信じられないなら、その奇跡が自分に起こるとも信じられないでしょう。それは、治癒の実現にとって精神的な妨げになります。

最後に、メアリーは、どのような治療を受けるにしても、治すためには自分の心の声や直感と結びついていなければならないと信じています。それが周囲のアドバイスと相反する場合は、とくにです。メアリーは、この直感という要因が、自分自身の治癒の大きな部分を占めていると考えています。

奇跡は、私の身体ががんを治したことではありません。なぜなら、私たちの身体は治るようにできているからです。何が本当の奇跡かというと、「私があなたを進むべき道に導く」という静かな声に耳を傾け、それを信じたことです。そして、その声に従うことができました。

メアリーは、最初に診断されたときから直感的な声に耳を傾け、それに従うようになりました。それが寛解への道とつながったのです。なぜがんになったのか、何か思い当たることはないかと私が尋ねると、メアリーは再び直感を活かして答えを導き出しました。

私は自分の人生すべてを他者のために捧げてきました。子どものためにすべてを尽くし、自分のためには何もしていませんでした。大腸がんや肝臓がんではなく、乳がんになったのには理由があったんです。それはなぜか？　乳房は自己愛と自分に栄養を与えることの象徴であり、生まれたばかりの赤ん坊の生命を育みます。私は自分自身のために何をしていなかったのでしょうか？　自分自身に食べ物を与えず、栄養も摂っていませんでした。私はすべてを子どもに与えていたのです。

乳がんの診断から11年以上経った今も、メアリーはがんとは無縁で、運動を含む10の劇的寛解の治癒要因を活用しています。今では、運動メニューをその日の自分の身体にとって最良のものに調整しており、何より運動は楽しくなければならないと考えています。彼女はよくハイキングをしたり、屋外でローラーブレードを楽しんだり、リバウンディングや穏やかなウエイト・リフティングをしたりしています。どんなことでも、毎日少なくとも20分は身体を動かすようにしています。

何よりメアリーは、自分の体験談を共有することで、ほかの人を元気づけたいと望んでいます。なぜなら、がんになったときに一番大事なのは、希望を持ち続けることだと信じているからです。希望がなければ、何を持てばいいのでしょう。メアリーについてもっと知りたい人は、maryrust.comをご覧ください。

実践のステップ

どのような種類の、どの程度の活動レベルが自分に適しているのかを知るために、つねに主治医に相談することが重要です。診断を受けるまでいつも座ってばかりだった人には、まずストレッチや短い散歩など、強度の低い運動を勧めるかもしれません。高齢の患者やがんの骨転移《こつてんい》、骨粗《こつそ》しょう症、関節炎や末梢神経障害などの重い機能障害がある患者には、バランスを考慮し、フィットネスの専門家と一緒に運動することを勧める場合もあります。寝たきりの患者は筋力と除脂肪体重が急速に落ちるので、寝たきりにともなう疲労やうつ状態に対処しながら、通常は筋力と可動域を維持するために、理学療法が勧められます[48]。

運動で重要なのは、段階的に成果を得ることです。ダイニングテーブルの周りを歩くことしかできないのなら、それを今日の運動にしましょう。少しずつテーブルの周りを回る回数を増やせるかを確認してください。やがて、それが外を歩くことにつながるでしょう。

人の身体は1日にして成らず、1日にして癒えるものではありません。大切なのは一貫性を保ち、運動を生涯の習慣とすることです。ここでは、運動を生活の一部にするためのヒントをいくつか紹介します。

1. 時間を決める

研究によると、無理に運動するよりも、特定の時間に運動している人のほうが、より成果が上がることがわかっています。カレンダーに最低10分間の運動時間を書き込み、ほかの決めごとと同じようにそれを守るようにしましょう。

2. 現実的な目標を立てる

アメリカ人の約3分の1が新年の抱負として「健康を維持する」ことを掲げますが[49]、その大半は2月までに挫折しています。私たちが新年の抱負を果たせないのは、目標が高すぎたり、計画が現実的ではないからです。達成可能で、達成したときに誇りを持てるような小さな目標を立てましょう。たとえば、1週間、毎日10分（可能であれば）歩くという計画を立てます。まずは、玄関を出て5分歩き、家に戻るところからはじめましょう。1週間後には、7分半歩いてから折り返し、最終的には合計30分歩くまで時間を増やします。

3. 前日の晩にウェアを準備しておく

朝一番の運動が好きな人は多いでしょう。そんな人は、前日の晩にウェアとシューズをセットしておくといいです。この方法を使えば、スニーカーがどこにあるかを思い出せずに目覚まし時計のスヌーズを押してしまうという言い訳ができなくなるので、朝からやる気になるでしょう。

4. 仲間を見つける

運動仲間がいると、ほかの人に対する責任が生まれます。仲間がウォーキングに来たり、ジムで待っているとわかればより楽しくなり、トレーニングをサボる可能性も低くなります（社会的なサポートを受け入れると、さらに成果を得られるでしょう！）。

5. 楽しむ

運動を面倒なものと思っていると、やる気も失《う》せていきます。運動が楽しくなるような工夫をしましょう。たとえば、先ほど紹介した寛解期の患者であるトレマネは、書斎でコメディ番組を見ながらヨガをするのが好きだということに気がつきました（ポジティブな感情を高めるボーナスポイントです！）。

6. 家族のイベントにする

家族の誰もが、ちょっとした運動不足を解消することができるかもしれません。寝る前に家族でダンスパーティーをしたり、公園を散歩したりと、みんなで楽しく過ごしましょう。あなたが愛する人たちは、あなたの治療のプロセスにかかわれることをうれしく思うでしょうし、実際にあなたをサポートすることができます。

７．外に出る

新鮮な空気は、身体にいい酸素であなたの細胞を満たします。外に出ることで、あなたのスピリチュナルなつながりに触れたり、ビタミンＤを補給したり、あなたのポジティブな感情を高めたりするのに役立つでしょう。

８．インターネットを上手に活用する

「高強度インターバル・トレーニング（ＨＩＩＴ）やそのほかのエクササイズに興味はあるけれど、ジムやスタジオには通いたくない」と思っていませんか？　ユーチューブには、あらゆる種類のトレーニング動画があります。たとえば、ユーチューブで「ＨＩＩＴ」と検索すると、20分間の無料のトレーニング動画を見つけることができます。また、ダンスやヨガなど何でもあります。興味のおもむくままに可能性を広げてみてください。

運動や身体の動きは、内面的な動機づけが必要な治癒要因の一つです。結局、身体を動かせるのは自分以外にいません。毎日の基本的な運動が、あなたの人生を何年も長くすることを忘れないでください。現代の仕事の多くは１日中デスクに座っている必要があるので、座るよりむしろ立って、歩き、（できれば）うれしいときにジャンプをするなど、身体を動かし続けることがこれまで以上に重要になります。

第2章

スピリチュアルなつながりを深める

―ベイリーの物語―

過去にとらわれてはいけない、
未来を夢見てはいけない。
今この瞬間に
心を集中させなさい

ブッダ

Do not dwell in the past; do not dream of the future;
concentrate the mind on the present moment.

Buddha

つながりの感覚と身体的、感情的な変化

マンハッタンのグランドセントラル駅につながるいくつもの線路のように、さまざまなスピリチュアルな実践は、自分よりも大きなものとつながる、重要な場所に導いてくれる線路として機能しています。スピリチュアルなつながりを深めるという共通の治癒要因は、私たちが研究してきた劇的寛解のすべてのケースに現れています。多くの寛解者が1日に1回、スピリチュアルなつながりを深める練習をしています。なぜなら、それが身体と感情の両方に即座に有益な効果をもたらすことがわかったからです。

人によっては、スピリチュアルなつながりは、宗教を通して神を見つけることを意味します。この章の後半で紹介するベイリー・オブライエンは、教会を通して自分の魂と深くつながることを見つけました。とはいえ、そのために特定の宗教に参加したり、特定の信仰を持ったりする必要はありません。一番簡単にスピリチュアルなつながりを持つ練習は、自然の中を静かに散歩することです。また、絵を描いたり、瞑想したり、ビーチに座ったり、お寺に行ったり、犬の散歩をしたりすることも練習になります。自分の魂とつながるための方法は、それを実践する個人と同様に、無限にあります。

歴史的には、人々は組織化された宗教（キリスト教会、ユダヤ教寺院、イスラム教モスクなど）を通じて神とつながっていました。今日でも定期的に礼拝に参加している人たちにとって、参加する第一

の理由が神とのつながりであることに変わりはありません。[1] さらに、ますます多くのアメリカ人が自分自身をスピリチュアルだと考えています。ピュー研究所の最近の調査によると、アメリカ人の27％が自分自身を「スピリチュアルではあるが宗教心はない」と考えていて、これは5年間で8％増加しています。[2] 同研究所の別の調査によると、アメリカ人の72％は、定期的に教会に通ってはいないが、今もなお日常的にお祈りをしているそうです。[3]

組織化された宗教から離れ、より一般化されたスピリチュアルな実践へと向かうこの変化は、私たちの社会におけるグローバルなつながりへの大きなパラダイムシフトだと、スピリチュアルの指導者の多くは考えています。この信念を裏付けるように、スピリチュアルな心理療法士で、ヒーラー、精神的な師でもあるジャネット・オシェアは、次のように述べています。

地球規模の変化は、さまざまなレベルで起こっています。時間が経つにつれて、私たちは別個の存在ではないという考えに目覚めつつあるのだと思います。私たちは、この地球上で互いに離れているわけではありません。みんな同じ呼吸を共有しているのです。コミュニティが鍵であるという認識が高まることで、私たちは本当に「一つ」なのだということに、DNAが気づきはじめているのです。

このような新しいスピリチュアリティの考え方は、伝統的な祈りの道以外にも、深く魂とつながることができる多くの方法があることを気づかせてくれました。別の方法として瞑想やマインドフルネス、ヨガ、詠唱《えいしょう》などがあります。そのほかに、私たちは精神的な状態を神や魂、気、生命力、プラーナ、宇宙、あるいは単に〝エネルギー〟など、別の名で呼んでいます。重要なのは名前ではなく、日々のスピリチュアルな実践に携わるときに感じるつながりの感覚と、その実践の結果として観察される身体的、感情的な変化です。

『がんが自然に治る生き方』の中で、劇的な寛解を成し遂げたサバイバーとその施術者たちが頻繁に口にする、スピリチュアルなつながりのさまざまな側面について説明しています。それらは以下のとおりです。

・スピリチュアルなつながりは身体で感じられる物理的な経験でもある
・スピリチュアルなつながりが、いかに無条件の愛という圧倒的な感情を呼び起こすか
・人間は肉体を持ったスピリチュアルな存在であるという理論
・定期的にスピリチュアルなつながりを実践することの重要性
・そして、心の中であれこれ思いをめぐらせるのをやめることの重要性

私たちが現在進めている研究において、新たに収集した劇的寛解の事例では、これら5つのスピリチュアリティの側面が強調され続けています。

たとえば、劇的寛解を果たしたジル・アイン・シュナイダーは、世界中の信仰をキルトのように織り込んで、グローバルなスピリチュアリティのエッセンスを体現しています。1975年、29歳のジルは、2度のパップテスト（子宮頸がん細胞診）で陽性となったあと、クラスVの子宮頸がんと診断されました。当時、子宮頸がんは現在のように4つのステージに分類されずに、クラスIが健康で正常、クラスVが最も深刻とされていました。2度のパップテストがクラスVだったため、主治医はすぐに子宮摘出手術をするようジルに望みました。

しかし、ジルの直感は、「すぐに手術に踏み切るべきではない」と告げます。手術の代わりに、彼女は自分の力で治してみようと1カ月の猶予をお願いしたところ、主治医は激怒し、部屋から飛び出していきました。それでも、ジルは自分の直感を信じ、漢方薬を飲み、瞑想し、鍼《はり》治療を受け、日本のマクロビオティックの食事（玄米、季節の野菜、味噌汁、豆類を中心に、海藻、ナッツ、種子類を少量）を摂りはじめます。また、ストレスが大きかった仕事も辞めました。これらの取り組みの結果は、すぐに出ました。

当時、私は漢方医学の理論を学んでいたのですが、彼らががんを「不均衡」としか呼ばないことに、とても親近感を覚えたのです。それが心に響きました。従来の治療をしないことへの不安はまったくなかったですね。ハーブと鍼治療を1カ月続け、ストレスの多い仕事を辞めたあと、体調がよくなっているのを実感しました。新しい医師のもとへ行き、それを確認しました。がんのクラスが1カ月でⅤからⅢになったのです！　それで、もう大丈夫だと思いました。「次はどこに進もうか」と自分に問いかけ、私は子どものように、すべてのものを信じました。

1カ月ですっかり回復したジルは、スピリチュアルな呼びかけを感じてベネズエラとペルーを旅します。現地のシャーマンたちと対話を重ね、自然を楽しみ、マクロビオティックの食事を継続。5カ月後に帰国した彼女は再びパップテストを受け、「クラスⅠ」（正常）と判定されました。その2年後には息子を出産し、今では2人のかわいい孫の「ジルおばあちゃん」です。

ジルは、神の導きがあったスピリチュアルな取り組みと、食生活を変えたおかげで、進行性の子宮頸がんが6カ月で治ったと信じています。毎日のスピリチュアルなつながりの実践を深めることで、彼女は多くの劇的寛解者が語る「普遍的な愛」の深い流れに触れることができました。最初の診断から40年以上経った今も、ジルはがんとは無縁のままです。彼女は、ヒーリングセミナーや日常から離れた場所で心身をリセットするリトリートを通じて、人々が本当の自分とより調和するように導きながら日々を過ごしています。ジルについてもっと知りたい人は、circle-of-life.net にアクセスしてみてください。

最近の動向

近年、スピリチュアルなものやマインドフルなものへの関心が高まっています。アメリカでは、瞑想をする人の数が2012年の3倍に増えました(4)。現在3700万人のアメリカ人がヨガを実践しており(5)、ウェルネスやオーガニックブランドに基づくビジネスは、世界で最も急成長しているものの一つです(6)。

このことは、私たちが過度のストレスや刺激、労働にさらされていることを考えれば、驚くべきことではないでしょう。瞑想やヨガなどの実践は、こうした日々の抑圧に対処するのに役立ちますし、かつては「変わったもの」と見られていたものが、今では主流になっています。数年前までは、スピリチュアリティという言葉を口にするだけで部屋が二分されたものですが、今ではしばしば魅力的な話題として取り上げられたりします。

マインドフルネスとスピリチュアリティを受け入れるこうした文化的変化は、瞑想と祈りに関する科学的研究の増加によって裏づけられています。人々が心を静め、スピリチュアルなつながりの実践によってもたらされる心の平静を感じると、身体では血液中に健康なホルモンがあふれ出し、血液中の酸素が増え、血液循環がよくなり、血圧が下がり、消化と解毒が改善し、免疫システムを強化。そして驚くべきことに、不健康な遺伝子をオフにするといった反応を示すことが、過去20年の何百もの研究でわかっています。

ニュージーランドの劇的寛解者であるジャスティン・レイドローは、定期的にスピリチュアルなつながりを実践することで、こうした身体的効果を数多く身をもって体験しています。ジャスティンは2013年、45歳のときにステージⅢcの大腸がんと診断されました。無宗教の家庭で育ったため、ジャスティンの生活の中に瞑想や祈りはありませんでした。それが診断後、一変します。

世界を揺るがすようながんの診断によって、私はスピリチュアリティに目覚めました。何年も忙しく、不安や憂鬱を抱えて生活していて、自分の考えや感情、経験と向き合う「時間」がありませんでした。私は毎日、呼吸法やジャーナリング（頭に浮かんだことを紙に書き出して自己理解を深める書く瞑想）**、マインドフルネス、瞑想にふけるようになると、平安な孤独や地に足のついた存在、ポジティブな視点が私の血管に流れ込み、このどうしようもない不安や圧倒、自己批判は消えていったのです。今でもネガティブな心のゲームを卒業したわけではありませんが……。でも、スピリチュアリティは、治癒の旅をとおして誘導灯となり、力の源となり、力強い解放となって私を慰めてくれたのです。**

ジャスティンは、診断のあとすぐに大きな手術を受けましたが、その後、勧められた化学療法と放射線療法を受けない決断をしました。その代わりに、彼女は10の劇的寛解の治癒要因を充分に活用し、幸い今日までがんとは無縁の生活を続けています。現在は、ラディカル・リミッションの公認インストラクターとして、ワークショップを指揮し、がん患者への恩返しをしています。

近年、スピリチュアリティががんのリスクを低減させる具体的な方法が、研究によって実証されています。たとえば、カリフォルニア大学デービス校の心と脳センターの研究者たちは、日常から離れた場所で心身をリセットするリトリートに参加した人と参加しなかった被験者を比較しました。リトリートで毎日瞑想をした人は、DNAのテロメアを長くすることでがんのリスクを低減させるテロメラーゼの活性が大幅に増加しました[7、8]（注：テロメアはDNA鎖のエンドキャップのようなもので、靴ひもの端にある硬いキャップのように各鎖を無傷に保つ役割を果たしています）。一方、瞑想をしていないグループでは、テロメラーゼの活性は増加しませんでした。したがって、瞑想は、がんのリスクを軽減するという点でDNAを保護するのに役立つのです。

別の研究では、経験豊富な瞑想者のグループを調べ、ストレスと炎症反応を非瞑想者グループと比較しました。ウィスコンシン大学マディソン校の研究者たちは、経験豊富な瞑想者は対象グループに比べ、コルチゾール（ストレスホルモン）のレベルが低く、感情的ストレスを感じにくく、炎症反応も小さかったことを発見しました[9]。コルチゾールレベルの低下と炎症反応の抑制は、いずれもがんリスクの大幅な低下と関連しているため、これらの発見はがん患者にとって重要です[10、11]。

エピジェネティクスという科学分野では、食事やストレス管理などのライフスタイルの選択が、人の遺伝子を「オン」にしたり「オフ」にしたり、遺伝子を発現したりしなかったりする仕組みを研究しています。これは、過去50年間で最も重要な科学的発見の一つです。なぜなら、それは私たちが受け継いだ遺伝子が必然的な結果をもたらすという概念を克服し、代わりに欠陥のある遺伝子をオフにし、健康を促進する遺伝子をオンにするための毎日の習慣を奨励するものだからです。

この数年、エピジェネティクスの驚くべき力が研究によって明らかにされ続けています。たとえば、ボストンのマサチューセッツ総合病院の研究チームは、1回の瞑想セッションで人の遺伝子発現が著しく改善されることを発見しました。この研究では、まず瞑想の初心者と経験者のグループに、8週間のリラクゼーション・コースを受講してもらいました。被験者が瞑想法に慣れたあと、研究者は両グループを1回の瞑想セッションの前、最中、あとで評価します。

研究者らは1回の瞑想セッションのあとに、エネルギー代謝やインスリン分泌、DNA保護、ミトコンドリア機能など、がん予防に重要な遺伝子の発現が増加していることを発見しました。さらに、この1回の瞑想セッションは、体内の炎症反応やストレス反応を全体的に低下させ、がんリスクの軽減に役立つことがわかりました。しかし、最も興味深いのは、初心者と熟練者の両方のグループが、遺伝子発現にポジティブな変化を経験したことです。熟練者ははるかに大きな効果を経験しており、瞑想をはじめることは健康的で、かつ何年にもわたって定期的に瞑想することはさらに健康的であることを物語っています[12]。

ヨーロッパの別の研究チームは、マインドフルネスやヨガ、太極拳、気功、リラクゼーション反応、呼吸調節などの心身の鍛錬が、ストレスに対する炎症反応に関与する遺伝子の発現を逆転させることができるかどうかを調べるために、入手可能な研究を見直しました。研究では心身の鍛錬が、慢性的なストレスと逆の効果を遺伝子におよぼすことが一貫して確認されました。慢性的なストレスは炎症に関連する遺伝子の発現を増加させますが（そして炎症はがんのおもな原因です）、心身の鍛錬はこれら炎症に関連する遺伝子の発現を著しく減少させたのです。[13] この研究は、炎症を抑えることでがんのリスクを減らしたいのであれば、心身の鍛錬はこれを達成するための方法の一つであることを示しています。

全体として、スピリチュアリティに対する社会の関心は、それを裏付ける研究とともに高まっています。スピリチュアルなつながりの実践が、身体と心の健康を遺伝子レベルに至るまで著しく改善することは、これらのすぐれた研究やほかの多くの研究によって決定的に示されています。

＊＊＊

スピリチュアルなつながりを深めることの重要性を科学的観点から理解したところで、劇的な寛解を果たしたベイリー・オブライエンを紹介し、より個人的なレベルでこの治癒要因を探ってみましょう。ベイリーは、転移性黒色腫《こくしょくしゅ》からの治癒の一環として、毎日スピリチュアルな実践を深化させました。

ベイリーのスピリチュアルなつながりは、キリスト教の信仰と実践というかたちでもたらされています。私たちはベイリーの信念を、彼女が伝えてくれたとおりに紹介します。しかし、劇的な寛解者の事例は、あらゆる主要な宗教の人々や無神論者、無宗教者によっても報告されていることを忘れないでください。さまざまな信仰がありますが、劇的寛解を体験した人たちに共通しているのは、つねにスピリチュアルなつながりの感覚に導く毎日の実践であり、それが深くリラックスした身体の状態と深く平安な感情の状態をともなっていることです。

ベイリーの物語

２００７年、ベイリーはボストン大学のごく普通の1年生でした。彼女はニューヨークの小さな町の出身で、母、父、姉、弟とはとても仲がよかったのですが、先に家を出た姉と同じように大学に通うことに心を躍らせていました。ベイリーは、大学でディビジョン1のダイビングチームにスカウトされ、さらに興奮しました。

オブライエン家はベイリーの成長期にときおり教会に通っていましたが、ベイリーが宗教的伝統の中で経験したことは、規則や罪悪感、そして暗記でした。大学へ進学する頃までに、彼女が神との強い結びつきを感じたことはありません。彼女は、こう言います。「神は私が間違いをおかしたことを恥じているような気がして、もし私が間違ったことをしたのなら、私は恥じるべきだと思っていました」。要するに、彼女は宗教的伝統の規則や儀式は理解していましたが、真の意味でスピリチュアルな実践を身につけたことはありませんでした。大学に入ると教会に通うのをやめ、スピリチュアリティは彼女の人生の端っこに追いやられます。

最初の学期が終わる頃、彼女は右のこめかみに気になるほくろがあることに気づき、すぐに医者に行きました。医師はそれを切除し、分析のために病理検査に回したところ、悪性黒色腫（メラノーマ）という悪性の高いほくろ状のがんであることが判明しました。

医師は標準的な治療手順にのっとり、がんのあるほくろを広範囲に切除。その後、がんが広がっているかどうかを確認するために「トレーサー（追跡子）」を注射しました。残念ながら、トレーサーによって彼女の耳の前のリンパ節にがんがあることがわかり、医師はそれを手術で取り除き、生検をおこないました。そのリンパ節は陽性の悪性黒色腫で、がんはすでに広がっていました。ベイリーは食べ過ぎや運動不足で15パウンド（約7キログラム）増えることを心配する典型的な大学生から突然、ステージⅢの悪性黒色腫の患者になってしまったのです。

「怖くて、ショックでした。若くて健康な人間に、どうしてこんなことが起こるの？」

できるだけ早く治療を終わらせたかったベイリーは、首のリンパ節の45カ所を切除する複雑な手術も含めて、従来の治療にきちんと従いました。幸いなことに、これらのリンパ節にはがんは見つかりませんでした。

再発の可能性は高かったのですが、ベイリーは医師から言われたことはすべてやってみました。がんの再発を防ぐ可能性のある、インターフェロンという初期の免疫療法薬の注射を1カ月間、週に5日接種。ベイリーの母親は、娘が再発しないよう祈りました。手術とインターフェロン注射を無事に終えた彼女は大学に戻り、定期的に検査を受け、経過を観察しました。

翌年の秋、2年生になったベイリーは、寛解を維持し、普通の生活に戻ることを望みながら学校に復帰し、しばらくは普通に暮らしていました。彼女は以前から食品ラベルを読むことに興味があったので栄養科学を専攻。この時点では、食べ物ががんのような深刻な病気を治すのに役立つとはまったく思っていませんでした。幸い、2年生と3年生はダイビングの練習や大会、そして授業に追われ、何事もなく過ぎました。しかし、この幸せな時間は3年生の最後に、突然終わります。定期的に受けていた検査で、がんの疑いがあることがわかったのです。

＊＊＊

ベイリーの主治医は、3年生が終わった夏の間、ベイリーの状態を注意深く観察しました。夏の終わりの経過観察では、がんの活動が活発化していることがわかり、医師はあごの後ろにある疑わしい場所をCT（コンピューター断層撮影）画像を見ながら針で組織を採取。残念ながら、このシミは悪性黒色腫の検査で陽性で、恐れていたがんの再発が現実のものとなったのです。

いら立ちと落胆の中、大学4年生になったベイリーは、新たな腫瘍を取り除く手術に備えました。強い絆で結ばれた家族は彼女のために祈り続け、友人たちは彼女を支え続けました。ごく普通の大学生であるベイリーは、とにかく手術を終えて学校に戻り、大学4年生を終えたい一心でした。しかし残念なことに、担当の外科医は腫瘍をミリ単位で見逃してしまい、そのミスが判明するまでの数週間の間に、彼女の耳たぶの後ろに二つ目の腫瘍が大きくなっていたのです。1カ月後、彼女は両方の腫瘍を切除するため、さらにもう一度手術を受けました。

ダイビング選手として最高の体調で臨んだにもかかわらず、この手術は大変なものでした。回復には6週間を要し、その後すぐに放射線治療を受けました。ベイリーは自宅療養のため再び休学。友人や大学生活が恋しくなりました。彼女は前向きに、元気になることに集中しようとしましたが、それは難しいことでした。

こうした積極的な治療を終えても、命を脅かす再発の可能性は80%ありました。ベイリーは、この確率を変えるために自分にできることは何もないと思い、医師に勧められたとおり大学生活に戻ります。これは、たくさんの炭水化物や動物性タンパク質、少量の野菜、大量のスキムミルク、そして大学で定番のポテトチップスとアルコールという典型的なアメリカ人の食事を摂ることを意味していました。

＊＊＊

しかし、がんは容赦なく進行していたのです。2011年1月、放射線治療が終わってわずか数週間後、ベイリーはあごの下に新たな小さなしこりを感じました。こんなところにできるしこりが異常ではないことを確認するために、彼女は大学の友人たちに聞いて回ります。しかし、あごの下にしこりがある人は誰もいません。落胆したベイリーは、担当のがん専門医に予約を入れ、しこりを生検した結果、またしても悪性黒色腫であると告げられました。この瞬間、彼女も家族も完全に希望を失いました。

医師から言われたことはすべてやったのに、それが何もかも無駄だったように感じました。まったく時間の無駄でした。

生検に続いておこなわれたスキャン検査で、がんが確実に首や肺に転移していて、おそらく背骨にも広がっていることが判明。まだ大学も出ていないベイリーが、ステージⅣの末期がん患者になっていたのです。彼女は「神様、もしあなたがそこにいるなら、どうか私を治してください、奇跡を起こしてください」と思いがけず祈っていました。

この時点で、従来の医療がベイリーに提供できることは、ほとんどありませんでした。免疫療法はまだＦＤＡ（アメリカ食品医薬品局）で承認されておらず、彼女のがんの遺伝子には変異がなかったため、臨床試験の対象にはなりません。主治医が勧めたのは、経口タイプの抗がん剤テモダールとビタミンＢ誘導体のパラアミノ安息香酸（ＰＡＢＡ）だけで、ベイリーは必死の思いでこの二つを試しました。

このとき、ベイリーは母親と一緒にアメリカのがん治療センター（ＣＴＣＡ）にセカンドオピニオンを求めに行きました。そこで最初に診てもらった医師が、さらなる手術や放射線治療、化学療法を勧めたとき、ベイリーははじめて「自分の命を救うためには何か根本的に違うことを試す必要がある」と直感的に感じました。彼女は従来の医療に失望していたのです。勧められた治療をすべてやってきたにもかかわらず、末期の予後を突きつけられたのですから。

私は医師に、「わかりました。じゃあ、全部やったら、何か得られるんですか？　2年の命？」と聞きました。すると医師は「そうです」と言ったのです。私は「申し訳ないですが、そんなことに興味はありません。みじめな死に方はしたくないし、2年以上は生きたい」と返しました。なぜなら、それ以上のものを手に入れることができると信じていたからです。末期となって、すべてを白紙に戻しました。

がん治療センターにセカンドオピニオンを求める一方で、ベイリーの母親は友人たちにも頼りました。ある友人は、ベイリーはよくなると信じており、ベイリーと母親に別の選択肢を調べるように勧めたのです。その結果、ベイリーの母親は、悪性黒色腫の患者に効果があった「コーリーの毒素」を用いたがんの免疫療法を見つけました。さらに調べていくと、コーリー毒素療法はメキシコの特定のクリニックでしか受けられないことが判明。ベイリーと母親はニューヨークのがん専門医に、メキシコの選択肢を伝えました。

母がメキシコのことを話すと、「こちらの治療計画に従う準備ができたら、電話してください」と医師のアシスタントが言いました。「基本的には、私たちが望んでいることをするまで、娘さんを治療するつもりはありません」と言われたんです。

ベイリーは、がん専門医の「従うか、やめるか」というやり方に納得がいきませんでした。むしろ、彼女の身体に大きな負担をかけ、一時的にしか効かない同じような旧来の治療のように思えたからです。ちょうどこの頃、ベイリーの最愛の姉が婚約しました。ベイリーは「私は、結婚して子どもを持つことになる姉と、家族のそばにいたかった」と言いました。

従来の医療チームの治療法を信頼していなかったベイリーと母親は、一緒にメキシコに行くことを決めます。従来の医学では、このクリニックの取り組みをきちんと評価するための十分な研究がおこなわれていません。しかし、ベイリーにとってメキシコのクリニックは、「医学界で得たものより大きな希望」を与えてくれました。これは難しい決断でした。というのも、次のダイビング選手権を欠場することになるからです。しかし、彼女はこれ以上、1週間でもがんが進行するリスクを冒したくないと決心します。

ベイリーは抗がん剤のテモダールを1回（5日分）服用しただけで、メキシコに旅立ちました。彼女はPABAは飲み続けましたが、テモダールは続けないと決めます。メキシコのクリニックで3週間、ベイリーはコーリー毒素療法とゲルソン療法を集中的に受けました。いずれもステージⅣの悪性黒色腫の治療に成功した歴史的な症例がいくつか報告されていますが、どちらの治療法もアメリカでは食品医薬局の認可を受けてはいません。つまり、アメリカの医師は法的にそれらの提供を許されていないのです。

コーリー毒素は、1890年代にニューヨークのウィリアム・コーリー医学博士によって開発された細菌毒素の混合物です。コーリー博士は、非常に驚いたことに、がんの手術後に感染症にかかった患者が、感染症にかからなかった患者よりも経過がいいことに注目しました。彼は、感染症が、がんと戦うための免疫システムを刺激したに違いないという仮説を立てました。[14] 対照的に、ゲルソン療法は1920年代後半にマックス・ゲルソン医学博士によって考案されたプログラムで、毎日の生ジュースや天然サプリメントのようなオーガニックな植物ベースの食事とコーヒー浣腸などを通じて、身体の自己治癒力を活性化させるものです。[15]

ベイリーは週に3回、両腕にコーリーの毒素を注射し、あまりの痛さに泣き崩れることもありました。さらに、彼女用のサプリメントやレトリル（杏の種から採れるアミグダリンの一種[16]）、週に2回のビタミンCの点滴、1日3回のコーヒー浣腸といった長いリストを実行して、ゲルソン療法を改良した食事療法を開始しました。

それは食生活の劇的な変化であり、楽しいものではありませんでした！　私は1日に13杯のジュースを飲みました。朝食は搾りたてのオレンジジュース1杯とオートミール1杯。その30分後に最初の新鮮な野菜ジュースを飲みます。ニンジンとリンゴのジュースを6杯、青汁を6杯、1時間おきに飲んでいました。昼食と夕食には、ヒポクラテススープ（ゲルソン療法の野菜スープ）、おやつには果物とナッツや種を食べます。メキシコの病院でもらった、動物性タンパク質も少し摂取していました。それは厳格なゲルソン病院のようなものではなく、一人ひとりに合わせて改良されたゲルソン療法（食事）のようでした。

ベイリーはこの間、多くのサポートを得られて、とても恵まれていると感じました。クリニックにいた3週間は、ずっと母親がそばにいてくれました。また、友人や家族、チームメイト、ライバルチームの人までもが、メキシコ行きのための募金活動をするなど、彼女をサポートしてくれました。ベイリーは、「友人や相談相手からの励ましは、とても大きな意味がありました。みんなが私のために祈ってくれたおかげで、もっとポジティブでいようと思えました」と言います。

＊＊＊

ベイリーは、メキシコのクリニックで治療したことで、がんの進行を遅らせられたのではと期待してアメリカに戻りました。メキシコでの食事とライフスタイルの変化を、ニューヨークでの生活に取り入れる手助けを母親がしてくれている間に、ベイリーは残りの学期は休むことにしました。彼女はその後の5カ月間、両親がいる実家に帰省。その間、家族の友人たちが代わる代わるやって来ては、ヒポクラテススープやオーガニックのコーヒー（コーヒー浣腸用）、そして1日6杯の新鮮な野菜ジュースつくるのを手伝ってくれました。ベイリーは、週3回のコーリー毒素の注射も続けました。

メキシコから帰国して3週間、新しい治療プログラムをはじめてから6週間後、ベイリーは最初のがん専門医のところへ行き、PET検査を受けました。21歳の誕生日の数日前です。ベイリーは、あごの下にあったがんのしこりがなくなっていることに感激し、奇跡が起こることを懸命に祈りました。そして、診察室で結果を待つ間、医師たちは慌てた様子でPET検査に目を通していました。メキシコのことを何度も聞かれながら、ああでもない、こうでもないと、不安ばかり掻《か》き立てるので、ベイリーはとうとう聞いてしまいました。

「それで、結果はどうなのですか？」

すると腫瘍医は「スキャンしたところ、病気の兆候はないようです」と答えたのです。ベイリーは安堵し、この上なく喜び、そして何より、信じていた神様が示してくれた恵みに感謝しました。その夜、ベイリーは家族からたくさんのハグと涙で祝福され、このニュースを友人たちと分かち合うために、次の週末にボストンへ行く計画を立てました。

その夏の間、ベイリーは地元の教会の礼拝に、ときおり参加するようになりました。彼女は意識的にポジティブな感情を増やし、ネガティブな思考や感情を手放したいと考えており、教会に行くことがそれを実現するのに役立つと考えたのです。しかし、教会は、以前に比べれば楽しい経験ではあったものの、神との深い結びつきは感じられませんでした。

その年の8月、ベイリーの両親は再び車に荷物を積み込み、大学4年生のやり直しのために、ベイリーをボストン大学まで送り届けました。大学に戻ってからもベイリーは新しい治療法を熱心に続けていましたが、それは簡単なことではありませんでした。友人や献身的な母親にずっと助けてもらっていることを、彼女は恵まれていると感じています。ルームメイトは、コーリーの注射を週に1回打ってくれるようになりました。そして、サプリメントを飲み、1日2回のコーヒー浣腸も続けました。ルームメイトとバスルームを共有していると、なかなかできないことです。

仲間の大学生たちが食べ放題のご馳走を食べている間、ベイリーはゲルソン療法に基づく制限食を忠実に守っていました。メキシコでの経験が、食事は健康に大きな影響を与えることを証明してくれたからです。そして、彼女が栄養科学を専攻していたことは、新しいキャリアの方向性を力強く示してくれました。

私が栄養学的な側面を信じることができたのは、神の恩寵《おんちょう》によるものです。ほかの人は一生、栄養が重要だとは思わないかもしれませんが、私にとっては自然なことでした。

ベイリーの母親は、ボストン大学の食堂のスタッフに、ゲルソン療法のジュースやスープをつくってくれるように説得しました（1日に約8〜9キログラムの有機野菜を購入することも含まれています！）。ベイリーは、1日に2時間半もかけてジュースの準備をする代わりに、毎朝、空のボトルを2セット、厨房に持っていくだけでよくなったのです。

ベイリーの治癒の旅にスピリチュアリティが前面に出てくるようになったのは、この頃です。その年の秋、大学に戻った彼女は、体育祭のバーベキューで「アスリートのためのクリスチャン・フェローシップ」のテーブルを偶然見つけました。

そのテーブルにいた女の子たちは本当に優しくて、普通で、私と同じような人たちでした。フェローシップの集会にはじめて行ったときから、自分が探していたものを見つけたような気がしました。というのも、そこには私と同じように答えを探し、疑問を持ちながらも、なお信仰を持っている人たちがいたからです。

自分が信じていることについて疑問を抱いていたとき、ベイリーはそのフェローシップのリーダーと話しました。彼女は、神を目に見える存在ではなく、人々を通して働く霊的な力と考えてみるように言いました。

神が誰かにささやきかけているのが見えました。聞こえるわけではありませんが、心の中で、つらい経験をしている人に会って話しかけようとしているのに、彼らは相手が苦しんでいることを知りません。だから私は、イエスさまが私のがん治療のようなものだと考えていました。

ベイリーは、幼い頃と同じように盲目的にイエス・キリストに従うこと、つまり「ルールに従うこと」は、がん治療で医者の言うことに従っていたのと何ら変わらないことに気づいたのです。

ベイリーは医師に心を開いて、処方された従来の治療法を試すことを厭《いと》いませんでした。というのも、科学的な根拠があり、医師も効くと信じていたからです。実際、その治療法は、一時的には効果がありました。しかし、その治療が効かなくなったとき、ベイリーはやみくもに従うのをやめ、代わりにたくさん質問をする必要があることに気づきました。疑問を共有し、答えを求め、見つけられるところならどこでも癒しを求める必要があったのです。

ベイリーは同じ論理を、新しく見つけた信仰にも当てはめました。彼女は幼い頃、イエスの生涯や死、復活について多くの歴史的証拠があり、イエスを信じている人が多くいるのだから、誰が疑いを持つのだろうと考えてきました。彼女はその場に溶け込むためには、信仰を偽るしかないと思っていたのです。しかし、彼女は新しい信仰コミュニティで、疑問や質問を持つのは普通のことで、それがより深い理解につながることを学びました。彼女は、信じるか信じないかの重要な人生の分岐点にさしかかり、信じることを選んだのです。

大学の寮でパソコンの前に座っていたときのことです。窓の外に広がるボストンの街並みを眺めていました。そのとき、私は「よし、はじめてみよう」と、信仰によって歩むことを決めたのです。すると、私の人生の中で、がんの原因となったと思われるもの、たとえばストレスなどが変わりはじめました。よりポジティブな思考ができるようになったのです。不安や恐怖に打ちのめされることなく、心に安らぎを感じられるようになりました。今でも苦闘していますが、その程度は小さくなっています。

知らず知らずのうちにベイリーは、10の劇的寛解の治癒要因を生活の中に取り入れていました。すでにアスリートとして活躍していた彼女は、ポジティブな感情を高めることの重要性を再認識し、医学的な決断を自分で下し、直感に従うようになります。ストレスの多い感情を解放し、友人や家族のサポートを受け入れるようにしました。また、姉の結婚を控え、新たな生きがいを見つけ、急進的で新しい食事療法やサプリメントに取り組みました。そしてベイリーにとって、そのすべてが神のインスピレーションを受けたように感じたのです。

神は指を鳴らすだけで人を治すことができます。私は自分の身体を回復させるために大きな一歩を踏み出しましたが、それは神からの贈り物でした。そして、最終的にいいことはすべて、神からもたらされるのです。神の恵みによって私は学校を卒業し、治療を続けることができました。

＊＊＊

ベイリーはメキシコのクリニックの治療計画をいくつか縮小しましたが、現在まで続けているものもあります。彼女はコーヒー浣腸を1日1回に減らし、おもに植物性由来の食事を続けています。加えて、1日に約2杯の新鮮な野菜ジュースを飲み、色とりどりの生野菜にリンゴ酢、オリーブオイル、スパイスを混ぜたドレッシングをかけて食べています。魚や鶏肉などの動物性タンパク質は時々食べますが、卵と乳製品は避けています。コーリー注射は5年後にやめました。

さらにベイリーは、そもそもなぜ自分ががんに罹患したのかについて検証しはじめました。彼女は、エピジェネティックスや生活習慣を含む要因が自分のがんを引き起こしたと感じています。たとえば、競技ダイバーのときに化学物質を含んだプールに長時間入っていたことや、高校・大学時代に「癒しの」ジャンクフードを食べていたこと、カーペットや新車、日用品に含まれる有害化学物質にさらされたこと、人生の大半で非オーガニック食品に含まれる農薬も摂取してきたこと、子どもの頃に受けたワクチンなど。こうした潜在的な毒素の発生源について考えた彼女は、健康で毒素のない状態を保つために、できる限り自分の生活を浄化するように努めました。

ベイリーが継続しているスピリチュアルな旅はポジティブで、そして感謝の気持ちに満ちています。メキシコから帰国して3週間後、医師から悪いところのない検査結果を知らされたとき、ベイリーは自身にこう言いました。「なんてこと。これで生きていける！」と。しかし、時間が経つにつれて、不幸や恐れ、恩知らずといったかつてのパターンに戻っていく自分に気づき、彼女自身も驚きました。

感謝すべきことがたくさんあるのに、なぜこんな行動や考えをしてしまうのだろう。せっかくのセカンドチャンスなのに、今のような気持ちで無駄にするのは、さらに悪いことだ。

彼女がよりよい精神状態に戻ることができたのは、スピリチュアルなコミュニティと信仰のおかげでした。ベイリーは、自分の人生の目的と、なぜ自分にセカンドチャンスを与えられたのかを理解するために、深いスピリチュアルの活動をおこないました。

がんになっても治らない人がたくさんいることを知って、自分には目的があるに違いないと信じていましたし、そのことを軽く考えてはいませんでした……。私は誰にでも目的があると信じていますし、私の目的が何なのか知りたかったのです。もし私に目的があるのなら、それはどこかからかもたらされるに違いありません……。だからこそ、がんになったこと、そして私の物語がどのように展開されたかにとても感謝しています。治療法もそうです。従来の医療を試してみて、それがすべてではないと気づけましたから。

ベイリーは劇的な寛解で感じた感謝の気持ちを、がんの支援者やスピリチュアルなヘルスコーチとして人々に奉仕することに向けました。彼女は、がんを治すことは可能であり、神は私たちとの関係を望んでいると強く感じています。ベイリーはがんのコーチとして、彼女のような劇的寛解を目指す多くの人々と交流しています。新しいクライアントに何と言っているかと尋ねると、彼女はこう答えました。

私なら、がんと診断された患者さんには、何かをする前に、祈って待つように言うでしょう。そして、できるだけ多くの情報を集めること。従来の医療や代替医療、統合医療など、必要だと思わ

れる複数のアドバイザーに相談すること。知恵が出るように祈ること……。私は「化学療法をするな」とは言いません。それがその人にとって必要なことかもしれないからです。人はそれぞれ異なり、神は神秘的な方法で働きかけるので、祈ることは重要です。

２０１１年にはじめて「オールクリア」の判定を受けてから8年以上経った今も、ベイリーには病気の兆候はありません。そして、ほかの9つの治癒要因を実践し続けるとともに、毎日、聖書を読み、祈ることで、スピリチュアルなつながりを保ち続けています。ベイリーの詳細については、baileyobrien.com で見られます。

実践のステップ

スピリチュアルなつながりの実践は、感情的な幸福感だけでなく、身体的な健康も向上させます。スピリチュアルなつながりの実践をする上で最も重要なことは、実践中に身体と感情の両方で、深い平静や愛、穏やかさを感じることです。

『がんが自然に治る生き方』の中で私は、スピリチュアルなつながりを高めるのに役立つ実践ステップとして、次のことを挙げています。

深呼吸、外を歩く、ガイド付きイメージ法、ガイド付き瞑想、毎日の祈り、スピリチュアルなグループ、オンライングループです。どれも、スピリチュアルなつながりを見つけるための優れた方法です。以下に、あなたの治療の過程で試してほしい追加のアイデアを、いくつか紹介します。

・瞑想アプリ

アプリストアには、マインドフルネスや健康を増進し、瞑想の練習を積むのに役立つツールがたくさんあります。この記事を書いている時点で最も評価の高いアプリは、Calm、Headspace（僧侶がはじめたもの）、Ten Percent Happier Meditation の3つです。

・エネルギー療法士とエネルギーグループ

地元のエネルギー療法士を見つけることは、あなたが思っているほど難しくないかもしれません。近場のヨガスタジオやウェルネスセンターで、お勧めのヒーラーを尋ねてみてください。友人や家族に誰か知っている人がいないか尋ねることによって、今いる居心地のいい場所から一歩踏み出すことができます。さらに、インターネットの検索エンジンやレビューサイトで地元の情報を検索してみましょう。

・祈りのお買い物

もし、伝統的な教会や寺院、礼拝所などの建物やコミュニティに興味があるのなら、周囲にお勧めを聞いたり、自分に合った場所が見つかるまで探してみてください。

・ユーチューブやインターネットの動画

一人で取り組むのに慣れている場合は、インターネットはいい出発点になるでしょう。ユーチューブでは毎分400時間以上のコンテンツが配信されています[17]。この豊富なコンテンツから、無料のヨガ教室やヒーリング音楽、祈り、聖歌の詠唱、アファメーション（肯定的な自己説得）、ガイド付き瞑想、そしてシャーマニックな儀式を見つけることができます。さらに、ディーパック・チョプラやオプラのような有名なスピリチュアリティの先駆者や、ギャビー・バーンスタインやエックハルト・トールなどのスピリチュアリティの指導者たちが、スピリチュアルな旅に役立つ膨大なビデオやオンラインコンテンツを提供しています。

＊＊＊

祈りであれ、瞑想であれ、自然の中を歩くことであれ、スピリチュアルなつながりを実践するための力について、より深く理解できたかと思います。呼吸が遅くなり、心拍数が低下し、そして何よりも「考える」心が静まるように、自分の生理機能を根本的に変化させる方法を見つけることが、免疫システムを再充電するためにできる最も有効なことの一つです。

第3章

自分自身に力を与える

―ボブの物語―

がんの治癒に
最も成功した人々は、
その条件をつくり出すために、
できる限りのことをしている

マーク・ブリッカ

自然療法医

The most successful people who heal cancer
do everything they can to create conditions
for healing to occur.

Mark Bricca

N.D.

同じ種類のがんでも人によって治療法は違う

私たちは、「医者が一番知っている」と信じてきました。大学での4年間の基礎教育、4年間の医学部、2〜3年間の研修医、そして多くの場合、さらに2年間のフェローシップと、医師は長い期間訓練を受けます。平均すると、医師が開業するまでに12年間も訓練を受けていることになります。

このような膨大な教育は、患者を萎縮させることもあります。多くの患者は、医師は自分よりずっと頭がいいに違いないと思っていますし、多くの点でそのとおりです。医師は有機化学や分子生物学、人体構造学、生理学などの複雑な学問を修めた、その分野の真の専門家です。さらに、最新のがんの統計や進化する医療水準、最新の医薬品や治療法などもつねに把握しています。しかし、医師は、あなたについての専門家ではありません。あなたの専門家になれるのは、あなただけなのです。

誤解しないでほしいのは、医師の専門知識や医療技術は非常に貴重なものだということです。天然痘などの病気を撲滅し、溶連菌感染症や結核などの治療にも成功しました。さらに、現代の医療技術では、あなたの心臓や脳、そしてDNAまで完全に計測することができます。足を骨折したり、心臓発作を起こしたり、厄介な感染症にかかったりした場合には、医師に適切な薬を処方してもらいたい、適切な手術をしてもらいたいと望むでしょう。しかし、がんやライム病、アルツハイマー病、多発性硬化症などの慢性疾患に関しては、医師ですらまだすべての答えを持っているわけではないことを忘れてしまいがちです。

もう一つの問題は、現代医学におけるお金の影響です。製薬会社は新薬の臨床試験に数百万ドルの資金を提供し、新薬を販売するために数百万ドルを費やし、医師に自社の薬を処方するよう金銭的なインセンティブを与えることが簡単にできます。その結果、過去数世代にわたって、患者も医師も、どんな問題でも薬が解決してくれるに違いないという考え方に慣れてしまいました。自分の身体に問題があれば、それを解決するための薬や手術があるはずだと思い込んでいるのです。

しかし、ポリオを治すようにがんを「治す」ことは、まだできません。それは、がんがあまりにも個人差が大きいからでしょう。たとえば、乳がんの女性が2人いたら、同じ種類のがんに思われるかもしれませんが、分子レベルではまったく違う病気であり、治療法もまったく異なるかもしれません。

がんの分子的性質の違いに加え、この2人の女性は、根本的な遺伝子プロファイルや免疫システムが異なり、環境やライフスタイル、心理的要因など、生涯にわたって異なる発がん因子にさらされてきたはずです。したがって、この2人のがん患者が根本的に異なる治療法を必要としたとしても驚くべきことではありません。これが、がんの「治療法」が見つからない理由の一つであり、また劇的寛解者が複数の治癒戦略を必要とする理由の一つです。そして、こうした治療法を研究し、実行するためには、劇的寛解者たちが自分の健康に関して力を引き出す（エンパワーする）必要があります。

私は『がんが自然に治る生き方』の中で、この治癒要因を「自分の健康をコントロールすること」と呼びました。しかし、この研究が進むにつれて、私が対話した劇的寛解者たちは、この呼び方を微調整してくれました。がんや人生全般を完全にコントロールすることは不可能なので、この治癒要因をより正確に表現するなら、「自分自身に力を与える（エンパワーすること）」だと私は学びました。寛解した人たちは、次のような特徴を強化することで、自分自身に力を与えています。

・自分の健康に対して積極的（受動的ではなく）になる
・自分の生活に（ときには思い切った）変化を起こそうとする意欲がある
・友人や家族、医師からの抵抗に対処する能力

「受け身の患者は死ぬ。うるさい患者は生き残る」

自分の健康をビジネスとして考えて、自分がその会社のＣＥＯ（最高経営責任者）だと想像してみてください。あなたはビジネスのあらゆる部分がどのように機能しているかを理解し、優秀で信頼できる従業員からなるチームに囲まれたいと思うでしょう。質問をしたり、思い込みに異議を唱えたり、選択肢を調べたり、セカンドオピニオンやサードオピニオンを求めたりして、チームの優秀

な医療専門家と協力しながら、治癒戦略の次のステップを決定したいものです。

優れたCEOであれば、ときには事業戦略を変更することも厭わないはずです。劇的寛解の生存者たちは、たとえ時間がかかったり、感情的に困難な場合でも、つねに自分の生活を分析し、変化を起こそうとします。がんを魔法のように治す即効性のある薬や手術はないため、彼らはその代わりに身体・心・精神のシステム全体を癒すために時間と感情的な資源を投資しています。これには、パーソナルケア用品や掃除用具を取り替えたり、食生活を見直したり、ストレスの多い仕事を辞めたり、新しい家に引っ越したりすることが含まれます。

最後に、劇的寛解を経験した人たちは、正確な手順に従わないと治療を拒否する医師や、自分の選択を怖がる恋人、自分の決断を受け入れようとしない友人など、周囲の多くの善意の人たちからの批判や抵抗に対処するための強い気骨が必要であると報告しています。上流に向かって泳ぐことは、とくに命の危険を感じるときには困難なことですが、劇的寛解者はみなこの決意が生き延びるための鍵であることを知っています。

率直に言えば、劇的寛解者たちは、〝悪い患者〟というレッテルを貼られることを恐れていません。寛解者であるジェーン・マクレランドは、「受け身の患者は死ぬ。うるさい患者は生き残る」と表現しています。

自分自身で治療をコントロールする

1994年、30歳の若さでステージⅢの子宮頸がんと診断されたジェーン・マクレランドが「うるさい」患者になるまでには、5年の歳月が必要でした。彼女は医師が勧める広汎子宮全摘出術に従いましたが、それは生殖能力の喪失を意味しました。最初はあまりに落ち込んでいたため、従来の治療法以外に目を向けることができず、医療チームが積極的にがんを攻撃するがままに任せて、当時、最善策と考えられていた手術や放射線、化学療法という従来の治療計画に従いました。

理学療法士だったジェーンは自然と、さらなる治癒を求めるようになります。その2年後の1996年、母親が乳がんで亡くなったとき、ジェーンは従来のケアでは十分でないことに気づきました。そして、自らの手で問題を解決することにしたのです。自分自身を実験台にして、食事や運動、サプリメントなどの治癒の要素を、本来の目的以外に薬を使用すること（いわゆる「適応外使用」）も含めて調べはじめました。彼女は食事や運動、サプリメント、ビタミンCの点滴、紫外線照射（少量の血液を紫外線にさらし、身体の免疫反応を高めて感染症を防ぐ方法）を慎重に続けた5年間、幸いにも寛解状態を維持することができました。[1]

しかし、残念ながら、1999年末にジェーンの子宮頸がんは再発し、今度は肺に転移したためステージⅣに分類されました。このステージでの生存期間は通常、数週間であり、ジェーンは末期であることを告げられました。ジェーンは再び手術と化学療法という従来の治療法に加え、補完療法を積極的に取り入れます。彼女は、アスピリンを抗炎症剤とCOX-2／VEGF阻害剤（注：COX-2とVEGFは腫瘍周辺の血液の成長を促進する酵素）として使用するなど、新しい適応外薬をサプリメント療法に追加。さらに、ベルベリンを使用して血糖値（炭水化物に含まれる単糖）を下げ、健康的な脂肪代謝を促進し、腸の感染症を撃退しました。

驚くべきことに、ステージⅣの再発からわずか3カ月後の2000年はじめに、ジェーンは寛解状態に戻っていたのです。ところがその3年後、ジェーンは末期の白血病と診断されます。これは、強い放射線と化学療法を受けた副作用の可能性がありました。まだ39歳だったジェーンはショックで、ひどく落ち込みます。

このときジェーンは、医療業界が適応外薬を軽視してチャンスを逃していると確信しました。さらに彼女は、化学療法を受けるようにという忠告を無視し、代わりに信頼できる統合医療の医師と協力して、独自の適応外薬の「カクテル」をつくりました。このカクテルには、従来の医療では長い間忘れられていた薬や、がんの治療以外の目的で使われていた薬（通常は高コレステロールの治療に使われるロバスタチンや、糖尿病のコントロールに使われるメトホルミンなど）が含まれていたのです。医療業界で働いていたことがあったジェーンは、新薬の特許取得にばかり気をとられ、医師が「がんを飢えさせる」のに役立つ古い（しかも安価な）薬の可能性を見落としていると考えたのです。自分自身で治療をコントロールするときが来たのです。

私は、多くの患者が死ぬのは、がん専門医に対する礼儀正しさと、愛する人を動揺させることへの恐れからだと理解するようになりました。しかし、私はすでに統合医療の医師と補完的な治療法を見つけ出していました。また、私は知識によって自信を得ました。私はどっちつかずの状態で待っていたのではありません。もっとできることがたくさんあったのです。がんの治療がますます困難になることを知りながら、ただ斧が振り下ろされるのを待つのではなく、積極的に行動し、コントロールすることが大切だと思ったのです。そう、私は頑固になるつもりでした。

ジェーンのたゆまぬ探究心は、3度目の寛解をもたらしましたが、これも長くは続きませんでした。いつも非常に厳格だった食事療法とサプリメント療法を「挫折した」翌年、再び腫瘍マーカーのレベルが急激に上がったのです。彼女は適応外薬とがん撲滅サプリメントのカクテルを飲むのを再開し、今回は3カ月以上服用しました。今でも時々、「静かなパニック」になった際には薬を服用しています。

うれしいことに、ジェーンの寛解は15年以上続いています。2004年以来、病気の兆候もありません。現在、彼女は世界中のがん患者に、適応外薬の使用や自然なアプローチでがん細胞を飢餓状態にする方法について教えながら、自身の治癒の旅を詳細に描いたベストセラー本『How to Starve Cancer』を執筆しました。

最近の動向

がん治療に「いい／悪い」はない

『がんが自然に治る生き方』が出版されて以来、ジェーンを含む多くの劇的寛解者が、最初に診断を聞いたときに感じた強い恐怖について述べています。それはしばしば、「とにかく早くがんを取り除きたい」という切実な願いです。医師は患者に治療に関する迅速な決定を急《せ》かすことで、この恐怖をなんの気なしに増大させてしまうのです。劇的寛解者はこのようなパニックと即断即決のプレッシャーを感じつつ、たとえ数日でも考える時間を医師に求めるだけの力があるとも感じています。劇的寛解者は、この重要な時間を利用して、第二、第三の医師の意見を求めたり、補完代替療法について調べたり、治療の最初のステップを決定するのに十分な情報を得ることができるのです。

劇的寛解者が陥りがちなもう一つの心理的変化は、診断は信じるが予後は信じないというものです。彼らはがんの統計が正確であると信じてはいますが、悲惨な統計は信じようとしません。とくに、その統計が多様な病気に対処するための多角的な戦略ではなく、がんを治すための一つの方法しか試していない人たちのものである場合には、なおさらです。

従来の治療法以外の選択肢を広げるために、多くの劇的寛解者はインターネットで調べることからはじめますが、これは恵みでもあり、災いでもあります。いい面としては、インターネットによって患者は膨大な医療や健康情報を利用できるようになり、医師だけに頼る必要がなくなりました。長期の劇的寛解者の多くは、二十数年前には図書館に行って一冊ずつ調べなければならなかった時代を覚えているでしょう。今ではあらゆる百科事典や医学雑誌の情報が指先一つで手に入り、利用できるようになりました。

劇的寛解者にとって絶対に必要なオンラインリソースの一つがPubMed.govです。アメリカ政府は、世界中でおこなわれたほぼすべての医学研究を、この包括的なウェブサイト（税金で賄われています）に掲載しています。このサイトでは、がんの種類や治療法ごとに最新の研究を調べることができます。たとえば、「乳がん」や「鍼灸治療とがん」と検索すると、１９７０年代以降におこなわれた科学的研究に瞬時にアクセスできます。自分の知識を増やすと同時に、医師から相手にされる確率を上げるチャンスでもあるのです。

近年、がんに対する身体・心・精神のアプローチについて、オンラインで教える提唱者が急増しています。私たちのデータベースであるRadicalRemission.comや、クリス・カー、アニタ・ムアジャーニ、クリス・ウォークといった劇的寛解者たちのオンライン・プラットフォームやソーシャルメディア・グループを含め、世界中の人たちが自身の治癒体験や方法をオンラインで共有しているのです。オンライン・サミットやウェビナーの人気は急上昇し、その視聴回数は数百万回に上ります。こうしたテクノロジーの進歩により、従来の医療や統合医療、代替医療といった各分野の専門家による最新の研究や理論に安価にアクセスできるようになったため、がん患者にとっては重要な情報源となっています。これは、私たちラディカル・リミッション・プロジェクトにとって喜ばしいことです。

最近のある研究では、テクノロジーによって、患者は自分の健康に対してより積極的になることができると示されています。[2] インターネットのおかげでがん患者が健康に対するさまざまなアプローチ、とくにがん専門医が訓練を受けておらず、知らない可能性のある統合医療や補完医療などのアプローチについて、容易に学べるようになったのは間違いありません。統合的がん治療を専門とする自然療法医のマーク・ブリッカ医師は、統合的がん治療のパイオニアであるドワイト・マッキー医学博士の下で研修を受けました。統合的がん治療に対する需要が非常に高まっているため、現在新しい患者を受け入れることはめったにありません。

ブリッカ博士は、このような患者の意欲の高まりや、還元主義的な健康観（身体を相互に関連した全体として扱うように訓練された医師ではなく、身体の一つの専門分野や部位のみを扱う訓練を受けた医師）からの脱却が進んでいることに勇気づけられる一方で、懸念すべき傾向についても指摘しています。

インターネットが普及し、多くの情報が手に入るようになったことで、医療を選択する際に十分な情報を持っている人たちが増えました。しかし、残念ながら多くの人は、がん治療に対して従来の治療法と代替療法との間に白黒をつけ、「いい／悪い」の区別しているように見受けられます。本来は、がん治療に「いい」「悪い」はなく、それぞれの人が置かれた状況に応じて、多かれ少な

かれ助けとなる治療法があるにすぎないのに、これは残念なことです。

劇的寛解を経験した人たちは、従来の治療法と代替療法の両方について、混乱させたり、ときには矛盾したインターネットの情報をかき分けていくことが、いかに困難であるかを知っています。劇的寛解者の多くは、まるで「がん入門講座」から「がん大学院」へ、がんの短期集中コースを受講させられたように感じたと言います。

こうした気が遠くなるような気持ちをやわらげるのに役立つのは、治療チームの専門家の数を増やすことです。劇的寛解者にとっては、従来の医師は治療チームの一員にすぎず、唯一のメンバーではありません。なぜなら従来の医師は、人全体を見るのではなく、還元主義的な方法で病気を治療するように訓練されているからです。そのため、劇的寛解を経験した人たちは、心理療法士や自然療法士、漢方医、整体師などの専門家や治癒へ導く助言者たちを自分の治療チームに加えることがよくあります。

寿命を伸ばすのに役立つ「エンパワーメント」

科学者たちは長い間、自信を与えたり力を引き出すといったエンパワーメントに関するものを含め、思考や行動が身体の健康や免疫システムといかに関係があるのかについて議論してきました。

ここ数年、いくつかの画期的な研究により、これらの心理社会的要因とがんとの間に直接的な相関関係があることが明らかになりつつあります。

たとえば、ストレスは非常に力を奪う感情です。ストレスを感じると生活のどこかで支障をきたし、コントロールできなくなります。ロンドンの大学では、ストレスとがんの転帰（症状の経過や結果）との関連について、数百の研究結果を統計解析するメタ分析をおこないました。その結果、ストレスを感じやすい、対処が下手、ネガティブな感情で反応してしまう、生活の質が低い患者は、がんの罹患率が高く、がんからの生存率が低く、死亡率が高いことと関連していると判明。さらに、ストレスの多い生活をしていた人は、がんからの生存率の低下や死亡率の上昇に関連していることもわかりました。[3] つまり、無力感を感じるようなストレスの多い状況が、そもそもがんになったり、がんと診断されても治らなかったりする一因になっている可能性があるということです。

ウェイクフォレスト大学医学部の研究者たちは、500人以上の乳がん患者を18カ月にわたって追跡調査し、同様に何も行動を起こさない、自分を責めるといったネガティブな対処スキルを持つ人は生活の質が著しく低下することを発見しました。一方、行動を起こす、助けやサポートを受ける、物事を前向きに捉えるといったポジティブな対処スキルを持つと、生活の質は大幅に高くなったのです。[4]

同じように、無力感が低く、行動力が高い「適応型」の対処スタイルを持つ乳がん患者は、「不適応型」の乳がん患者よりも不安や抑うつが少なく、より質の高い生活を楽しんでいました。[5] さらに別の研究では、病状の管理に関して高い自己効力感（自分が成功できるという信念）を申告したがん患者は、自己効力感の低いがん患者と比べて生活の質が大幅に高く、苦痛のレベルも低かったことが判明。これらの研究は、がんの診断を自分でコントロールしているという感覚を見出すことが、がん患者の生活の質の向上につながることを示しています[6]。

残念ながら、診断のストレスや未知なるものへの恐怖により、がん患者はあっという間に「学習性無力感」の状態に陥り、自分の人生はコントロールできないと認識してしまうことがあります。その結果、将来のストレス要因に対処する能力を失い、不安や無為、うつ病につながってしまうのです。最近のある研究では、がんの診断のような予測不可能なストレス要因が発生したときに、脳で何が起きているかを正確に理解しようとしました。研究者たちは、人が無力感を感じると、うつ病とストレス反応を制御する脳の重要な部分が過剰に活動することを発見しました[7]。これは、がんの診断によってもたらされる無力感が、すぐにうつ病やストレス、そして思考停止して固まってしまうような感覚につながる可能性があることを意味します。だからこそ、がん患者にとって、自分が運転席に座っていると感じることが非常に重要なのです。

幸いなことに、このような無力感を振り払い、コントロールする感覚を得るためにできることが科学的に証明されています。自信を与えたり、力を引き出すエンパワーメントは、比較的短期間で教わることができます。たとえば、楽観的な考え方をあまりしないがん患者が、問題解決やストレス対処のスキルを教えるサポートグループに参加したところ、わずか8週間で、心理学的なアプローチに徹したサポートグループに参加した患者よりも積極性のレベルが上がり、無力感のレベルが低くなったという結果が出ています。(8)

がん患者のエンパワーメントを目的とした心理教育ワークショップに関する同様の研究では、参加者の85%が、医師と治療法について話し合い、医療チームと治療に関する決定を下す際に自信が増したと報告しています。(9) さらに別の研究では、インターネットを使って健康調査を実施したところ、参加者の73%が自分の健康をコントロールできるようになり、見通しがよくなったと感じていることが示されました。(10) これらの研究は、あなたがより自信を持てたと感じるためにできることを示しています。

最も興味深いのは、エンパワーメントによって、がん患者がより長く生きながら、より質の高い生活を享受できる可能性があることです。浸潤性卵巣がんの女性を対象とした最近の研究では、楽観性が高く、無力感スコアが低い状態で治療を開始した患者は、楽観性が低く、無力感スコアが高い患者よりも最終的に著しく長生きしています。(11) 最初から自信があると感じることは、あなたの寿命を伸ばすのに役立つのです。

＊＊＊

科学的研究は、劇的寛解者が長い間信じてきたこと、つまり自分の健康に対して力を与えられていると感じることが治癒の重要な要素であると証明し続けています。劇的寛解者は自分の意思決定に積極的に参加し、質問し、自分で調べ、受け身の患者になることを拒否し、必要であればどんな変化でも進んで起こすことで、自分自身に力を与えているのです。ボブ・グラナタはそのような劇的寛解者の一人で、揺るぎない意志の強さでもって日々困難に立ち向かい続けている男性です。

ボブの物語

中西部出身で真面目なボブ・グラナタは、いくつかの企業の創業者兼経営パートナーとして満足のいくキャリアを積み、17年連れ添った愛する妻と17歳、15歳、14歳の3人の素晴らしい娘たちと家族の時間を楽しんでいました。２０１４年に突然、腹痛に襲われたボブは、簡単な盲腸の手術を受けて、すぐにもとの生活に戻るだろうと考えていました。

しかし、簡単な手術のはずが、盲腸にひどい炎症が発覚。さらに、虫垂《ちゅうすい》の周囲に膿瘍《のうよう》があり、どこからか液体が漏れていることがわかったのですが、原因は不明でした。

手術が進むにつれ、虫垂と腹膜のひだ（腹部の内側に広がる脂肪組織）の両方と、腹部リンパ節72個のうち11個、腹膜の壁、そして大腸にがん細胞が見つかりました。その結果、腹腔鏡《ふくくうきょう》手術ではなく、全開腹手術で上行結腸《じょうこうけっちょう》の3分の1、腹膜の3分の1、虫垂全体を切除することになります。手術後に目覚めたボブは、予想以上に大きな切開創《せっかいそう》があり、多くの内臓を失っていました。数時間後、主治医から「虫垂がん」という非常に珍しい盲腸のがんであるという衝撃的な知らせを告げられました。

腹部全体に発見された大量のがんから、ボブはステージⅣと診断され、余命はわずか6カ月でした。ボブはすぐに、この予後を受け入れる準備ができていないと主治医に伝えます。主治医から「早く身辺整理をするように」と促されましたが、彼はその代わりに思いつく限りの資源をすべて投じて、どこへも行くつもりはありませんでした。

当時、1歳半違いの10代の娘が3人いた私は、まだあきらめる準備はできていませんでした。幸いなことに、私はあらゆる種類の解決策を検討し、この病気を克服するために国内外の人たちが医学的、自然療法的、精神的に何をしてきたのかを理解するために、自分自身の擁護者になることができました。

がんと診断された多くの人たちと同様に、ボブも当初は大変なショックを受けました。それ以上に驚いたのは、彼のがんが非常に稀なものだったことです。虫垂がんと診断される人は100万人に9人しかいないため、[12]彼が勉強できる既存の研究はほとんどありませんでした。そのためボブは、実証数が少ない統計データは鵜呑みにせず、まだ研究されていない部分を自分のスキルと決意で埋めようと思います。

ボブはがんを治すことに全力を注ぎ、医師から勧められた従来どおりの積極的な治療を開始。手術後には、もともと大腸がんの治療のために考案された5種類の化学療法をはじめました。虫垂がんは非常に珍しいがんで、医師が従うべき特定の治療計画がないため、大腸がんと同じように治療することにしたのです。カペシタビンの経口投与とオキサリプラチンの静脈内投与を組み合わせた化学療法であるＣＡＰＯＸ療法を約15週間投与し、その後1年半、1日6錠のカペシタビンの服用を継続しました。

この間、ボブはミシガン州アナーバーの自然療法クリニックと一緒に、より統合的なアプローチを模索しはじめます。インターネットや図書館で調べ、腹膜にできた自分のがんは、大腸がんよりも腹膜がんの治療計画を実践したほうがいいと信じるようになったのです（腹膜とは腹部の臓器を取り囲む空洞とその内壁のこと）。

ボブは調査の結果、従来の点滴による化学療法は腹膜がんへの血流が十分でないため、腹膜がんには効果がない可能性があると確信しました。さらに、腹膜がんがステージⅢ、Ⅳと進行すると、内膜が粘液で覆われ、がんが腹膜内で急速に広がります。腹膜がんは非常に深刻で、患者にできることはほとんどありません。ボブは自分のがんを大腸がんと同じように治療するという腫瘍科チームの判断に、疑問を持つようになりました。

私は医療現場への信頼を少し失い、ほかを探しはじめました。デトロイトのあるがん専門医は、私が進むべき方向（腹膜がんのように治療すること）**を思いとどまらせてくれました。患者には擁護者が必要です。もし自分自身が擁護者になれないのなら、ほかに擁護者を見つける必要があると思い**

ます。たくさん本を読み、たくさん調べなければなりません。多くの医師は患者が自分で調べることを好まないのですが、私は自分の状況をよく理解しているので、途中から「あなたは医者ですか」と多くの人や何人かの医師に聞かれました……。「知識は力なり」です。

ボブはたゆまぬ研究を通じて、1980年代に「シュガーベイカー・テクニック」と呼ばれる新しい治療法を確立した、ポール・シュガーベイカーというメリーランド州の医師を知りました。シュガーベイカー医師は、腹膜がんの治療に、それまで用いられていた点滴による全身療法ではなく、高温の化学療法剤を直接腹膜に流し込む方法を確立。この方法は、現在ではＨＩＰＥＣ(Hyperthermic Intraperitoneal Chemotherapy＝腹腔内温熱化学療法)として知られています。[13]ボブはその方法を次のように説明します。

ヘソから胸にかけて正中線《せいちゅうせん》を切開し、腹腔を広げて腫瘍をできる限り除去する「デバルキング」と呼ばれる手術をおこないます。何らかの腫瘍の活動があれば、腫瘍を外科的に切除し、なくても生きていける臓器はすべて取り出します。そして、高温の化学療法剤を腹部に灌流《かんりゅう》(スプレー)し、約90分間腹部を循環させます。その高温化学療法剤が、腹膜に浮遊している微細な細胞を実際に殺すのです。

その記事を読んだとたん、ボブはこのＨＩＰＥＣ療法が自分の治癒の次のステップにふさわしいと直感的に感じ、段取りを立てました。ただ、ピッツバーグがＨＩＰＥＣ療法を受けられる最寄りの場所だったため、遠く離れたピッツバーグで受けなければなりませんでした。当初、担当医は、ボブがＨＩＰＥＣ療法を受けることに反対していました。しかし、従来の点滴による化学療法が効かないことがわかった担当医は、ＨＩＰＥＣの有用性を理解しはじめたのです。ボブはこう振り返ります。

最初の担当医は、「やめたほうがいい」と言ったのです。ＨＩＰＥＣが有用であるというデータはないし、盲検試験をおこなえなかったので、本当の臨床試験として記録することができなかったのです。それでも、私は「やります」と言いました。そして興味深いことに、4回目の全身化学療法の途中で、担当医は態度を変えました。彼は「すぐにでもＨＩＰＥＣをする必要がある」と言ったのです。私は、「どうしてそんなに急に態度を変えたのですか?」と聞きました。

このように、ボブの担当医に対する信頼、さらには医療制度のがんへのアプローチに対する信頼は揺らぎ、下がり続けました。

私は彼に対する信頼を失いました。彼は教育の分野でも活躍していたし、それを教えているのだ

と思ったからです。なぜこの医師は、HIPEC療法やその有効性を知らないのか？　医者は神ではありません。医療界全体の問題の一つは、時間が足りないことです。患者が多すぎて医師が足りないため、医師が患者を本当に理解し、最新かつ最高の技術や開発などを把握するための十分な時間が足りないのです。

ボブは、HIPEC療法の準備が整う前に5回にわたる従来の静脈内化学療法を終えました。その後、デビット・バートレット医師率いるピッツバーグ大学医療センター（UPMC）を訪れ、最初のHIPEC療法を受けます。バートレット医師は手術でボブの残りの大網《だいもう》（腹膜のひだ）を取り出し、腹膜の壁を剥《は》がしました。この手術が外科医にとってどれほど大変なものなのか、ボブには想像もつきませんでした。振り返ってみると、この無知のおかげで、より前向きな気持ちで手術に臨むことができ、それが早期回復につながったと信じています。

あとで知ったのですが、医療チームはHIPEC療法をすべての手術の「母」とみなしていました。しかし、私はそう思っておらず、ごく普通の手術になると思っていました。それは心の持ちようで、どれだけ強い気持ちで臨めるかだと思います。もし私が、「いやあ、これは大変な手術だ。乗り切れるかな」と言っていたら、違った結果になっていたかもしれません。

最初の手術と診断から9カ月後のＨＩＰＥＣ療法のあと、ＰＥＴスキャン、ＣＡＴスキャン、血中腫瘍マーカーの値から、ボブは「疾患の所見なし（ＮＥＤ）」と完全寛解を知らされます。寛解したとはいえ、ボブはがんが再発しないかどうか「様子を見て待つ」姿勢ではなく、できるだけ多くの方法を用いて、自分の健康と免疫システムを改善する努力を続けました。

この寛解期に、ボブは自然療法医とともに食生活の改善やサプリメントの摂取、ストレス軽減に努めました。さらにボブは、最初の診断から15カ月後にドイツのエッセンミッテという診療所を訪問。そこで、腹部にヤドリギの皮下注射を打ちはじめました（注：ヤドリギのエキスは、ヨーロッパではよく知られた免疫強化療法で、現在アメリカでも人気が出てきています。ヤドリギ療法については、第8章「ハーブとサプリメントを活用する」で詳しく説明します）。ヤドリギの注射は、患者の免疫反応を「目覚めさせる」ことがわかっています。ボブは次のように言います。

ヤドリギといえば、クリスマスにヤドリギの下でキスをするという歌を連想しますよね。私は冗談で、「これを打ったら、私にキスしたい女性がたくさん現れるかな？」と言ったんです。そんなことはなかったけど、１日おきに投与していたら、いい〝おまけ〟になったかもしれないね（笑）。ヤドリギは、インフルエンザの予防接種と同じような働きをします。あなたの免疫システムは、基本的にそのインフルエンザウイルスに慣れることで、実際にインフルエンザにかかったときにそれにどう対応したらよいかを知ります。これはヤドリギの場合と同じです。私がヤドリギの皮下注射

をするたびに免疫システムが目を覚まし、ある種の異物が侵入していることを認識するようになりました。つまり、ヤドリギの理論では、ヤドリギが1日おきに私の免疫システムを目覚めさせ、やがて免疫システムががんと闘うのを助けてくれるわけです。

ボブは2014年4月から2016年3月までの約2年間、ヤドリギ注射を1日おきに打ち続けました。ヤドリギはまだFDA（アメリカ食品医薬品局）の認可を受けていないため、現在アメリカの医師が処方することはできませんが、サプリメントとみなされるため自然療法医が処方できます。ボブはアナーバーにある自然療法クリニックから、ヤドリギを手に入れることができました。

同時にボブは自然療法チームと協力して、サプリメント療法を総合的にきめ細かく調整しました。彼は「サプリメント用のキャビネットを持っていましたが、時間どおりに定期的に摂取するのは大変だった」と言います。ボブのその時々の身体に合わせてカスタマイズされたサプリメントの長いリストには、おもなものとしてターメリック（ウコン）、CBD（カンナビジオール）オイル、ターキーテールなどのキノコのサプリメント、ビタミンD、カイエンペッパー（微粉唐辛子）の混合物、そしてさまざまなハーブティーが含まれていました。

2015年夏、ボブはミシガン州からカリフォルニア州に飛び、はじめて開催されたラディカル・リミッションのワークショップに参加。2日間のワークショップで彼は9つの劇的寛解の治癒要因について学び、従来の医療や自然療法の治療計画と同じように熱心に受け入れました。

このワークショップに参加したことで、彼は自分の治療プロセスに積極的な役割を果たす必要があるという直感を強くします。そのため、ワークショップに参加した仲間から、カリフォルニア近郊の自然療法クリニックを調べるように勧められたとき、すぐに翌日の予約を取りました。ミシガン州に戻る飛行機の中では、カリフォルニアの別の自然療法チームを確保し、ギリシャでおこなわれているRGCC（Research Genetic Cancer Centre）の検査に参加。どの化学療法が彼の特定のがん細胞に効果的かを特定するのに役立ちました。

多くの劇的寛解者と同じように、ボブもがん専門医を中心に幅広い医療チームをつくる必要があると気づきます。ボブが最初にミシガン、そしてカリフォルニアで見つけた自然療法チームは、とくに彼の身体に合ったサプリメントを見極める上で、治療プロセスにおいて重要な役割を果たしました。

数多くのハーブやサプリメントを摂取することに加え、ボブは食生活も大きく変えます。多くのアメリカ人と同様にボブもステーキが大好きで、牛肉をよく食べていましたが、治療の一環として赤味の肉を食べるのをやめて、ビタミンEが豊富な魚に置き換えました。最初の手術で大腸などの消化器官の3分の1を切除したため、消化しにくい果物や野菜など繊維質の多い食べ物はあまり食べられません。また、糖類の摂取量も制限するようになりました。しかし、ほかの劇的寛解者と違って、ボブは精製された小麦粉や白いパンの摂取量を増やし、彼が「ファイバーブレッド」と呼ぶ全粒粉のパンの摂取量は減らしました。

食物繊維が豊富な全粒粉パンを食べれば、身体にいいということは知っていました。でも、私の場合、大腸の部分切除術を受けたあとの消化器系の問題が、それをより困難にしていたんです。

ボブの回復には、残りの劇的寛解の要因が大きく影響しました。彼は社会的なサポートとポジティブな気持ちを維持するために、妻と3人の娘に大きく依存していましたし、医療関係の仕事をしている妹は、治療中のボブを支える重要な役割を果たしました。妹はボブの一番の擁護者として、治療について話し合う際の相談相手となり、手術中や何らかの理由でうまく意思疎通がとれないとき（たとえば術後にぐったりしているとき）、ボブに代わって話してくれました。ボブにとって、最も弱っているときに自分を擁護してくれる、妹のような信頼できる人は不可欠でした。

専門的なカウンセリングやセラピーを受けることはありませんでしたが、ボブは自分の感情を処理する方法を見つけました。とくに準備が整わないうちに家族と別れるかもしれないという恐怖心や「もしものこと」に対してです。

私はいつもじっくり考え抜きますが、病気に屈したことは一度もありません。私はこの病気に対して、「まだここにいられるだけで十分恵まれている。もっと悪くなっていたかもしれないのだから」と思っています。そうやって病気と向き合ってきたんです。

ボブのグローバルなビジネスキャリアも、がん治療の思いがけない支えになりました。故郷や世界中の友人や仕事仲間が、友情による社会的支援や祈りによる精神的な支援をしてくれ、そのおかげで精神的なつながりが深まり、さらなる生きがいを与えてくれました。とくに祈りは寛解に大きく貢献したと、ボブは信じています。

私の場合、祈りの力が本当に顕著に表れたと思います。世界各国の仕事関係者が祈ってくれました。無神論者が大半の中国の人たちが私のためにブッダに祈ってくれ、欧米の人たちはほかの神々に祈ってくれました。私には世界中に素晴らしい友人がたくさんいるのです。そして、祈りの力が今の私に大きく影響していると実感しています。

腹部の手術で体幹の筋肉が衰えていたボブにとって、運動するのはより難しくなりました。それでも、毎日ウォーキングや負荷の少ない運動をして、健康で丈夫な身体を維持しました。

ボブに言わせれば、がんを治すためのさまざまな努力のおかげで、6カ月の〝余命〟をはるかに超えて生き続けることができたのです。しかし残念ながら、最初の診断から2年余り、ＨＩＰＥＣの手術から19カ月後の２０１６年4月に、がんが再発しました。ＨＩＰＥＣ手術の際に大腸の一部（横行結腸）に一見良性の非常に小さなしこりがあり、医師は手を付けなかったのですが、その後そのしこりががん性腫瘍に成長したのです。この腫瘍の周りに、おそらくさらに多くのがんがあるとわかっていたボブは、避けられない困難がともなうにもかかわらず、２度目のＨＩＰＥＣ手術を選択しました。彼はこの困難な時期に、どのように感じていたかを覚えています。

ほとんどの医師は、１回１万４０００ドル（約２００万円）の化学療法（静脈注射）を投与したがりますが、この方法だと必要な場所に薬が行き届きません。ですから、２回目のＨＩＰＥＣは論理的にとても理にかなっていました。もし、実際に腫瘍があり、それを摘出したのであれば、腹腔内に播種《はしゅ》（体内に腫瘍が広がること）している可能性があり、ＨＩＰＥＣで対処する必要があると考えたのです。しかし、最初のＨＩＰＥＣが「すべての手術の母」であるとすれば、今回は「すべての手術の母であり、祖母であり、曾祖母であり」でもあります。

２回目のＨＩＰＥＣは、１回目より過酷なものでした。過去２回の手術でできた瘢痕《はんこん》（傷跡）組織のため、医師にとっては「セメントを切り開くようなもの」でした。大腸が瘢痕組織によって完全に引っ張られているため、医師には一つの大きな塊にしか見えません。その結果、腫瘍に到達するために瘢痕組織を切り離そうとして、ボブは何度も腸に穴を開けることになりました。結局、２回目のＨＩＰＥＣ手術では結腸の３分の１を切除し、結腸ではなく回腸に人工肛門を造設することになります。

横行結腸を切除しなければならなかったため、人工肛門を回腸に造らざるをえなかったのです。

回腸人工肛門は、小腸の最後の部分を腹部に開けた人工的な穴に通し、プラスチック製の袋につながるので、糞便は大腸を通ることなく体外に排出されます。そのため主治医はボブに、食事からではなく、栄養輸液を静脈に投与する中心静脈栄養法によって栄養を摂取することを勧めました。ボブは、そのときのことをこう覚えています。

「おそらく二度と口から食事ができなくなるだろう。一生、栄養輸液を投与することになる」と言われ、ショックでした。旅行もできなくなるし。私の生活の中心は、娯楽と食べ物です。夕食に出かけたり、ランチに出かけたり。人工肛門は、大腸の上に取り付ける追加のバッグです。口にした食物や飲み物は、消化器官ではなく袋の中に入ります。基本的に1年半近く、毎晩2~3リットルの栄養輸液を投与していました。1年半、固形物をいっさい食べなかったんです。発病当時100キロ弱あった体重が65キロまで落ちました。人生が大きく変わった瞬間でした。自分の人生がどう変わるのか、それを受け入れるだけの強い心が必要でした。

ＵＰＭＣの腫瘍内科チームは、ボブの腫瘍から特注の免疫療法ワクチンを作成し、彼の治療を「打開」へと導きました。ＵＰＭＣは、腹膜がんに特化した免疫療法の臨床試験を主導している学術的な病院です。内科チームは、ボブの2回目のＨＩＰＥＣ手術で切除した腫瘍の一部を採取し、凍結させていました。それから約1年後の２０１7年4月、彼らはサイトカイン（おもに免疫細胞から分泌される低分子のタンパク質）と組み合わせた個別化ワクチンを開発するために、その腫瘍を解凍しました。これらのサイトカインは、ボブの身体に付着しているがん細胞を識別するのを助けてくれます。ボブは、身体の免疫システムが残っているがん細胞を確実に排除するために、ワクチンになったもとの腫瘍を再び身体に入れました。

彼らは、私の腫瘍を採取して、私用のワクチンを開発しました。彼らが取り除いたもとのがんを身体に再注入したのですが、不思議と、私はがんを身体に戻したくないと思いました。なぜ、そんなことをするのでしょう？　でも、これはインフルエンザの予防接種やヤドリギと同じ原理で、がんを認識するよう免疫システムを訓練させるのです。（ワクチンが）**何らかのプラスの効果を発揮したと考えるのが妥当でしょう。**

4回のがん免疫療法の注射を受けた直後、ボブは約1年間続けた人工肛門をもとに戻すという大きな節目を迎えました。彼は一生、人工肛門で生活することを受け入れずにこの節目を迎えられたのは、前向きでゆるぎない態度のおかげだと考えています。その後、腸閉塞《ちょうへいそく》のときに栄養輸液を時々使用したりしましたが、ボブは固形食を食べられるようになったこと、そして「一生、点滴で栄養補給をする必要がある」と言った医師たちに逆らったことを、誇りに思っています。

ボブは2回目のＨＩＰＥＣ手術以降、「疾患の所見なし」で、多くの医師が驚いたことに20

２０年1月になってもがんの兆候はありません。余命半年と宣告されてから6年半後のことでした。

これは外科的治療と自然療法による解決の旅路でした。こんなに悲惨な予後なのに、なぜ私がこれほど元気でいられるのか、本当にわかりません。もちろん、不満はありません。何年も心に残っているラディカル・リミッションのワークショップで得た教えと、これまでやってきたさまざまな治療が、私の健康にいい効果をもたらしたのだと確信しています。

ボブは、ラディカル・リミッションの10の劇的寛解の要因を体現し、意識的に実践していますが、自分自身の健康をコントロールすることが彼にとって最も重要だと感じています。

もし、自分が自身の擁護者でなかったら、自然療法や精神療法、医療処置のさまざまな治療法を受けることはなかったと思います。また、何を期待して手術に臨めばよいかを知ることも重要でした。自分が何を期待すべきか、回復がどのようなものかを理解することができたのです。この道のりには多くの困難があり、落ち込むことも何度もありましたが、当初の予後がわずか6カ月であったことを考えると、今もここにいられるのは本当に幸せなことだと思っています。

非常に大変な健康管理をどうしてがんばれたのかと尋ねると、ボブはこう答えました。

生来、自分の健康を管理しようとする人もいれば、ただ座って医者の導くままに頼りきりの人もいます。それは、その人の性格によるものです。けれど、私は戦う覚悟が必要だと思うし、あきらめはじめたその日から、おそらく間違った道を歩きはじめるでしょう。私はそう信じています。

努力の結果、ボブは完全に寛解しましたが、彼は自分の命を救うだけでは満足しませんでした。ほかのがん患者、とくに虫垂がんや腹膜がんの患者の命を救うことを人生の目的にしました。困難に打ち勝ったボブは、ミシガン州ロイヤルオークのウィリアムボーモント病院に助成金を提供し、地元でＨＩＰＥＣを実施することになったのです。ボブが２０１６年10月にプログラムの立ち上げを支援して以来、ロイヤルオークの医師はミシガン州のがん患者に60以上のＨＩＰＥＣ療法をおこない、その多くが素晴らしい結果を残しています。

私は幸運なことに、自分のビジネスを持っていて、病気の間、ビジネスの運営を手伝ってくれるパートナーもいました。そのおかげで、ドイツやカリフォルニアに飛ぶ経済的な余裕もありました。ピッツバーグのＨＩＰＥＣでは、一度に3週間から1カ月ほど滞在することになったのですが、これはたいていの人にとってかなり法外な費用です。ホテル代や移動費もかかりますし、子どもがいたら大変ですよね。家族だけでなく、闘病中に愛する人のお世話はどうするのでしょうか？

ボブの最大の課題は、水分補給と腸閉塞の可能性です。水分のほとんどは大腸で吸収されますが、ボブの大腸は3分の1しか残っていないため、水分をうまく吸収することができません。以前は少なくとも1日おきに自分で注射して適切な水分補給をしていましたが、最近はもっぱら経口摂取の水などに頼るようになりました。

ボブは固形食を食べるようになりましたが、大腸が正常に機能していないため、もともと食物繊維を多く含む野菜や果物はまだ食べられません。しかし、魚は今でもよく食べます。ボブと医師たちは、彼の腸閉塞の原因をまだ解明できていません。腸閉塞は理由もなく起こるようで、治るまでに7~10日間も入院することになります。当初、ボブは自分の食べた物が腸閉塞の原因だと考えていましたが、今ではむしろ体内で動き回る瘢痕組織に関係していると考えています。

現在、ボブは薬もサプリメントも飲んでいませんが（大腸が3分の1しかないため、経口サプリメントの吸収が難しい）、いつサプリメント（おそらく点滴）を健康維持計画に戻すかを自然療法士と一緒に見極めているところです。彼は冬をフロリダで過ごすので、日光からビタミンDを自然に摂取しています。今は一年中温暖な気候なので、毎日歩いて負荷の少ない運動を続けることができます。

ボブは、がんの原因について、海外出張が引き起こしたと考えています。彼は中国で多くの時間を過ごし（年間約150日）、滞在中につねに浴びた環境汚染や細菌、その後の抗生物質治療によってがんが悪化したのではないかと考えているのです。

彼は、旅行から帰ってくるたびに、何らかの呼吸器系の感染症にかかっていることに気づきました。いつも咳をしていて、感染症が治るまで数カ月かかりました。そのたびに、医師は抗生物質を大量に処方し、あるときは6カ月の間に6種類の抗生物質を服用しました。ボブは、「免疫力がかなり低下していた」と振り返ります。抗生物質を繰り返し投与されたのはもちろんのこと、細菌にさらされ続けたことに加えて、旅行や時差の変化などが積み重なって免疫力が低下し、がんが増殖しやすくなったと考えています。

自身の経験を振り返って、ボブは次のように言います。

私たちにはみんな、目標があると思います。私の目標は、これまでに60人以上を支援しているミシガン州ロイヤルオークのHIPECプログラムに資金を提供することでした。いずれは1000人以上を助けることになるかもしれません。物事にはより崇高な目標と、より崇高な理由が存在するのです。

ボブは、劇的寛解者がいかに回復のために努力を惜しまないかを体現してきました。彼は診断の翌日から、従来の治療法や補完的治療法、代替的治療法などあらゆる方法をリサーチ。必要に応じて医師に反論し、最終的にはHIPECの有用性について従来のがん専門医の考えを変えました。自分にとって最良の解決策を見つけるために、アメリカやヨーロッパの自然療法クリニックを探し回り、最先端の免疫療法の臨床試験にも参加しました。

末期の予後を告げられてから6年、ボブは生きて、3人の娘を大学まで見届けられたことに感謝しています（長女は2019年に卒業）。長年休暇を過ごしたミシガン州北部に終《つい》のすみかを、フロリダに別荘を購入し、今は「渡り鳥」のように越冬しています。しかし、ボブは実際に引退する気配はありません。むしろ、会社の事業部を増やし、積極的にビジネスを拡大させています。ほかの多くの劇的寛解者と同じように、自分の人生やビジネスを「引き受ける」姿勢を治療に活かして、確率を覆す結果をもたらしたのです。

実践のステップ

『がんが自然に治る生き方』では、健康に関して自分自身に力を与える（エンパワーする）ための簡単な方法をいくつか推奨しました。たとえば、あなたの質問を歓迎してくれる開業医を見つけること、自然療法士やエネルギー治療者、鍼灸師などを含め治療チームを広げること、PubMed.gov（医学や生命科学に関する論文データベース）などのツールを使って自分自身で調べる方法を学ぶこと、自分の生活のどの部分が改善に役立つかを評価すること、説明責任を果たしてくれるパートナーを見つけることなどです。これらは、エンパワーメントのために実行すべき素晴らしい第一歩です。ここでは健康についてさらに自信や力をつけるためにできる追加のステップをいくつか紹介します。

・擁護者を見つける

医療専門用語を知っている友人や家族がいれば、医師が言っていることを翻訳してくれたり、逆にあなたの不安を医師に伝えることができます。可能であれば、医療機関への受診や通院の際に擁護者を同伴してください。医療の世界に詳しい人がいることは、外国で通訳がついているようなものです。迷うことが少なくなり、必要なケアを受けられるようになります。

・オンラインで思慮深くある

PubMed.govを含む多くのオンラインサイトは信頼できる情報源ですが、そのほかのクラウドソーシングのサイトは、ときに誤った情報を提供したり、混乱の渦に巻き込んだりする場合があります。専門家が査読して、医学雑誌に掲載され、対照群を含む臨床試験がおこなわれている治療法を探しましょう。

しかし、多くの補完代替療法は研究資金が不足しているため、臨床試験がおこなわれていないことも覚えておいてください。その場合は、特定の療法の結果について、さまざまな情報源から検証された複数の症例報告を探しましょう（つまり、すべてが同じクリニックや診療所のものではない）。また、オンライン検索があなたをどのような感情にさせているかを意識してください。今見ているサイトが、あなたに力やエネルギーを与えているのか、それともあなたを落ち込ませ、絶望的な気分にさせているのか注意してみてください。もし元気を出したいなら、RadicalRemission.com

の無料オンラインのヒーリング・ストーリー・データベースにある何百ものケーススタディを見て学びましょう。

・ほかの意見も聞いてみる

医師や治療チームが自分に合っているかどうかを判断する際には、あなたのための夢の治療チームが組めたと思えるまで、必ずセカンドオピニオンやサードオピニオン、あるいはフォースオピニオンを受けてください。「この人を信頼できるだろうか？」と自問してみてください。もし、その答えが「イエス」でないなら、探し続けましょう。

・コーチングを検討する

ライフスタイルのコーチングは何十年も前からありますが、最近、がんの世界で勢いを増しています。これは、この章のボブやジェーンのように、がんを克服した人たちが増えたことも一因です。彼らは自らの劇的寛解によって大きく変化し、寛解に向けて努力するほかの人たちも助けたいと思うようになったのです。そのため、最近では一人ひとりに合った方法で10の治癒要因を自分の生活に取り入れるのを助けるために、ラディカル・リミッションのコーチング・プログラムをはじめました。

＊＊＊

この章を読んで、あなたが自分の健康に対してよりエンパワーしたと感じてもらえたら幸いです。劇的寛解者は自信を得て、治療のプロセスに積極的に参加することで医師の診察の合間にできることが増え、コントロールできないと感じていた人生の多くをコントロールできていると感じられるようになったのです。私たちは、このエンパワーメントの感覚が、ボブやジェーン、そして彼らのような何百人もの劇的寛解者に与えたのと同じように、劇的な希望をあなたに与えることを願っています。

第4章

ポジティブな感情を高める

──ディの物語──

大抵の人たちは、
自分で決心した程度だけ
幸福になれる

アブラハム・リンカーン

Folks are usually about as happy
as they make their minds up to be.

Abraham Lincoln

1日5分の幸せを日常生活に取り入れる

インターネット上で猫の動画が大人気なのは、現代人が手っ取り早い喜びを必要としているからです（「猫の動画」で検索すると37億件もヒットします）。私たちが幸せを感じたいと思うのは、それが人間の自然な姿だからでしょう。私たちは笑うことや喜びを感じることが大好きで、遊んでいる子どもたちは人間の自然な幸せな状態を体現しています。しかし、大人になった私たちの多くは、こうした喜びや安らぎを感じられなくなっています。人生と、それにともなうすべての責任や締め切り、プレッシャー、請求書などが、私たちに重くのしかかり、心をかき乱します。そこにがんの診断が加わると、「人生における幸せって何なのだろう？」と考えはじめてしまうでしょう。

実際、現代の大人たちは、かつてないほど不幸せになっています。うつ病や自殺の発生率は驚くべき速さで上昇[1]。世界保健機関（ＷＨＯ）は、世界中で3億人以上がうつ病に苦しんでいて、精神疾患のおもな原因であると指摘しています[2]。悲しいことに、がん患者はうつ病や自殺の影響を受けやすく、その割合は一般の人の倍です[3]。

うつ病はがん診断の副作用として理解できるものですが、劇的寛解を経験した人たちは、1日に少なくとも5分間、意図的にポジティブな感情を高める行為が、診断によって引き起こされたうつ病を打ち消すのに役立ったと報告しています。劇的寛解者たちは、たとえほんの一瞬でも自然な喜びの状態に戻ることが、身体の回復に不可欠だったと考えているのです。この理論は数十年にわたる科学的研究によって裏付けられていて、この章の後半で詳しく説明します。

劇的寛解を果たした人々にとってポジティブな感情とは、喜びや幸福、満足、平和、感謝、笑い、愛などです。彼らはしばしば、お笑い番組を見て数秒笑うなど、より短期的なポジティブな感情からはじまり、その後、日常的に幸せを実践することでより継続的な平安と満足感が増します。

『がんが自然に治る生き方』の中で私は、「前向きな感情は、免疫システムのロケット燃料のようなものだ」と書きました。ストレスや恐怖を感じると、身体は「闘争・逃走」モードに入り、自分自身を癒すことができなくなります。これは科学的に確立された事実であり、その逆もまた真なりです。ポジティブな感情は、こうした心理状態から抜け出し、「休息と回復」の状態になるのに役立ち、免疫システムの治療能力を著しく向上させます。この章では、愛や喜び、幸せなどの感情を経験したときに身体の中で何が起こるかについてまとめました。

ポジティブな感情を抱くと、まず脳からセロトニンやリラキシン、オキシトシン、ドーパミン、エンドルフィンなどの癒しのホルモンが血流に分泌されます[4]。幸せホルモンとも呼ばれるこれらの「癒しホルモン」は、体内の細胞に対して次のような治癒活動を開始するように命じます。

・血圧、心拍数、コルチゾール（ストレスホルモン）の値を下げる
・血液の循環をよくする
・呼吸を深くして、血液中の酸素濃度を高める

・より多くの栄養素を吸収するために、消化を遅らせる
・白血球や赤血球、ナチュラルキラー細胞の数と活性度を高め、感染症を除去し、がん細胞を探し出して破壊する（アポトーシス）ことにより、免疫システムを強化する[5]

こうした生理的な変化は、短期的にも長期的にもあなたを助けてくれます。幸せな人は長生きする、ということは多くの治療者が昔から知っていたことでしたが、数々の研究によって明らかにされています。最近のある研究では、高齢者が平均的な日に幸せを感じていると自己申告した場合、5年間で死亡する確率が最大35％減少しました。[6] 国連による「世界幸福度報告（2019年）」のランキングで、世界で最も幸福度の高い上位10カ国は、平均寿命の上位20％にも入っています。[7]

多くの寛解者は、がん細胞は単に健康な細胞がダメージを受けたもので、修復して治す必要があると考えています。しかし、従来の医学では、がん細胞は損傷を受けた細胞であることには同意するものの、がん細胞は修復不可能であると考えられています。がん細胞は毒素やウイルス、細菌、ミトコンドリアの障害、または遺伝子変異のいずれかによって損傷しているため、化学療法や放射線、手術によって破壊しなければならないというのが従来の医療の考え方です。この考え方では、がん細胞は身体から切り離されており、攻撃に値すると仮定しています。しかし、多くの治療者や劇的寛解者たちは、がん細胞はかつて健康な細胞だったので、破壊するのではなく治癒すべきだと考えています。

注意しなければならないのは、劇的寛解を果たした人たちは、つねに幸せを感じている楽観主義者ではないということです。健康上の危機を経験しているときに、いつも幸せな気分でいることは不可能でしょう。その代わりに劇的寛解者は、歯を磨く習慣と同じように、数分間の幸せを日常生活に取り入れるよう意識的に努力しています。彼らは幸せを、生まれ持った性格やその時々の気分ではなく、毎日練習しなければならないスキルと見なしています。そのため、彼らは毎日少なくとも5分間、何らかの方法でポジティブな感情を高めるための時間を確保しているのです。

劇的寛解者は毎日5分間、幸せを感じることを自分に許すことで、病気を治そうとしている人はつねに幸せを感じようとすべきだという誤った考えを回避できます。多くの患者は、「毎日、毎秒幸せを感じなければ、がんが進行してしまうのではないか」という怖れや罪悪感を抱いている可能性があります。中には「幸せそうな顔をして」、ネガティブな感情を抑えようとする人もいるかもしれません。つねに幸せを感じるのは不可能だという現実を認めることで、劇的寛解者は恐怖や悲しみ、不安を表現する必要があるときを受け入れられるようになります（注：この考え方については第6章「抑圧された感情を解放する」で詳しく説明します）。ここでの目標は感情的な自由であり、恐怖や怒りといった不快な感情を感じ、そして解放し、より本物の喜びと愛の瞬間を体験することです。

最後に、劇的寛解者にとってポジティブな感情を高めることは、特別な愛、つまり自分自身への愛に意識を向けることを意味します。彼らは他人を喜ばせるために本当の自分を変えたり隠そうとしたりするのではなく、自分自身への愛と敬意を育み、欠点も含めてありのままの自分を自由に受け入れることができます。劇的寛解者がその愛をほかの人にも広げることができるようになったのは、自分自身を真に愛する方法を見つけてからでした。

最近の動向

うれしいことに、幸せと心の健康が、ようやく世界的に政治家や社会全体から注目されるようになりました。しかし、このニュースが注目される背景には、うつ病や不安障害、自殺の増加があり、これは速いペースで進むテクノロジー主導のライフスタイルと関係があるとされます。ここで、ポジティブな感情について、私たちがまとめた最近の動向をいくつか紹介します。

公共政策としての幸福

幸福は、世界のいくつかの国では政府の問題となっています。うつ病や自殺の割合が増加していることから、イギリスやブータン、アラブ首長国連邦（UAE）、エクアドル、オーストラリアなどの国々では、国民の幸福を政府の政策の中心に据えています。[8] たとえば、イギリスでは孤独に関する担当大臣を、UAEでは幸福担当の国務大臣を任命しています。[9]「幸福の追求」はアメリカの独立宣言の中心テーマであるにもかかわらず、残念ながらアメリカ政府は、いまだに幸福を公衆衛生政策に取り入れていません。

政府が国民のメンタルヘルスに関心を持つようになるにつれて、がん患者がうつ病や不安神経症と戦うのに役立つ政府出資のプログラムが利用できるようになり、それによって彼らのポジティブな感情が高まるでしょう。アメリカでは精神衛生に関する新たな政策を公式には採用していませんが、近年、ロビン・ウィリアムズやケイト・スペード、アンソニー・ボーディンなど多くの著名人が自殺をしたことにより、メンタルヘルスが最重要課題となりました。精神衛生プログラムへの国民の意識向上と民間資金の投資の増加にもつながりました。私たちは、アメリカ政府や健康保険会社が、国民の身体的健康と仕事の生産性の両面で、メンタルヘルスの重要性を理解することを願っています。

感謝の気持ちが精神と身体を癒す

ここ数年、感謝はポップカルチャーとして定着してきました。今ではあらゆる書店やアプリストア、小売店で、感謝の気持ちを伝える日記や本、商品、さらには感謝のTシャツを扱っています。ソーシャルメディアでは「#blessed」というハッシュタグが流行っていますが、これは感謝の気持ちを表現することがいかに主流になったかを示しています。治療として感謝の気持ちを育むことは、人生の大きなことにも小さなことにも感謝することを意味します。たとえば、劇的寛解した人たちは、治療のような大きなものから、道路脇に咲く野花や見知らぬ人の笑顔のような小さなものまで、日常生活のほぼすべてのことに感謝するように努めていると話しています。

ポジティブな感情を高めるために、毎日感謝の気持ちを持つ習慣を身につけた劇的寛解者の一人が、クリスティ・クロムウェルです。彼女は2013年にグレードの低いグリオーマ（脳腫瘍の一種）と診断されました。腫瘍は脳幹部にあったため、医師からは手術という選択肢はないと言われます。その代わりに放射線治療と化学療法を提案されましたが、効果は保証されておらず、重い副作用の可能性がありました。当然ながら、これは衝撃的で不穏なニュースでした。クリスティは推奨された治療をおこなわず、別の治療法を模索します。やがて彼女は、自分の置かれた状況の中でおだやかな気持ちになる方法を見つけました。

手術不可能な脳腫瘍と診断された私は、それを取り除く手術を受けることができなかったので、ただ「それと向き合い」、折り合いをつけることを学ぶ必要がありました。最初は簡単なことではありませんでしたし、とくに「経過観察」と言われたときはそうでした。私は自分の治癒にかかわりたかったのです。私の好きな言葉の一つに、〝Where the mind goes, the body follows（心が行くところには、身体もついてくる）〟という表現があります。そこで私は、自分を幸せにし、人生により多くの喜びをもたらし、内面をポジティブにするような活動を探しました。笑いヨガの指導者の資格を取り、娘と一緒におもしろい動画を見るようになり、幸せと平和の感覚を呼び起こす画像を作

成するために多くの時間を費やすようになりました。そして、感謝する習慣を増やし、毎日、自分が置かれている状況に「ありがとう」と言うことからはじめています。不安の中でポジティブになるのは簡単なことではありませんが、喜びを見つけることでストレスが軽減され、さらに免疫力が高まるという利点もあります。

クリスティは経過観察の代わりに、劇的寛解の10の要因を生活に取り入れることにしました。現在、彼女はラディカル・リミッションの公認インストラクターとしてマサチューセッツでワークショップを率いて、ほかの患者に恩返しをしています。そして、ありがたいことにこの6年間、病状は安定しています。

しかし、感謝は治癒とどのように関係しているのでしょうか？　まず、感謝の気持ちが精神と身体を癒すという前提は、多くの研究によって裏付けられています。たとえば、最近の臨床試験では、感謝の気持ちを引き出すために感謝の日記を2週間、毎日書き続けたところ、被験者のポジティブな感情や幸福感、生活満足度が高まり、同時にネガティブな感情や抑うつ症状を減少させることがわかりました。[10]

最もよく研究されている介入方法の一つが、「感謝リスト」です。これは、1日の終わりに感謝したいことを3～5個書き出すものです。[11]目的を持って感謝の気持ちを毎日表す行動は、身体の健康症状や睡眠の質を改善することが科学的に証明されています。[12]同様の研究では、感謝の気持ちを持つ傾向のある人は、そうでない人に比べて健康状態がよく、より健康的な活動（運動など）に参加していることが示されています[13]。

スマホと発がん性の知られざる関係

テクノロジーやインターネット、スマートフォンによって、健康管理はさまざまな面で改善されました。医師や看護師にビデオ会議でアクセスできたり、アプリで医療費の支払いや検査結果を即座に確認できたり、自宅で遠隔の健康管理ツールを使って通院回数を減らしたり、高性能の電話アプリで症状や食事量、バイタルサイン（心拍数、呼吸、血圧、体温）を追跡することができるようになりました。

しかし、テクノロジーには影の部分もがあります。それは私たちの社会的なつながりを損ない、デバイス中毒にさせ、ネガティブなニュースを浴びせ、睡眠パターンを妨げ、自尊心を低下させることによって私たちの幸せを蝕《むしば》んでいます。このテクノロジーは私たちの脳、ひいては身体の健康にも悪影響をおよぼします。アプリは中毒になるように設計されています。研究によると、テクノロジー依存症は、誰かがあなたのソーシャルメディアの投稿に「いいね！」したときや、くだらないゲームに勝ったときに分泌されるドーパミンの短時間の急上昇によって引き起こされます。その結果、ドーパミンの高揚感をさらに生み出すために、テクノロジーによる刺激の増加が必要になることがわかっています[14]。

このため、私たちはつねに携帯電話を使っています。世界の消費者の3分の1は、朝起きて5分以内に携帯電話をチェックすると答えています[15]。さらにスマートフォンユーザーの約20%が1日に50回以上、つまり起きている間に20分に1回は携帯電話をチェックしていると報告しています[16]。

はっきり言って、これは健康的な習慣とは言えません。最近の研究では、インターネット中毒は神経学的な合併症や心理的な障害、社会的な問題につながることが明らかになっています[17]。複数の研究で、スマートフォンの使用頻度の増加とうつ病や不安、衝動性のレベルの上昇との間に強い相関関係があることが示されています[18]。最後に、中国のスマートフォンユーザーを対象とした最近の研究では、ソーシャルメディアやメッセンジャーアプリの過度な使用によって、被験者の脳内の運動機能や認知能力、行動機能が損なわれることが明らかになりました[19]。要するにスマートフォンの使用は、私たちのポジティブな感情を持続的に高めるのに役立っていません。

こうした心理的な影響に加え、スマートフォンやBluetoothの使用は、がんやそのほかの身体的な健康問題の一因となる可能性があります。スマートフォンの使用は脳腫瘍や唾液腺《だえきせん》腫瘍のリスク上昇と関連することが研究で示されていて、少なくとも9件の研究（現在も進行中）で、スマートフォンの使用による悪性脳腫瘍のリスク上昇が報告されています[20]。スマートフォンの使用は白血病や乳がん、精巣がん、甲状腺がんのリスクを高める可能性があることを示唆する暫定的な証拠もあります[21]。さらに最近の研究では、携帯電話からの高周波放射がＤＮＡ損傷の増加と関連していることが示されました。[22] 世界中の疫学者のグループはこの内容に関する研究を検討したあと、携帯電話やそのほかの無線機器からの高周波放射を、単なる「ヒトに対する発がん性の可能性」ではなく、正式に「ヒトに対する発がん性」と再分類するよう国際がん研究機関に要請しました。[23]

罪悪感や恐怖、恥などの感情は免疫系の効果を妨げる

研究者たちは、幸せと身体の健康との関係を理解するために研究を続けています。その中でも伸びている研究分野が、精神神経免疫学（psychoneuroimmunology ＝PNI）で、人の思考や感情（「サイコ」）、脳の活動（「ニューロ」）、そして免疫システムとの関連に焦点をあてています。[24] 過去50年以上にわたって、この興味深い研究分野では、心と身体が密接に関連し合っていることを実証してきました。

瞑想やマインドフルネス、認知行動療法など、精神神経免疫学に基づいた介入によって、がんやＨＩＶ（ヒト免疫不全ウイルス）の炎症マーカー、およびうつ病や不安、そのほかの症状の軽減につながったことがわかりました。[25] たとえば、小児白血病患者を対象とした最近の研究では、精神神経免疫学の介入（免疫細胞ががん細胞を除去することを想像する練習を子どもたちに指導すること）により、子どもたちの複数の免疫マーカーが増加し、同時に生活の質が改善し、発熱時間が短縮し、投薬の使用量を減らすことが判明。[26] おまけに、この精神神経免疫学の介入により病院経費も削減されました。

科学者たちは細胞レベルで、ポジティブな感情がどのようにがん細胞を体外に排出するのかを正確に解明しつつあります。期待されているある研究では、がんを患ったマウスに「幸せホルモン」を注射したところ、がん腫瘍が著しく縮小したことが報告されています[27]。

さまざまな治療法によって末期がん患者の寿命を延ばすことで知られるドイツの統合腫瘍医ヘニング・ザウペ博士は、精神神経免疫学の力、とくにポジティブな感情に関する力を理解しています。

気持ちや感情は、分子レベルで私たちの免疫系と相互につながっています。コインの表と裏のようなもので、切り離すことはできません。精神神経免疫学の介入の研究により、私たちの脳は、私たちが経験するあらゆる感情や感覚と並行して、免疫活性伝達物質を生成していることが明らかになりました。そのため、罪悪感や恐怖、恥などの感情は免疫系の効果を妨げてしまいます。逆に愛や許し、感謝といった感情は私たちの免疫系に力を与え、治癒の機会をサポートします。

腸内細菌は心身の健康に影響している

もう一つ、魅力的な研究分野として勢いを増しているのが「サイコバイオティクス」です。これは善玉菌（プロバイオティクスやプレバイオティクスなど）を摂取することで、心の健康を増進させる研究です。善玉菌は消化器系のマイクロバイオーム（微生物の集合体、微生物叢《びせいぶつそう》）を積極的に変化させ、セロトニン、ドーパミン、エンドルフィンのレベルにプラスの影響を与えます[28]。消化器系マイクロバイオームとは、あなたの腸の約18フィート（約5・5メートル）に生息している何兆もの微生物のことです。これらの微生物は食物の分解と吸収を助け、悪玉菌やウイルス、毒素を体外に排出し、あなたの心理状態や免疫システムに重大な影響をおよぼします。腸内細菌が心身の健康にどの程度影響をおよぼすかについての科学者の理解は、がんをはじめ、免疫システムに影響を与える多くの疾患に対して急速に発展している、とても有望な研究分野です[29]。この点については、第7章「食生活を変える」と第8章「ハーブやサプリメントを活用する」で詳しく解説します。

微生物叢がメンタルヘルスに与える影響については、最近の研究で、マウスにサイコバイオティクスを与えたところ、不安や抑うつが軽減され、神経系と免疫系が改善され、感情や認知、神経マーカーにポジティブな変化が生じることがわかりました[30]。同様の研究で、過敏性腸症候群（ＩＢＳ）などの消化器の疾患のために糞便微生物移植（ＦＭＴ）を受けた患者は、過敏性腸の症状だけでなく、うつ病や不安の改善を経験しました。これは微生物叢の種類を増やすことが、患者の精神的健康の改善に役立つ可能性を示唆しています[31]。

精神神経免疫学とサイコバイオティクスの両分野は、幸せがもたらす生理的な恩恵をより深く理解する上で大きな可能性を秘めています。

「幸せホルモン」ががん細胞を除去する

3つ目の興味深い研究分野は、オキシトシンです。かつては、幸せとは生まれつきの「陽気な」性格や経済的な余裕、強力な社会的ネットワーク、高等教育へのアクセスといった「いい人生」を送った結果であると信じられてきました。しかし、最近の研究では、幸福は実際には複数の内的、外的要因の結果であることが判明しています。幸福感を左右する最も重要な生物学的要因の一つは、おそらく最も有名な「幸せホルモン」であるオキシトシンの体内調節です。

近年、ニューヨーク市立大学ハンター校の研究者たちが、最新の研究を再検討したところ、オキシトシンが乳がんと卵巣がんの増殖や転移を遅らせることを発見しました。[32] さらに、オキシトシンはオートファジー（がん細胞死）を増加させることで、がんを引き起こすコルチゾール（代表的なストレスホルモン）の作用を逆転させることを示す研究もあります。[33] 過剰になると免疫システムに害をおよぼし、がんの回復を妨げるコルチゾールを減少させるためには、オキシトシンの値を上げる必要があります。うれしいことに、オキシトシンを増やすのは比較的簡単です。オキシトシンはポジティブな感情を抱いたときにはいつでも、自動的かつ瞬時に増加します。[34] 私たちがより社交的で信頼できるようにしてくれ、恐怖や不安、心的外傷後ストレス障害（PTSD）、ストレスを軽減してくれます。[35] オキシトシンは、じつにさまざまなレベルで癒しをもたらすホルモンなのです。

オキシトシンの増加をもたらす具体的なものの一つが、笑いです。興味深いことに、笑いは本物である必要はなく、偽物でもかまいません。笑いが最高の自然薬であることは、科学的に証明され続けています。ノーマン・カズンズは1979年、『笑いと治癒力』を出版し、医学界に衝撃を与えました。この本は、命を脅かす自己免疫疾患を笑いと大量のビタミンCで治療し、寛解に至った自身の体験談を概説したものです。笑いに関する最近の研究では、患者が1時間のお笑い動画を観るとコルチゾールの値が低下し、がん細胞への攻撃を助けるナチュラルキラー細胞の活動が上昇。痛みへの耐性が高まり、不安やストレスレベルが低下し、血圧が改善することがわかっています。(36)

この研究では、ポジティブな感情の増加ががん細胞を殺すのか、それともがん細胞をもとの健康な細胞に回復させて、本来の寿命で死滅するのかは明らかになっていません。しかし、はっきりしているのは、ポジティブな感情が高まると免疫システムが大幅に強化され、その結果、身体ががん細胞を除去するのを助けることです。

この章のメッセージは、身体の健康と治癒には喜びが不可欠だということです。つねにストレスにさらされていると、身体は自然には治りません。しかし、運動やビタミンの摂取と同じように、日々幸せを最優先にすることは、治癒の旅に大きな役割を果たすでしょう。たとえ1日5分でも、毎日の喜びは薬と同じくらい重要です。次に紹介する劇的寛解者のディ・フォスターは、ポジティブな感情を日常的に実践する大切さを、私たちに教えてくれます。

ディの物語

ディ・フォスターは、ニュージーランド出身の劇的寛解者です。強いニュージーランドなまり、元気いっぱいの笑顔、そして朗らかな笑い声。多くの友人たちは彼女のことを「最もポジティブな人」と表現しますが、彼女はその考えをすぐに訂正します。彼女は自身をポジティブな人間ではなく、「奇跡を信じる絶対的な現実主義者」だと考えています。彼女のステージⅣの乳がんからの劇的な寛解は、治癒に対するポジティブな感情を高める力を私たちに示しています。

10代の頃、ディは胸の感染症を繰り返しました。その結果、体内で免疫グロブリンA（抗体タンパク質の一種）が十分につくられない遺伝性の疾患であるIgA欠損症を患っていると判明しました。この疾患を持つ人は免疫力が低下し、副鼻腔や肺、消化器系の感染症にかかりやすくなります。

医師は、このしぶとくて原因不明の胸部の感染症を治すために、たくさんの抗生物質を投与しました。当時、医師たちはIgA欠損症についてまだ知らなかったので、どんな感染症であれ抗生物質が撃退に役立つと考えていたのです。ディは結局、効果のない抗生物質の処方をやめるように頼みました。しかし、その前に彼女の消化器の微生物叢は大きく損傷し、慢性的な消化器疾患や脱毛症（一時的に髪が抜けてしまう症状）といった自己免疫疾患を発症させました。このように早くから医療制度に触れ、そして医療が必ずしも答えを持っているとは限らないと身をもって学んだことは、20年後にディががんと闘うためのいい準備になりました。

ディがはじめて診断を受けたのは、２００３年8月、まだ31歳のときです。当時、彼女は請負仕事のため故郷のダニーデンから引っ越して、ネーピアに住んでいました。家族の会社で働くのではなく、自分の力で人生を切り開こうとしていた、刺激的でやりがいのある時期でした。家族とは遠く離れて暮らしていましたが、両親や3人の兄弟、そしてかわいい姪っ子や甥っ子たちとはとても仲よしでした。夢は、いつか空手の黒帯を取ること、そして、ありのままの自分を愛してくれる人生の伴侶を見つけ、その人との間に子どもを授かることでした。しかし残念なことに、その夢は、生検で右乳房に浸潤性の強い乳がん（ステージⅢ、浸潤性乳管がん、ＨＥＲ２陽性）と診断されたときに消えてしまいます。ディはユーモアを交えながら、こう振り返ります。

外科医が「ディ、ちょっと問題があるんだ。とても小さな乳房に大きな腫瘍があるんだ」と言ったんです。そんなことイケメンの医者に言われたくはないですよね。私の胸がどれぐらい小さいか、この腫瘍がどれほど大きいかよりも、私の容姿でいいところを話してもらえませんか？

主治医はすぐに右乳房を切除して、化学療法と放射線療法を受けるよう勧めました。

診断の数週間前、ディは偶然にも、ジョン・ディマティーニ博士が主宰する週末の自助講座を受講していました。この講座は、自分の心や感情、個人的な問題を克服することに焦点を当てたものでした。この偶然の準備が、ディが自分の身体と深くつながっていることを理解するのに役立ちました。そして、自分にはポジティブに考える力があり、他人や状況が変わるのを待つのではなく、自分自身で物事を変えていくことができると教えてくれたのです。すでに長年、瞑想を実践してきたディは、次のように振り返ります。

主治医がどうしたいのか説明してくれたとき、私は「2、3日考える時間が欲しい」と言いました。すると、「あなたはわかっていない。あなたには数日もありません。今すぐ決断する必要があります！ディ、あなたには選択肢がありません。本当に選択肢がないんです」と言われました。私は「いや、これは私の身体です。私には選択肢があります。それが私に必要かどうかを、2日かけて判断します」と返したんです。私の直感では、自分の健康を自分でコントロールできていると感じている人は、生存率がはるかに高くなると思っていました。だから、2日くらい、どうってことなかったのです。そして、その2日間、瞑想するたびに、カチカチと時限爆弾のような音が聞こえました。あれこれ考える時間はない、と思ったんです。伝統的な標準治療を選ばなければならないという思いが強かったのです。けれども、3つのすべての治療法に対して同意したわけではありません。まず手術を受けることに同意しました。私は瞑想をして、それがその時点の自分にとって正しいことだと確信したのです。

ディが自分の決断力を深く信じたことは、自身に力を与えるエンパワーという劇的寛解の治癒要因の好例です。ディは、治療の決定について検討する時間が必要だと主張して、医師たちに立ち向かいました。それから16年以上経った今でも、彼女はあの2日間に下した決断に満足していて、物事を急がなくてよかったと思っています。あの時間のおかげで、〝健常者〟から〝がん患者〟への突然の生活の変化に適応することができたのです。

私は、それが自分にとって正しい選択だったと、心から信じています。私はこれらの出来事のおかげで、自分の人生が変わってしまったことを受け入れました。起きたことすべてに責任があったわけではありませんが、起きたことに対する自分の反応には、間違いなく100%の責任があります。私は、この状況に対してどう感じるかをコントロールし、手術を受ける前に自分が幸せを感じられる場所に行きました。

ディは、出来事が起こったときの自分の反応に責任を持ち続けるために、多くの自己認識と積極性を示しました。たとえば、手術の翌朝、彼女が最初にしたのは、シャワーを浴び、美しいシルクのローブを着て、その下にストライプのパジャマを着ることでした。それまで、彼女は決して女性的すぎることはなく、むしろ男性的な部分と女性的な部分のバランスがとれていました。ところが、そのときは、彼女は「信じられないほど女性らしく、自分らしく」感じたいと思ったのです。

父親が午前7時に病院に到着したときに、ディはパジャマとローブ姿で「うろうろしていた」ことを覚えています。その日、病院にディを見舞った46人の中で、父親が一番乗りでした。友人の多くは、ディが一昨年にネーピアへ引っ越して以来、彼女に会うのはこれがはじめてだったので、夜8時半になってもまだ8人の友人たちが彼女の病室に残っていて、過ぎた時間を取り戻していました。くたくたになったディは、姉に「悪い警官」になってもらい、大好きな友人たちに帰ってもらうように頼みました。

多くの訪問者が大きな支えとなってくれた一方で、ディは、彼らをもてなすためのエネルギーは治癒の助けにならないことに気づきます。

プライバシーと癒しの時間が必要だと思ったから、病院を出たんです。翌朝の7時半には、自宅で一人、療養していました。会いに来る人のために病院にいるよりもずっと回復できる、と心の中で思っていました。

直感に耳を傾け、はっきりと意見を言うことで、ディは自分に必要な社会的なサポートのレベルを微調整することができました。彼女は重要な教訓を得たのです。

手術後、病院に見舞いに来てくれた46人のうち、30人は「がん友」と呼べる人たちで、私の人生には必要のない人たちでした。苦しみに引き寄せられ、ドラマがあるからという理由だけでお見舞いに来る人もいます。不幸がって、同情のつもりで来たという人もいます。この30人は、自分の気

分をよくするために来たのであって、私の気分をよくするために来たのではありません。まるで動物園の動物を見ているかのように。厳しいことを言うようですが、エネルギーや健康について話すときは基本に帰りましょう。

手術から回復したあと、彼女は医師が勧める6回の化学療法を受けることに同意しました。姪や甥が3人いて、彼らの成長を心から望んでいた彼女は、医師のどんな提案でも実行することにとても意欲的でした。

ディはまだ31歳だったので、医師は積極的にがんを治療することにします。若ければ若いほど、より多くのことをこなせるというのが彼らの持論でした。化学療法は身体への負担が大きく、副作用も容赦なかったので、ディは乗り越えられるとは思ってはいませんでした。6回の化学療法を終えたあと、彼女が治療に耐えられるのかどうか、主治医も確信を持っていませんでした。

化学療法も大変でしたが、化学療法の数週間後に受けた放射線治療のほうが大変でした。化学療法は数週間おきにおこなわれるため、治療中はつねに誰かが付き添ってくれていましたが、放射線治療は6週間、毎日なので、その間はほとんど一人だったのです。

一番つらかったのは、放射線治療がはじまるときに、胸と脇の下にピンの頭ほどの大きさのタトゥーを入れたときでした。放射線技師は、このタトゥーについてあまりに軽率な態度をとったので、ディを限界まで追い込んでしまいました。彼女は決してつらい感情から逃げませんでしたが、

「この二つのピンヘッドのタトゥーのために泣き暮れ、我慢の限界を超えた」と記憶しています。放射線治療の間、ディの気分は落ち続け、放射線照射後の数週間は、ますます疲れてしまいました。放射線治療チームは彼女に、治療後の時期にはうつ病になる可能性が高いと警告し、ディは正面から向き合うことを決意します。

毎朝、目が覚めるとこう言いました。「今日は憂鬱になりそう。私にできるだろうか？　かかって来い！」。でも、決して落ち込むことはなく、ゆっくり通常の状態に戻りました。ポジティブであり続けるために、実際にネガティブな感情に飛び込んで、それが何なのかを探り、物事の結果を手放すことを選びました。〝なぜ私が？〟とは言いません。なぜ私ではないのか？　そこから何を学べるだろう？　と考えました。私は自分の人生を見直して、旅行などやりたいことがいくつかあると判断し、それを実行するためにいくつかの変化を起こしました。

ディは、このポジティブな道を見つけたことが、劇的寛解の治癒要因の中で最も治癒に役立ったと考えています。

それは、人々が見逃している人生のパラドックスだと思います。もし、私の目標が幸せになることであれば、悲しみに飛び込むことはできないと思うかもしれません。でも、もし私の目標が「今

を生き、成長すること」であるなら、悲しみに飛び込むこともできるし、より多くの幸せを得ることもできます。そして、死というパラドックスもありました。私は死を受け入れました。死を受け入れることで、私は人生を手に入れることができます。私は全身の細胞で、今日も生きていたいのだと感じているのです。私たちはポジティブでなければならないというプレッシャーを自分にかけていますが、答えは、悲しみや怒りを受け入れることと、それを乗り越えることのバランスの中にあるのです。ネガティブな感情を解放することで、私たちの中からポジティブなものが輝き出すのです。〝幸せそうな顔〟をする必要はないのです。

このポジティブな姿勢に加え、ほかの劇的寛解の治癒要因や、もちろん従来の治療法を活用した結果、7年間の寛解につながりました。彼女の主治医が、ディがそんなに長く生きられるかどうか強く疑っていたことを考えると、これは並大抵のことではありません。

5年という節目を迎えたとき、私はささやかなお祝いをしました。がん専門医から、5年を迎える可能性はないだろうと言われたからです。私は彼に、統計は平均値に基づいていることは理解しているけれど、私は平均的ではないので、それは私には当てはまらないとはっきり言いました。私は傲慢になろうとしたわけではなく、自分自身の存在と人生を主張しただけです。

診断とその後の治療が終わってから数年間、ディはあちこちに旅行し、ボーイフレンドとも別れ（結局、彼は理想の相手ではなかった）、はじめて自分の家を買い、空手の黒帯の試験に備えました。それは人間的にも成長し、身体的にも癒される素晴らしい時間でした。その間、一人で生きていくのが好きだったディは、もしパートナーが現れたとしても、すでに充実し、祝福された彼女の人生に大きく貢献する存在でなければならないと気づきました。

運命的なことに、寛解から6年後に、のちに夫となる男性と出会います。「今の夫に出会ってはじめて、私はすべてを手に入れることができると感じたのです。愛し愛され、支えられ、挑戦し、よりよい人間になれること。彼は、私が毎朝どんな自分を選ぶかにかかわらず、ありのままの私を受け入れてくれます」。2人の関係がより真剣になるにつれ、ディはボーイフレンドと一緒に、南島のクライストチャーチから北島にある彼の父親を訪ねるようになりました。

ディはもともとペットに対してアレルギーを持っていたので、父親が犬や猫を飼っていないことをボーイフレンドに何度も確認してと頼みました。ところが運命のいたずらで、ディとボーイフレンドが到着する2日前に、父親は保護した猫を引き取ってしまったのです。ディは騒ぎを起こしたくなかったので、最初の晩は父親の家に泊まりましたが、翌日にはアレルギーのために帰らざるをえなくなりました。

残念ながらこのアレルギー発作は、彼女が10代の頃から患い続けてきた重度の胸部感染症のはじまりでした。２００９年当時、クライストチャーチはディにとって新しい街だったため、いつもの医療チームが近くになく、悪化する胸部感染症の治療を助けてくれるいい医者を見つけるのに苦労しました。どの医師からも「広範囲に効く広域スペクトル抗生物質を飲むように」と言われ、無駄骨を折る気分だったと言います。

彼女は、10代の頃に抗生物質がどれほど健康を害し、効果がなかったかを知っていたので、医師が胸部の感染が細菌性であるかどうかを判断するために喀痰《かくたん》検査を最初に指示した場合にのみ、抗生物質を服用することに同意しました。

案の定、彼女の予想どおりどの喀痰からも細菌は検出されず、抗生物質が効かないことが判明。ディは「胸部感染症は私の身体にとって正常ではなく、何かがおかしい」と主張しましたが、医師はそれ以上の解決策を示しませんでした。

大きな変化がないまま、数カ月が経ち、少し体調がよくなってきた彼女は、空手の練習でスパーリングをはじめることにしました。ディは24歳のときから空手の練習をしてきましたが、スパーリングはその鍛錬を新たな次元に引き上げてくれます。最初のスパーリングで、彼女は胸の左側に非常に強い打撃を受け、両膝をついてしまいました。その直後から「おかしい」と感じた彼女は、その後8日間、悪化の一途をたどります。しかし、どの医者からも相手にされませんでした。絶望的な思いから、彼女は親友であるメンタルスキルのコーチで空手のインストラクターに相談しました。彼のアドバイスで鍼灸師とスポーツドクターに診てもらったところ、呼吸器科の専門医に回され、検査、スキャン、そしてようやく針生検をすることになります。

２０１０年2月、38歳でがんが再発したディは、大きなショックを受け、ひどく落ち込みました。生検の結果、乳がんが肺に転移し、ステージⅣの乳がんであることが判明したのです。左肺にがんがあり、右肺には大きな腫瘍とそのほかの病変があり、左肺全体がつぶれていました。呼吸器科の医師による針生検で診断が確定すると、ディはすぐにがん専門医を紹介されました。

がん専門医の診察室で、ディは再び自分の直感と、ポジティブであろうとする強い欲求を信じるようになります。

私はかなり体調が悪く、衰弱した状態でした。予後について医師との話が佳境に入ったとき、私は婚約者に席を外すように頼み、彼は静かに立ち上がって部屋を出て行きました。私は医師に向かって、「一度だけ聞きます、私の余命はどれくらいだと思いますか」と聞きました。彼は、余命は12カ月で、18カ月生きる可能性は0％だと告げました。私が婚約者に部屋を出て行くようお願いしたのは、予後宣告を繰り返したくなかったからです。私が欲しかったのは、緊急性を感じて（あるいは、そうでなくても）、これからはじめようとしていることを知るための情報であることはわかっていました。彼は12カ月と言いましたが、私は5年と決めました。

ディはその日、予後を秘密にしたまま病院をあとにしました。彼女のがんがあまりにも進行しすぎていて従来の治療法では対応できないため、医師から緩和的化学療法を提案されました。医師は彼女に言いました。「私たちにできることは何もありません。手術で肺を取り出すには、あまりにひどい状態です」と。ディはもうこれ以上、従来の治療をやりたくないと医師たちと議論する必要がないことに感謝しました。

医師は私に緩和ケアの化学療法を勧めましたが、私にはそれを拒否する権利があります。私は従来の治療を受けてきたので、「化学療法はやったことがあります。ありがとうございます。でも、けっこうです」と言う権利があるのです。私は野菜や果物を探しているのに、お菓子をくれるなんて。お店を間違えたのかしら？　それは私にとって、世界で一番簡単な選択でした。なぜなら、もし３６５日しか生きられないのなら、どうすればいいんだろうと考えたからです。死ぬまでに学ぶべきすべての教訓を学ぶのに、３６５日しかありませんでした。それは旅と半々になるだろうから、自分の声に耳を傾けたほうが自分のためだと。

これは、ディが自分の診断を軽く見ていたというわけではありません。実際、彼女はがんの再発に打ちのめされていました。呼吸器科の専門医から、再発と末期がんであることを突然告げられた診察にディの姉が同伴していましたが、この宣告を聞いたとき、２人とも泣き出しました。フィアンセを置いてきぼりにすること、家族と離れること、そしてみんなが自分の死に対応しなければならないことを考えると、ディは打ちのめされました。

従来の医学ではこれ以上の治療ができなくなったため、ディは再び精神的なつながりの練習である瞑想を通して内面に向き合い、次のステップへの直感的なガイダンスに耳を傾けます。ある夜、自宅で瞑想していたとき、彼女は洞察力に富んだ瞑想セッションを体験しました。

腫瘍科の診察の際に、私の中の最も静かなささやきがこう言ったんです。「あと365日あるなら、幸せになって、自然体で、感謝の気持ちを持ちなさい」と。私はそのささやきに耳を傾けることにしました。しかし、そのとき、私の肺全体はつぶれていて、ほとんど何もできませんでした。「いったい何に感謝すればいいいの？」と思ったけれど、「365日あればなんとかなるから心配するな」と思いました。私はこの3つを心に留めて退院し、毎日その3つのことを研ぎすませました。365日幸せでいることはすぐに、365日い続けることに変わりました。つまり、腹が立ったり、泣きたくなったり、布団の下に隠れて世の中に「私を放っておいて」と言いたくなったら、そうするんです。私はただ、そこに存在しているのです。

ディは当初、「自然体で」という直感的なささやきが何を意味しているのかわかりませんでした。しかし、彼女にとってそれは、正しいと感じるかぎりは何でもやってみて、その後それをやめる、または別のものに切り替えることを意味するのだと理解するようになりました。たとえば、彼女は治癒の旅の早い段階で、インターネットで検索するのではなく、自分のスピリチュアリティと直感を信頼することに決めていました。瞑想セッションの最初に、「私は何をすればいいのか？」と自分自身に投げかけます。その後、瞑想をして、心に浮かんだ答えに耳を傾けます。そして、より高次元の力が、彼女を助けてくれる人々のところへ導いてくれると信じていました。

ディの治癒の旅を大いに助けてくれたのは、カイロプラクターでした。ディのカルテを読んだカイロプラクターは、彼女を見てこう言いました。

「みんなあなたのことを、『もうダメだ。あなたはもう死んでいる』と言うでしょう。私はただ、あなたがそうではないことを知っていてほしいの。どうすればいいかわからないけど、あなたはまだ終わっていません」

この言葉を聞いて、ディは待ち望んでいたわずかな希望を感じました。それは彼女の回復にとって、とても重要だったと言います。さらにディは、治療がストレスの多いやることリストにならないようにしました。彼女は週に1回、広範囲な健康に関する予定を入れ、それ以外の時間は病気についてくよくよ悩むのではなく、充実した生活を送り、心身の健康と奇跡的な寛解について学ぶことに専念しようと決めました。

私は実際に、自分の人生を生きるために解放したのです。感謝することで、より多くのものを手に入れることができると学びました。そして、何にフォーカスするかは、あなたのエネルギーをどこに向けるかということです。だから私は、末期がんについて調べたり、どのように死ぬのか、そ

れを防ぐために何ができるかを考える代わりに、自分の置かれている状況をそのまま受け入れることにしたんです。そのため、私はがんに関する本ではなく、自然治癒やエネルギー治療者、奇跡に関する本を読みました。ただ静かに読み、全身の細胞で自分の身体は治るのだと確信しました。

ディは治すために、自分にプレッシャーをかけないように意識しました。彼女は奇跡的な治癒の物語を読み、そうした信じられないような好転が起こるのなら、少なくとも自分の症状をいくらかは軽減できるだろうと考えたのです。次の奇跡を起こそうと自分にプレッシャーをかける代わりに、彼女は毎日少しずつ健康状態を改善することに集中しました。

私は治さなきゃいけないというプレッシャーから解放されました。人は治癒に執着するものです。うまく機能していない私の肺の75％に注目する代わりに、信じられる肺の25％に注目しました。私はその25％に感謝し、自分の肺に言いました。「呼吸は私が生きていく上でとても大切なものだから、26％までほんの少し上げてくれないかな？」と。ある日、自分の足を見て、「どこも悪くないな」と思ったのを覚えています。きれいな足だし、かなり丈夫です。あなたたちはこの旅をとおして私を連れていってくれて、本当によくやってくれているよ。私の目も、素晴らしい仕事をしてくれています。私の中の多くの部分はすごいです。私は「みんなすごいよ！　これまでよくがんばってくれたね。40年近くもよくやってくれて、本当に誇りに思うよ！」と言いました。

このように自分の身体に感謝しポジティブになることで、ディは劇的寛解を果たした人たちに共通する「がんと闘うのではなく、がんを尊重し、愛する」という考え方にたどり着いたのです。私たちはしばしば「がんとの闘い」と言う言葉を耳にします。１９７０年代のがんとの「戦争」で使われた対立的な言葉は、今日もがんに関する世論を支配しています。これに対して、劇的寛解者の多くは、がんは自分の身体の一部であると考えるようになり、この視点の変化が治癒を助けたと信じています。ディは次のように言います。

私は自分の身体と闘っているわけではありません。がんと「闘う」と言われても、私はその人たちが使っている言葉さえ理解できません。まるで別の惑星にいるようです。私は自分のがんとつながり、こう言いました。「私はあなたを追い出すつもりはありません。あなたは私の身体の一部だから、ここにいても大丈夫です。あなたをつくったのは私です。でも、もしあなたがここにいるつもりなら、私は喜んであなたと一緒に暮らします。あなたが私に教えるべきことがあるのはわかっていますし、私はそれに耳を傾ける気があります」と。

ディは自分の感情を抑える人ではありませんでしたが、自分が恐怖心を抑えていることに気づきました。彼女は、自称「素晴らしい」性格の自身に忍び寄る恐怖という暗雲に、立ち向かうことにしました。ディは珍しく仕事を休んで、自分の心・身体・精神から抑圧された恐怖の感情を解放する方法として、自分の最も深い恐怖に正面から向き合うことにしたのです。

私はとても静かにこの暗雲に手を回して、「こんにちは、死よ。おしゃべりをする時間だよ」と言いました。何を話したかは正確に覚えていませんが、死との会話が終わったとき、私は別人のように感じたことを覚えています。私は心の中で、いつか死ぬのだと思いました。その日、私は気楽に、優雅に、流れに身を任せるように死んでいくでしょう。死は毎日、私についてきますが、それは暗く悲しいことを思い出させるためではなく、今日ある喜びを思い出させるためです。死は、いつか自分がここにいなくなることを思い出させてくれる親友で、毎日毎日、決して迎えることができない日々を心配しないことが、私の仕事なのです。

ディは自分のポジティブさを、抑圧された感情に対処しない限り美しい花が育たない庭のように考えており、抑圧された感情を雑草とみなしています。

私は一番大きな「雑草」を抜き、それを始末しました。それから、庭の石を一つひとつ拾って、「ここで何か対処しなければならないことはありますか？　それとももとに戻してもいいですか？　磨く必要がありますか？」と言いました。私は自分の人生の中で、何らかの感情を抱いていたかもしれない、あらゆる状況に目を向けました。起こったかもしれない、あるいは起こらなかったかもしれないというドラマには、立ち入りませんでした。ただ、私は、それに対する自分の反応と、それについて自分がどう感じているかを見たのです。……私を傷つけた人たちに手紙を書きました。これは彼らとの和解のためではなかったので、手紙は送りませんでした。自分自身と自分の人生、自分の過去と和解するためのものだったのです。

このような許しは、こうした実践がいかに許しや癒しに役立ったかを証言するほかの多くの劇的寛解者たちによって繰り返されています。ディの考えでは、抑圧された感情を解放することは、ポジティブな感情を高めるために必要な前兆なのです。

幸せになろう、ポジティブになろうとするのは、間違った目標に向かっているのだと思います。悲しみがどのようなものかを教えてくれるつらい時期がなければ、喜びがどのようなものなのかわからないでしょう。どちらか一方がなければ、もう一方を手に入れることはできません。私たちは実際には、できる限り愛するという人生の全体的なバランスを欠いています。悲しみは、大きな愛の結果なのです。だからといって、それにとらわれてしまうわけではありません。そこがポイントです。

抑圧された感情を解放し、ポジティブな感情を高めるために、ディは毎日、呼吸による瞑想を実践していきます。彼女にとって、怖れから逃げるのではなく、怖れと向き合うことが重要なのです。

私たちは、自分自身に語る物語について意識する必要があります。私たちは、たった一つのネガティブな考えが目の前を通り過ぎると、それを頭の中で一つの段落に変えることができます。そして、その一つのネガティブな考えを一つの物語に変え、さらにそれに執着するあまり映画にもしてしまうのです。そして、3Dやサラウンドサウンド、高解像度の映画にすることもあります。そうすると、一歩引いて、「その考えは本当だろうか?」と自問するよりも、このネガティブな考えが真実だと体全体で考えてしまうのです。私たちはネガティブな思考があるかもしれないと認めるのではなく、ネガティブな思考は持ってはいけないという事実と混同してしまうのです。ポジティブであるということは、自分に起こるかもしれない悪いことを考えないという意味ではありません。私にとっては、何か悪いことが起きても対処できるように考えておくことであり、そうすれば恐怖心はなくなり、もっとポジティブになれるのです。

ディの治療においては、とくに自分の魂と深くつながることが鍵になりました。ディは、自分のことを「敬虔《けいけん》な信仰家」ではなく、「成長を求めるために生まれてきた古い魂」だと考えています。ステージⅣの乳がんと診断されるまでに、彼女は15年以上にわたって肉体的な戦闘の訓練や精神集中の訓練、瞑想の訓練、身体のエネルギーを利用する方法の学習など、武術の訓練を積んできました。そうした練習の結果、彼女は精神的な理解を深め、それを治癒の助けとしました。

私は心であり、身体であり、精神です。それが私です。それを切り離すことはできません。いわゆる上の世界の偉い人と何度か話したことはありますが、それは私の知っている魂とのつながりとは別物でした。診断後、スピリチュアリティについての考えを深めたり、磨きをかけたかもしれませんが、自分自身を解放する必要があると閃《ひらめ》くようなことはありませんでした。なぜなら私はずっと、そうしてきたからです。

自己免疫の問題を抱えるディは、食事に関してはつねに気を配っていましたが、肺にがんが転移したあとは食事を変え、サプリメントの利用を増やしました。一般的に、彼女は身体に入れるものはすべて栄養価が高く、肺活量を増やすのに役立つことを確認しました。朝は青汁を飲み、野菜中心の食事に切り替え、新鮮な魚や鶏肉、肉類は少量に抑え、加工食品はいっさい食べません。一方、メディカル・ハーバリストが監修したサプリメントには、大量のビタミンCやフェヌグリーク、霊芝、アプリコットカーネル（杏仁）が含まれていました。甘いデザートを食べて人生を楽しむべきだと言われると、彼女は「正直なところ、明日ここにいることが一番のご褒美よ」と答えました。

このようにライフスタイルを変え、日々に感謝を続けていた間、ディは仕事も運動も1日も休みませんでした。彼女は、運動や動作が自分の身体とつながるのに役立つと信じているため、ステージⅣと診断されたあとも週に2回、空手の練習をしていました。ただし、空手の「型」をあえて替えています。この稽古は自分のペースで進めました。たとえば、ある型を一通りやって、必要なら次の型を休むという具合です。また、ディの治療で重要だったのは、できるだけ普通の生活を続けることでした。そのため、夫の会社やエネルギー会社でパートタイムの契約社員として働くことはやめませんでした。

はじめてがんと診断されたあと、ディはより小規模で、より親密なサポートグループが必要だとわかりました。がんが再発したとき、彼女は自分の感情をすべて共有できる少数の友人のグループを厳選し、そのグループ以外の人たちにはポジティブな印象だけを与えるようにしました。ディは、自分には他人のエネルギーを取り込んでしまう傾向があることを痛感していたので、ポジティブな人たちとだけ付き合うようにしていたのです。

私は、1回目のがんで、「多くの人は必要ない」「ほかの人のものをもらうより、自分のエネルギーを持ったほうがいい」ということを学びました。だから、2回目は5人の友人に固定し、彼らだけにがんのことを話したんです。もし私に超能力があったら、人々のエネルギーを押し返すことができるでしょう。だから、私が空手教室を半分休んでいるのを見た誰かが、同情的な目で近づいてきたら、私はそれを押し返すだけです。私はただ、同情を望んでいなかったし、必要もありませんでした。

ディの夫は、再発後も「揺らぐことなく誠実に」サポートし続け、緩和的化学療法を受けないという彼女の選択に疑問を持つことはありませんでした。ある日、ディと夫が愛情あふれるおかしなやり取りをしていたときに、夫が「今まで言われた中で一番素敵な言葉」をかけてくれたそうです。ディはそれをこう覚えています。

私は彼にこう言ったの。「私があなたの人生で最愛の人であることを理解してる？　私が死んだら、ほかの人と付き合っても意味はないわよ」。すると彼は、「ダーリン、僕たちの関係は理解しているよ。でも、僕が誰と付き合うかについて意見したいのなら、君はここにいないといけないよ」と言ったのです。

再発の診断から6カ月後、2人はクライストチャーチで大地震を経験しました。2度目の壊滅的な地震のあと、彼らはディの姉の家で暮らしました。自分たちの家が不安定な場所にあり、まだ建っているかどうかを確認することができなかったからです。

このような混乱にもかかわらず、その後14カ月間、ディは夫と過ごす日々を大切にしました。病気についてはほとんど話さず、地震後の生活や仕事をもとに戻すことに専念しました。病気を無視したわけではなく、病気に支配されることを避けていたのです。ディは内心、少なくとも担当医によって「100%保証」されている1年半の期限が迫っていることを気にかけていました。しかし、体調は今までにないほどよくなっていることも実感していました。
２０１１年の秋、ディの夫は、彼女らしい元気な姿が戻ってきたことにはじめて気がつきました。
彼女はこう振り返ります。

再発と診断されてから、私も夫も素晴らしい14カ月間を過ごしました。私たちは結婚し、フィジーで長期休暇を取り、治療に取り組みました。それは厳しくも、穏やかで、素晴らしいものでした。その最後に彼に「君は本当に面倒を起こす人だね。元気だけどね。これからの人生、どうしようか？」と言われました。私は元気であることに同意し、「40歳を過ぎたら子どもはつくらない」と言いました。「計算したの、そうするとあと6週間で妊娠しないと！」。しかし、彼はこういいました。「僕たちは、クライストチャーチで５５００回の地震を経験したんだ。それに転勤を２回して、また転勤しようと思っている。帰る家があるかどうかもわからない。お姉さんの家に6人で住んでいるんだよ。この状況で子どもを持つなんて、いい考えだと思う？」。でも、私の答えは「もちろん」でした。

窮屈で決してロマンチックとは言えない生活状況を考え、彼女は美しい場所で週末の休暇を予約しました。ディによると、夫は「プレッシャーに強い人」だそうです。その結果、ディは９カ月後の２０１１年12月、40歳の誕生日の３週間前、ステージⅣの末期がんと診断されてからほぼ２年後に、かわいい男の子を出産しました。

従来の医療では見放されていたため、ディは自身の直感と、自分の身体が赤ちゃんを産むのに十分に元気であるという判断を信じました。そして、彼女が正しかったことが判明したのです。万が一、がんに侵されたとしても、夫が一人で子どもを育てる覚悟でいたため、がんの状態を医療チームに確認することはありませんでした。その代わりに彼女は今を大切にして、妊娠、出産、そして男の子が歩き、話す幼児に徐々に変化していくのを見る毎日の喜びを楽しみました。

その後、数年間、ディは、とくに肺にときおり起こる発作を感じたときには、自分自身の健康管理を微調整してきました。2012年のはじめには、彼女は空手の黒帯の審査を受けようと考えていましたが、事前に医師に健康状態を確認せずに審査を受けるのは賢明だと思えませんでした。そこでCTスキャンを受けたのですが、腫瘍医が困惑するほど病変は見つかりませんでした。18カ月まで生きられる可能性は0%で、余命12カ月と宣告されてから3年後、ディは肺にも乳房にも病気の徴候がなく、がんでないことが決定的になったのです。

＊＊＊

ディが最初に「自然体であれ」と直感のささやきを聞いて以来、彼女は従来の薬や治療を受けていません。家族の家に行ったときに頭痛がしてパラセタモール（アセトアミノフェン）を数錠飲んだことと、息子の出産のときに鎮痛剤をもらったことは覚えていますが、9年以上前にステージⅣの再発と診断されてからは、それらが唯一の服用でした。彼女は生活習慣の改善のおかげで、運動誘発喘息のために30年以上も頼ってきた吸入器を手放すことに成功しました。
ステージⅣと診断された9年前も今も、ディは自分自身こそが生きる理由だと説明しています。彼女は、女性は子どもやパートナーなど他人のために生きるのではなく、自分自身の生きる理由が認められるべきだと感じています。

私は毎朝目覚めて、最高の自分になることに情熱を注いでいます。息子のために起きているのではありません。それは、私にとって第2の理由です。母親であることは、私の本質的なものなので、それについて考えることさえありません。息子には自分のカップを満たしてほしいけれど、私のカップを満たす必要はないと考えています。もちろん、ほかの人と人生をともにすることもありますし、そのことにとても感謝していますが、それは決して私の生きる理由ではありません。

さらに、劇的寛解者によくあることですが、ディは治癒の旅のはじまりや途中にいる、ほかのがん患者を助けるというより崇高な使命を見つけました。

もし私が母親〝だけ〟だったら、1日の残りのすべての時間を、自分の癒しの物語を伝えたり、人々とつながり希望を与えたり、考え方を変えたり、何時間も人々をコーチングするのに費やすことはなかったでしょう。

『がんが自然に治る生き方』の本が出版されたのは、ディが劇的寛解を経験したあとでしたが、そのことを聞いたとき、彼女は「万全を期す」ためにこの本をすぐに購入しました。本を読みながら彼女は、直感的にすべての治癒要因を自分で見つけていたことを知り、大喜びしました。

ディは自分の時間軸で決断する力をつけ、瞑想というスピリチュアルなつながりの練習を通してアクセスした自分の直感に従いました。彼女はまず姪と2人の甥に、そして自分自身の価値の中に、診断を受け入れて生きていく強い理由を見出したのです。彼女は、友人や家族が必要なサポートを提供できるように、診断のたびに社会的なサポートを微調整し、変化する身体のニーズをサポートするために食事やサプリメントを調整。運動面では、空手の練習を続け、診断前からスピリチュアリティと深いつながりがありましたが、闘病中にスピリチュアリティを深めていきました。最後に、毎日感じるポジティブな感情を増やし、抑圧された感情を解放するために積極的に働きかけました。彼女は、この感情的な働きが回復に不可欠な要素であったと考えています。

＊＊＊

現在もディは、劇的寛解の10の治癒要因を実践し続け、バランスのとれた生活を送ろうと、つねに小さな調整を続けています。たとえば、彼女は最近、自分の身体に最適な食品を調べるためにDNA分析をし、その結果を受けて食生活を少し変えました。一般的に、食生活は自分の身体に合わせてカスタマイズすべきであり、みんながやっていることに従うべきでないとディは信じています。

ディは、毎日瞑想を続け、毎朝一番にヒプノセラピスト（催眠療法士）による誘導瞑想をしています。これにより、自分の精神性と直感を活用し続けることができます。週2回の空手も続け、定期的に身体を動かしていて、2016年には黒帯3段を取得しました。ディは、他人を助けることと、自分ができる最高の人間になることを生きがいにしています。彼女は夫や息子、家族、親しい友人から社会的なサポートを得ています。ディは、愛する姪と甥たちの16歳の誕生日に、それぞれ一緒に旅行するという素晴らしい恒例行事をはじめました。これまでにオーストラリアのメルボルンとベトナムに連れて行きました。来年は一番下の甥と一緒に日本へ行く予定です。最後に、自称「奇跡を信じる現実主義者」であるディは、ポジティブで自然体で、「すてきな」性格を維持しながら、自分の感情の「庭」で見つけた抑圧された感情を意識的に感じ、それを解放することに注力しています。

ディがステージⅣのがんを患い、医師から余命12カ月と宣告されてから9年以上が経ちました。今日も彼女はニュージーランドで新しい毎日を楽しみ、ほかの人たちの治療の旅を助け、人生がもたらすすべてのことを体験しています。ディについてもっと知りたい人は、DiFoster.com をご覧ください。

実践のステップ

ディの物語からもわかるように、たとえトラウマとなるようながんの治療の最中であっても、人生に喜びをもたらす努力をすることは、治癒のプロセスのサポートになります。『がんが自然に治る生き方』では、ポジティブな感情を高める方法として、次のような活動に注目しました。「毎日を感謝の気持ちではじめる」「ネガティブな情報に振り回されないようメディアを観察する」「娯楽を吟味して自分に喜びをもたらす番組や映画を選ぶ」「あなたを疲れさせるのではなく、元気をくれる友人を見つける」「あなたに喜びをもたらす身体的、社会的活動を見つける（テレビ鑑賞は除く）」「毎晩、その日に幸せや喜びをもたらした瞬間を思い出す」。これらはポジティブな感情を高める素晴らしい方法ですが、ここではオキシトシンの値を高めるためのさらなるアイデアを、いくつか紹介します。

・成功するまでは「フリ」をする

笑いのエクササイズとヨガの呼吸法を組み合わせた笑いヨガは、笑った「フリ」をしているかどうかは身体にはわからないという原理に基づいています。笑いヨガでは、笑ったフリをしているグループエクササイズが、すぐに本当の笑いにつながります。笑いは咳やくしゃみと同じように伝染するため、笑いを誘発する環境にいることは、自然に生まれる笑いと同じ生理的、心理的効果をもたらすと考えられています[37]。あなたが住んでいる地域の教室やワークショップを探してみてください。

・**デジタルデトックスを試す**

テクノロジーが私たちのメンタルヘルスにおよぼす悪影響についての研究の多さを考えると、がんの治療中にポジティブな感情を高める方法の一つは、テクノロジー・デトックス、つまりスクリーンを見る時間を自主的に減らすことです。まずは小さなことからはじめてみてください。ソーシャルメディアを24時間（毎週土曜か日曜に）やめてみて、気持ちが軽くなるか、幸せになな気分になるかどうかを確認してみる。あるいは、気晴らしに携帯電話に手を伸ばしたら、次は本やゲーム、運動、雑誌、自然、音楽、友人への電話など、デジタル以外の娯楽を試して、現実の社会とのつながりをつくってみましょう。

・**喜びをもたらすものと再びつながる**

劇的寛解を果たした人が、診断前に何が喜びをもたらせてくれていたのかを忘れていたり、最後に楽しかったことを思い出せないのは珍しいことではありません。もしも、喜びをもたらしてくれるものを忘れてしまったのなら、10歳や11歳といった若い頃に好きだったものを思い出してみてください。その頃、時間を忘れてしまうほど楽しいことは何でしたか？　アイススケートや読書、雲を見ること、自転車に乗るのに夢中だったこともあったでしょう。どんなことであれ、もう一度やってみると、若い頃の喜びがよみがえるかもしれません。

・ふわふわの動物と触れ合う

動物との触れ合いは、血圧を下げ、不安をやわらげ、抑うつや痛みの知覚を軽減することが示されています[38]。とくにセラピー犬との触れ合いは、放射線や化学療法を受けているがん患者の社会的、感情的な幸福感を高めることがわかっています[39]。ペットを一時的に育てるか、永久に引き取るか、地元の動物保護施設でボランティア活動をするか、またはがん患者に無料で動物セラピーを提供している団体を探してみてはいかがでしょうか。アレルギーが気になる場合は、最近は低アレルギー性の犬種も多くなっています。

・〝喜び隊〟をつくる

自分を笑わせたり、喜びを感じたりすることが難しい場合があります。そこで、自分なりの〝喜び隊〟をつくることを検討してみてください。介護者や家族、友人はしばしば無力感を感じ、愛する人を癒す方法がわからなくなることがよくあります。自分の幸福度を上げ、気分を明るくするために、ほかの人に協力してもらうことは誰にとってもウィンウィンなシナリオです。あなたと相手は、大笑いや幸せな体験から得られるポジティブなエンドルフィンを共有し、相手もあなたの治療に貢献していると感じます（実際、そうなのですが！）。友人や家族、子どもたちにも、あなたが笑ったり微笑んだりするようなサイトや画像、ビデオ、ジョークを毎日送ってくれるよう頼んでみましょう。あなたの気分を明るくするために、冗談が好きな人に週に一度電話をかけてもらったり、月に一度、喜び隊のメンバーに、あなたを喜ばせるサプライズイベントを計画してとお願いしてみましょう。

この章では、「笑いは最良の薬」という古くからの言い伝えを説明し、精神神経免疫学分野の最新の研究により、科学的に証明されている幸福と長寿の関係について示しています。私たちは、ボディの物語と最新のトレンドや研究が、あなたの生活の中でポジティブな感情を増やし、あなた自身の治癒力を高める刺激になることを願っています。

第5章

直感に従う

―パルマの物語―

本当に価値のあるものは、
直感だけです

アルバート・アインシュタイン

The only real valuable thing is intuition.

Albert Einstein

直感に耳を傾けた劇的寛解者たち

部屋に入った瞬間、背筋がゾクゾクして、すぐにその場を立ち去りたくなったことはないでしょうか？　あるいは、はじめて会った人の目を見て、すぐにその人を信用したことはありませんか？　長い間会っていない友人のことを考えていた日に、その人から電話やメールが来たことはありませんか？　これらはあなたの直感が、あなたとコミュニケーションをとっている例です。

直感は脳の特定の部分に根ざしていて、腸内の数百万もの神経細胞や汗腺、心拍数、毛包《もうほう》とほぼリアルタイムで交信しています。それは脳の大脳基底核領域で機能しており、この脳構造は爬虫類の脳にも存在するため、俗に「爬虫類脳」と呼ばれています。大脳基底核は、計画や推論、意思決定を司る前頭前野《ぜんとうぜんや》（脳の前面部）とはまったく異なるものです。

直感は、私たちが生まれながらにして持っている本能です。人間として、私たちはかつてこの本能と非常に密接に結び付いていました。私たちの生存は本能に依存していたのです。捕食動物の危険を感じたときには、直感が私たちを走らせるでしょう。嵐が来るのを感じたら、直感は私たちに避難するよう促します。直感は、分析的な推論なしに何かを知る能力であり、私たちの脳の意識と無意識の間のギャップを埋めるのを助けてくれます。

しかし、１６００年代の「理性の時代」を皮切りに、ここ数世紀の間に社会は本能よりも論理を重視するようになり、今では直感の感覚を失いつつあります。今日、私たちは、外界の情報であふれ、危険を遠ざけるように設計された脳の奥に、深い直感的な感覚があることを忘れしまっています。説明しにくい、あるいは合理的な論理に反する直感的な衝動に従うことは、社会的に「クレイジー」と見なされるため、私たちは直感的な衝動を無視することを学んでしまったのです。

現代では、「強い直感を感じた」と言っても肯定的に受け取られないかもしれません。しかし、劇的寛解を果たした人たちは、治癒の旅の途中で直感的な助言を聞いたり感じたりし、その助言を受け入れてきたと報告しています。これは、すべての直感的な衝動に基づいて行動するという意味ではなく、立ち止まって、少なくともその言葉に耳を傾けているという意味です。

この章では、劇的寛解を果たした人たちが、どのようにして直感や内なる導きを取り入れる方法を学んだのかについて探っています。直感に対する関心は、文化的にも研究においてもここ数年で爆発的に高まっていて、報告すべき進展もたくさんあります。また、直感を活用して自己免疫疾患である多発性硬化症を治した女性、パルマの治癒の物語も紹介します。

回復の鍵になった直感の3つの側面

劇的寛解につながる研究をはじめた当初は、「直感に従う」ことが、調査したサバイバーたちの間で最も共通する治癒要因の一つになるとは思ってもいませんでした。驚いたことに、脳の思考部分がまだ理解していない場合でも、直感は身体にとって何が最善なのかを知っていることを示すいくつかの興味深い研究結果を見つけました。
劇的寛解者たちは、回復の鍵になったと思われる直感の３つの側面について、次のように説明しています。

・私たちの身体は生来、治癒する方法を知っている
・直感にアクセスする方法はたくさんある
・必要な変化は人それぞれ異なる

一つ目については、劇的寛解を果たした人たちは、治癒するために身体に何が必要か、そもそもなぜ病気になったのかについて、直感的な知識を生まれながら持っていると信じていたか、信じるようになったかのどちらかです。この信念は、患者を意思決定のプロセスから完全に排除することが多い従来の医療とは相反するものですが、それでも劇的寛解者たちは、治療の決定を下す際には自分の直感を確認することが重要であると考えるようになりました。

オーストラリア出身の乳がんのサバイバーであるエリザベス・グールドは、弁護士や会社員として成功したのちに、がんによって人生の道を突然、変えられました。彼女は最初から自分の直感的な声を信じようと決めていました。そのおかげで彼女は間一髪で治療を受けることができ、治癒の旅の次のステップへと導かれたのです。

乳房のしこりを検査するように勧められたのを覚えています。それまでにも乳房に良性のしこりができたことがあったので、医者にはきっと「何も心配はない」と言われると思っていました。でも、心の中で「心配したほうがいいかも」という静かな声が聞こえたんです。それから13年経った今でも、その言葉を聞いたときの運転中の道をよく覚えています。2週間後、私は進行性の乳がんと診断され、乳房切除とリンパ節切除を受け、化学療法に備えました。

エリザベスが直感的な声を聞いたのは、このときがはじめてでしたが、それが最後ではありませんでした。彼女はそれから数年間、その内なる叡智にアクセスするためのさまざまなイメージや感情、瞑想の練習に明け暮れました。

あの静かな声を、いつでも呼び出すことができたらと思います。しかし、直感は思考や感情とはまったく違うものです。直感は稀に、そっと話しかけてきて、しばしば私たちは気づきません。危機のときに直感を呼び起こすことはできません。私たちが耳を傾ける準備ができているときにだけ、語りかけるのです。集中することによって、私はその声が語り出すのに必要な精神的な余裕について学びました。多くの場合、直感は自分が聞きたくないことを教えてくれます。私は今、直感は道標であり、私自身の真実を指し示す羅針盤であると理解しています。

手術と化学療法、そして直感とほかの劇的寛解の治癒要因を活用したおかげで、エリザベスは13年以上もがんと無縁でいることができました。現在、彼女はベストセラー作家であり、一人ひとりの変革と人生の課題の克服に焦点を当てた講演者でもあります。

劇的寛解者たちは、身体が治癒に必要なものを知っていると信じているうえに、直感にアクセスするために唯一の「正しい方法」はないと報告しています。たとえば、内なる声を聞く人もいれば、身体で感じる人もいます。鮮明な夢を見たり、瞑想中に洞察を得たり、日記を書いているときに直感にアクセスできる人もいます。直感力の強い人の中には、右記のすべてを経験する人もいます。これらの方法は、脳の本能的、直感的な部分にアクセスするのに有効です。筋肉と同じように、このつながりは使えば使うほど強くなります。

多くの劇的寛解者にとって、とくに最初のうちは、どの考えが直感から来るもので、どの考えがパニックに陥った脳の思考領域から来るものかを判断するのは難しいかもしれません。スピリチュアルな教師、作家、講演者として有名なギャビー・バーンスタインは、論理的思考（彼女が「エゴ」と呼ぶもの）と直感を識別することに関して、次のようにアドバイスしています。

内なる声に導かれているとき、あなたはそれを疑うことはないでしょう。自分が正しい道を進んでいると感じるのです。たぶん、あなたはそれを説明することはできません。それは、知的な考えというよりも、直感的な感覚です。もし、その考えや思いに対して、不安や緊張、吐き気、気持ち

悪さを感じているのなら、あなたはエゴに導かれている可能性があります。もし、あなたが安らぎを感じているのなら、それは間違いなくあなたの内なる導きの声です。

劇的寛解を経験した人に共通する3つ目の信念は、「治癒のために必要な変化は人それぞれである」という考えです。たとえば、食生活を変える必要がある人もいれば、まったく同じ診断を受けた人でも、結婚生活を変える必要がある人もいるし、仕事を辞める必要がある人もいます。この考え方は、一つの病気に対して一つの治療法を見つけようとする従来の医学とは相容れないものです。しかし、がんは潜在的な原因を複数持つ多面的な病気であることを考えると、単一の治療法を見つけるのは現実的ではありません。だからこそ、劇的寛解者たちが、自分の身体や精神を癒すために必要な変化を理解しようとするとき、直感が非常に役立つと気づくのでしょう。

最近の動向

治癒を助ける瞑想

何世紀にもわたって、瞑想は僧侶やヨガ実践者、熟練した瞑想家が脳の直感的な部分にアクセスし、活性化するための主要な方法でした。幸いなことに、マインドフルネスと瞑想はここ数年の間に大衆文化の中で爆発的に広まったため、瞑想にはじめて触れる人でも直感とつながる方法として瞑想を使い、実践する方法が増えました。たとえば、瞑想の教室やワークショップ、アプリ、オンラインビデオなど、瞑想を使って直感にアクセスすることに特化したものがいろいろあります。

瞑想は直感につながるのに役立ちます。やることリストや責任、締め切りなどをつねに考えている忙しい頭では、脳のより深い直感的な領域にアクセスできないからです。脳には、論理的な思考を処理する「前頭部」と、生存本能をつかさどる「後頭部」の二つのシステムがあります。この二つのシステムは互いに排他的で、一方のシステムが「オン」のとき、もう一方は「オフ」になります。瞑想は表のシステムをオフにすることで、裏のシステムがオンになり、直感的な導きをもたらすのを助けてくれます。

スイス出身の劇的寛解者であるクリスチャン・クルマンは、瞑想が治癒を助けるという直感的な洞察に従いました。クリスチャンは２００７年、41歳のときに非常に悪性の脳腫瘍（グレード4の退形成性髄膜腫）と診断されました。医師からは余命数カ月と宣告されたにもかかわらず、大量の化学療法を勧められます。副作用の可能性を尋ねたところ、「思考力が低下する」「生活の質が低下する」「視力を失う可能性がある」と告げられました。彼はその診断にショックを受けましたが、それ以上に、生存期間が延びるという保証がないのに、医療チームがこれほど深刻な副作用をともなう治療を勧めたことに動揺しました。もし化学療法を選んだら、残された時間を失うことになります。

クリスチャンは、診断後すぐに「これは自分のための道ではない」という、明確で穏やかな内なる声を聞きました。しかし、論理的にはどれが正しい道なのかはわかりません。彼は自分の直感的な声に耳を傾け、次のステップを考えるために病院を出て、スイスの山奥に向かいました。山に数日間、滞在していたときに、偶然にも親友から仏教の禅師ティク・ナット・ハンの瞑想の本を渡されました。それを機にクリスチャンは、フランスで開催される仏教リトリートに申し込みます。

ビジネスマンとして高い評価を得ていたクリスチャンは、このリトリートに参加するまで瞑想をしたことがありませんでした。しかし、瞑想で感じた感覚に感動し、ヒマラヤ山脈の仏教僧院に数カ月間滞在することを決意。当時、独身だった彼は、この新しい（彼にとって）瞑想体験に没頭することで失うものは何もなかったので、きっと多くのものを得られると感じました。

それから数カ月間、彼は1日に何時間も瞑想し、最終的には100日間完全に俗世を離れて、小さな小屋で簡素な隠遁《いんとん》生活を送ります。この間、彼の恐怖心、とくに死に対する恐怖心がわき上がってきました。それでもなお彼の直感は、瞑想を続けるようにと言いました。

考えるのではなく、どのように感じ、熟考し、受け入れ、洞察するかを実際に理解するまでに、何週間も何カ月もかかりました。それは感覚なんです。私がそれを吸収したのは、瞑想中や穏やかな瞬間でした。そこには思考を超えた瞬間がありました。気持ちや感情は、思考や知識、経験よりもはるかに強いものです。瞑想のおかげで私は、この病気や恐怖、信じられないほどの不安から距

離を取ることができました。つねに答えが必要なわけではありません。答えは、こうした穏やかな状態にあるときに、やって来るものです。

仏教僧院で4カ月間過ごしたあと、スイスに戻ったクリスチャンは、再び医師の診察を受けました。脳をスキャンしてみると、腫瘍が完全に消えていることがわかりました。診断から10年以上経った今も、腫瘍は再発していません。その間、クリスチャンは、瞑想中にも最もはっきりと聞こえてくる直感に耳を傾け続けています。

腫瘍の成長を大幅に遅らせるエネルギー療法

エネルギー療法とは、人体のエネルギーの流れに基づく補完代替医療の一つです。エネルギー医学の専門家は、この生命のエネルギーのバランスが崩れたり滞ったりすると病気になると考えているため、エネルギーを再調整することで身体の治癒を助けることができると考えています。エネルギー療法の目的は、患者のエネルギーの流れのバランスを整え、それが弱すぎず強すぎず、閉塞や滞りもなく体全体にスムーズに流れるようにすることです。

エネルギー療法は何千年もの間、多くの文化圏で用いられてきました。中国や日本の文化では、このエネルギーの流れは「気」「氣」「チー」と呼ばれます。インドでは、このエネルギーは「プラーナ」と呼ばれ、インドのアーユルヴェーダ医学の実践者たちは、背骨の根元から頭のてっぺんまで、チャクラと呼ばれるエネルギーが集まる7つの場所について説明しています。

　現在では、古来からあるこれらのエネルギー療法に回帰する人が増えています。エネルギー療法の人気が高まるにつれ、主流派の人々でも、次のようなさまざまな実践を試しています。

1．鍼灸
2．アーユルヴェーダ
3．チャクラ・クリアリング
4．ヒーリング・タッチ
5．気功
6．レイキ（霊気）
7．サットナムラサヤン（クンダリーニヨガの癒しの修行法）
8．タッピング／EFT（エモーショナル・フリーダム・テクニック）

　エネルギー療法への関心が高まるにつれ、このテーマに関する調査研究の数も増えてきました。予備的な調査研究では、エネルギーは実際に存在し、測定できることが実証されています。(1、2、3)
　ある研究では、特殊なCT（コンピューター断層撮影）画像を使って、経穴《けいけつ》（鍼《はり》のツボ）をツボのない場所と比較して確認、測定することができました[4]。

がんに関しては、エネルギー療法ががん治療を受けている患者を対象に、生活の質の向上や免疫システムの強化、副作用の軽減に効果があるかどうかを調べる研究が現在おこなわれています。アメリカ国内の病院では、鍼灸、レイキ、ヒーリング・タッチ、セラピューティック・タッチ（タッチ療法）をがん患者に提供しはじめています。これまでの研究で、これらのエネルギー療法は安全で副作用がなく、化学療法などの副作用をやわらげたり[5]、免疫システムを強化するのに役立つことが示されています[6]。ある研究では、エネルギー治療者が肺がん細胞の入ったシャーレにエネルギー療法を施したところ、エネルギー療法を施さなかった対照群に比べ腫瘍の成長を大幅に遅らせ、免疫力を高める細胞が2倍も多くつくられました[7]。

もしあなたが、この新しい科学的研究の分野に懐疑的であったとしても、これらのエネルギー療法は、害はなく、むしろ役に立つかもしれないので安心してください。

「対話」で身体を癒すボディトーク

ここ数年、エネルギー・キネシオロジーという治療法への関心が高まっています。これは施術者が身体の直感と対話することができるとされるヒーリング手法です。エネルギー・キネシオロジーという言葉は、１９７０年代初頭にエネルギー医学の先駆者であるドナ・エデンによってはじめて使われました。エネルギー・キネシオロジーでは、筋力テストというバイオフィードバック療法（筋力モニタリング、筋力チェック、応用キネシオロジーとも呼ばれます）を使って、身体のバランスが崩れている部分を見つけ出し、エネルギーを健康的なバランスに戻す方法を特定します。多くの分野の施術者が、患者の健康状態を評価するためのバイオフィードバックのツールとして筋力テストを用いています。

筋力テストでは、患者は腕を体からまっすぐ伸ばし、床と平行にします。そして、施術者は患者の前腕に軽く手を置き、「腸の健康状態はどうですか？」といった質問を、声に出して、あるいは黙って投げかけます。そして、施術者は患者の前腕をやさしく押さえます。腸の健康状態がよければ腕は安定し、その場に留まり、腸の健康状態が悪ければ腕は地面に向かって下がるという理屈です。患者はきっと口頭で質問に答えることはできるのですが、筋力テストの施術者は、患者の脳の直感的な部分に答えを求めることを好み、それが体内のエネルギーの流れ（あるいは流れの欠如）を介して腕の筋肉とつながっていると考えています。

筋力テストの施術者の中には、口頭での質問はせず、ビタミン剤や物質（グルテンや猫のふけなど）の入ったガラス瓶を手のひらに乗せてから前腕を押す人もいます。この方法では、患者はそれぞれの小瓶の中身を知らないし、実際ただの水が入った偽物の薬の場合もあります。そのため施術者は、患者の論理的な思考が邪魔になることを心配せずに筋力テストができるのです。

自分の身体の直感にアクセスし、意思決定に役立てるために、自分自身の筋肉をテストする方法を学ぶことができます。たとえば、この章の後半で紹介するパルマのように、劇的寛解を果たした人の中には自分で筋力テストをして、どのビタミン剤がその時々の身体にいいかを判断している人もいます。自身でテストする方法はいくつかありますが、一般的な方法は、スイング法とバランス法の二つです。スイング法では、まず自分の身体に質問をして、何か（特定のビタミンサプリメントなど）を手に持ちます。その結果、身体にいいという答えが返ってくれば、自然と身体が前に傾くという理論です。もし身体によくないという答えであれば、少し後ろに揺れたり、傾かないという理論です。バランス法では、片足でバランスを取りながら、「身体にいい」という答えの場合はしっかりとバランスが取れ、「身体によくない」という答えの場合はバランスを崩すと考えられています。筋力テストについては、まだ科学的な研究としてはごく初期の段階ですが、安全で、痛みやそのほかの不快な症状の軽減に役立つ可能性があると示されています。[8、9、10、11]

エネルギー・キネシオロジーの中で人気があるのは、ボディトークです。これは、オーストラリアのカイロプラクター兼鍼灸師であるジョン・ヴェルトハイムによって創始され、現在では世界50カ国以上で200人以上のインストラクターを抱える急成長中のヒーリング療法です。ボディトークは、多くのエネルギー療法と同様に、特定の問題ではなく、その人全体の感情的、身体的、精神的な幸福に対処します。このように人間全体に焦点を当てることで、施術者と患者が病気の根本的な原因を見つけ、身体が本来持っている知恵とコミュニケーションをとって自分自身を癒すことができると考えられています。そのために、ボディトークのセラピストは、身体に負担をかけないテクニックを用いて体内のどこに問題があるのかを特定し、身体のどのようなコミュニケーションを改善する必要があるのかを見つけ出し、最適な治癒のために身体のエネルギーを調整します。

具体的には、病気や痛みは、身体がより深い根本的な問題について自分自身とコミュニケーションをとろうとしているサインだと、ボディトークの施術者と患者は信じています。ボディトークのセッションでは、訓練を受けた施術者がまず筋力テストをおこない、コミュニケーションや機能がうまくいっていない身体の部位を特定。通常、あなたは服を着たままテーブルの上に横たわります。施術者はあなたの腕や身体に手を置き、声に出したり、黙ったりして、あなたの身体に質問を投げかけます。彼らは、エネルギーがどこで滞っているかを確認するために、身体をやさしく伸ばすこともあります。彼らは、あなたが気づかないような身体の微妙な反応を理解する訓練を受けているのです。

こうした身体的な合図は、肉体的、精神的な過去のトラウマが身体のどこに留まっていて、それが現在の身体の問題の一因になっているかもしれないことを施術者に教えてくれます。精神的なトラウマが身体的な問題、とくに身体的な痛みにつながるという考え方は、多くの一流の神経科医や内科医、精神科医によって支持されています[12]。ボディトークの施術者は身体の根本的な問題やエネルギーの滞りを理解すると、さまざまな指ツボをやさしく叩くことで、神経系が身体のほかの部分とよりよいコミュニケーションを必要としている部分と「対話」するようにします。やさしく叩くことで、身体のツボを活用して根本的な身体的・精神的な問題に対処すると考えられているのです。トラウマがそれほど深くない場合はすぐに緩和するかもしれませんが、身体に埋もれている深い感情的な問題であれば、数日から数カ月かかることがあります。

＊＊＊

文化として、私たちは治癒の過程の中で直感を使うことの重要性を、少しずつ理解しはじめています。その結果、直感にアクセスするためのリソースをより利用しやすくなってきています。たとえば、瞑想は直感にアクセスするための伝統的な方法でしたが、今ではオンラインやアプリで多くの瞑想教室を受講したり、地元のヨガや瞑想スタジオで対面講座に参加したりできます。同じように、レイキマスターや鍼灸師、気功師などの施術者が、身体の直感を活用してエネルギーの滞りを取り除くのを助けてくれるようになったため、すべての作業を自分でする必要がなくなりました。また最近では、身体の直感的な知恵のより深い部分を引き出す手助けをしてくれる、熟練したエネルギー運動学者やボディトークの施術者を見つけることも難しくありません。

もし、こうしたことがあなたにとってはじめてであれば、少し突飛な話に聞こえるかもしれません。幸いなことに、生まれながら持っている直感にアクセスすることは、意思決定を強化し、身体の健康を改善する安全な方法であるという考えを支持する科学的根拠が増えつつあります。

直感は練習によって強化できる

直感（無意識のうちにする迅速な意思決定）が存在することは多くの人が同意するところですが、実験によって証明するのが非常に難しく、研究者はそれを定量化する方法がわからなかったため、これまでほとんど研究されてきませんでした。しかし近年、直感は脳に生来備わっている特性であることを証明する研究が増え、考える脳と直感する脳の両方の存在が明らかになっています。

まず、『がんが自然に治る生き方』で紹介したように、腸には脳と同じように考えたり感じたりできる数百万個の神経細胞があることが、研究者によって発見されました。この腸の神経細胞が活性化すると、ソワソワしたり、何かに対して強い「直感」を持ったりすることがあります。科学者たちは何十年も前から、腸の細胞が血流にホルモンを放出することによって脳とコミュニケーションをとることができると知っていました。しかし、最近の研究で、腸の神経細胞は血流をまったく介さずに、新たに発見された「神経回路」を介して、ほぼ瞬時に脳と通信していることが明らかになりました。[13] この新しい発見（私たちの身体の中にずっとあったものだが）は、私たちが新しい状況や人に直面したときに、なぜすぐに「直感（腸の気持ち）」を感じるのかを説明してくれます。

ニューサウスウェールズ大学の研究チームによる別の研究では、直感に関する多くの先行研究のようにアンケート回答に頼るのではなく、はじめて直感を測定したとされています。直感を測定するために研究者たちは、被験者がコンピューターの画面上で正確な判断を下そうとするときに、感情に訴えるサブリミナル画像に短時間さらされる実験を計画しました。その結果、被験者は感情的な画像とは意識していなかったにもかかわらず、脳は画像からのサブリミナル情報を処理して、より正確な判断が下せることが実証されました。さらに、この研究では、被験者の直感が時間ともに向上することがわかりました。このことは、直感は練習によって強化できることを示唆しています。[14]

また、ある出来事を経験する前に、私たちの身体がその出来事に物理的に反応することができるかどうかを調べた研究もあります。ハートマス研究所の研究者たちは、ルーレットを使った実験をおこないました。参加者はギャンブルの実験で最初に資金を渡され、賞金はそのまま持ち帰ることができると告げられました。研究者は実験中、賭けがおこなわれる4秒前、賭けがおこなわれた12秒後、そして賭けの結果が明らかになった6秒後の3つの時点で参加者を観察し、心電図（ＥＣＧ）により心拍変動（ＨＲＶ）を、皮膚コンダクタンス（皮膚の電位的変化を計測する検査）によって神経系と汗腺の変化を記録しました。

驚いたことに被験者の身体は、ルーレットの玉が最後のスロットに落ちる18秒前（平均）に、ＨＲＶと汗腺の開口部を通じて、勝ち負けを正確に「知って」いたのです。このように私たちの身体は、心拍数や汗腺を通して未来を予測することができるのかもしれません。[15]

ドイツのハンブルクにある研究チームは最近、ホルモンが脳を熟慮型思考から直感型思考に変えられるかどうかを研究することで、熟慮型に対する直感の優位性を決定する要因をより深く理解しようとしました。そこで研究者たちは、健康な被験者に偽薬またはコルチゾール（ハイドロコルチゾン）を投与し、認知反射テスト（ＣＲＴ）を実施したところ、逃避・闘争反応が向上することが判明。この結果から、コルチゾールを摂取すると意図的、内省的な意思決定から自動的、直感的な情報処理に移行することがわかりました。つまり、「ストレス錠」を投与された被験者は認知的思考能力が低下した一方で、直感的思考に頼ることが多くなったのです[16]。この研究は、ストレスの多いがんの診断を受けたばかりの患者が突然、しばしばどこからともなく内なる直感的な声を聞く傾向がある理由を説明しています。

また、別の最近の調査では、いくつかの国のさまざまな業界の経営幹部たちは、自由に使えるデータやコンピューター解析よりも、意思決定プロセスでは直感が重要な要素であると考えていることがわかりました[17]。直感よりもデータや分析結果を信頼しているCEO（最高経営責任者）は、わずか3分の1でした[18]。一方で、ビジネス上の意思決定者の59%が、機械的なアルゴリズムだけに頼るのではなく、人間の判断（＝直感）が必要であると述べています[19]。もし、世界のビジネスリーダーが意思決定に、データとともに直感を活用しているのであれば、がん患者が人生を左右する健康上の決定を下す際に直感を確認したいと思うのは、当然のことでしょう。

医師もまた、直感に頼って仕事をしていると言います。ある研究チームは、ホームドクターの直感が果たす役割を理解しようと試み、不確かで複雑な状況に直面したときに、直感が医師にとっての羅針盤として機能することを発見しました。医師は、直感（「安心感」または「警戒感」）が診断の推論に大きな役割を果たすと報告しています[20]。医師が診断を下すのに直感を活かしているのなら、患者もまた健康に関する決断を下す際に直感を確かめる自由を与えられるべきでしょう。

これらの研究結果を総合すると、直感は私たちの脳に基づいている生来の能力であって、この能力は訓練によって強化できることがわかります。

＊＊＊

劇的寛解の研究の原点は、がんでした。このプロジェクトは従来の医療から見放されたあと、あるいは従来の治療を完全に拒否したあとに、進行したがんから治癒した人々に対する私の好奇心から生まれました。とてもうれしく、そして驚いたのは、『がんが自然に治る生き方』の発表以来、がん以外の病気を治すために、劇的寛解の治癒要因をどのように用いたかを共有するために人々が連絡をくれたことです。このような寛解者の一人で、時間をかけて直感力を鍛え、劇的な回復を成し遂げたのがパルマ・キッポラです。彼女の物語を読んで、医師から「もうどうしようもない」と言われながらも、直感に頼った彼女の勇気に触発されることを願っています。

パルマの物語

カリフォルニア州サンタモニカ出身のパルマ・キッポラは、わずか19歳のときに多発性硬化症と診断されました。多発性硬化症は、脳や脊髄などの中枢神経系を侵す慢性的かつ衰弱性の疾患で、おもに出産適齢期の女性が罹患します[21]。多発性硬化症は、毒素や感染症などの侵入者を破壊するという保護的な役割を担っている免疫システムが、誤作動や過剰反応を起こしたために、身体が誤って自分自身を攻撃してしまう自己免疫疾患とみなされています。多発性硬化症の場合、身体の免疫システムが誤ってミエリン鞘《しょう》（神経細胞を取り囲む脂肪質の物質）を攻撃し、損傷させるのです。自己免疫攻撃によってミエリン鞘が損傷を受けて破壊されると、神経細胞のところどころが露出して傷つきます。この傷跡（瘢痕化《はんこんか》）が硬化症と呼ばれます。

1984年の夏、バーモントのミドルベリー大学の1年生を終えたパルマは、幸せで健康な19歳でした。夏休みに家に帰っていたある朝、彼女は「手足の上に寝たり、長く座ったりしたときに、血液が逆流するような、ピリピリと針が刺さるような感覚」で突然、目が覚めます。ところが、いくら激しく足腰を揺すっても症状は変わらず、しびれたままでした。自然に治るだろうと思い、仕事に遅れたくなかったので、夏休みにバイトしていたレストランに向かいました。

午前中は、ふくらはぎにうずくような感覚が続き、正午には膝まで痛くなってきました。この時点で、パルマは何かがおかしいと思いました。両親に電話して、かかりつけ医に相談したところ、できるだけ早く神経科医に診てもらうように勧められます。

その日の午後、パルマは母親と父親と一緒にカリフォルニア大学ロサンゼルス校の神経科医を受診しました。医師はパルマに踵《かかと》、つま先、踵、つま先と床を歩かせ、目を閉じたまま指で鼻を触るように指示しました。反射神経のテストです。まだ5分かそこらしか経っていない時点で、神経科医は突然、言いました。

「あなたは99％、多発性硬化症で間違いありません。もし、私が正しければ、薬を飲んで車椅子の生活に備える以外、できることはないでしょう」

その瞬間、パルマの人生は一変しました。インターネットが普及するずっと前のことだったので、彼女も両親も、それまで多発性硬化症について聞いたことがありませんでした。

私たちはほとんど情報もなく、希望も持てないまま病院をあとにしました。目まいがして、混乱しました。この情報では、どうすればいいのかさえわかりません。貨物トラックに轢《ひ》かれたような気分でした。私は友だちと遊び、学校での成績もいいハッピーな女の子だったのに、ある日突然、ぺちゃんこに潰されてしまったのです。何が起こるかわかりませんでしたが、ただ家に帰って休むように言われました。

しかし、その前に医師はパルマに核磁気共鳴（NMR）画像診断を受けさせ、多発性硬化症の診断を確かめました。パルマは副作用が怖かったのと、効く保証がなかったため、医師が勧める薬を拒否。神経科医はしぶしぶ「様子見」することに同意して、パルマは家に帰って、発作が治まるのを待つだけでした。日が暮れる頃には、ヒリヒリとした痛みがじわじわと鎖骨まで上がってきました。その夜、ベッドに入った彼女を母親は抱きしめて、2人で泣きました。麻痺はその後6週間続き、感覚はありませんでした。医師からは安静にしていなさいという以外には何の指示もなく、パルマは6週間、居間のソファに横たわっていました。毎朝、寝室からソファまで家具につかまって移動する彼女を、父親がしっかりと支えてくれました。

一人っ子のパルマにとって、この間、両親は心の支えでした。母親は、パルマが必要なときには寄り添い、一緒になって涙を流し、不確かな未来を思い描くのを助けてくれました。父親は、何とかしてこの病気を克服する方法が見つかるだろうと励ましてくれました。また、多くの友人たちが花やクッキーを差し入れてくれたり、映画を一緒に見たり、本を持って来てくれたのです。こうした訪問は、不安定な時期に彼女のポジティブな感情を高めるのに役立ちました。

ある友人は、ノーマン・カズンズの著書『笑いと治癒力』を持ってきました。カズンズが笑い療法によって謎の自己免疫疾患を回復させた経験を語っていることで有名な本です。パルマは次のように振り返ります。

私たちは、テレビでもっとおもしろいものを見ることをミッションにしていたんです。『アイ・ラブ・ルーシー』や『M＊A＊S＊H』『America's Funniest Home Videos（全米爆笑ホームビデオ集）』などです。笑うことは、私の人生で最も好きなことの一つです。私が物事の中にユーモアを見るのは、気分が高揚し、喜びがもたらされるからです。笑いを通じて、人とつながることができるのです。

その夏、形而上学的な話題が好きな友人が訪ねて来たとき、パルマの考え方が一変しました。この友人は、「そもそもなぜ多発性硬化症になったと思うか？」とパルマに尋ねてきたのです。パルマは最初、その質問に腹を立てました。彼女は口をつぐみましたが、内心こう思いました。あなたは私が原因だといいたいの？

ソファに座っている間、この挑発的な質問について考えるための時間は十分にありました。いろいろと考えた末に、幼い頃に起こった、転機となった出来事を思い出します。パルマは赤ん坊のときに、愛情あふれる両親の養子となりました。しかし、この両親は完璧ではありませんでした。戦闘機のパイロットだった父親は頑固で、物事をあるべき姿にするのが好きな人でした。パルマが4歳の頃、母親が泣きながら寝室に閉じこもったことがありました。記憶では、そのときに廊下に立っていた父親は、閉じたドアの向こうの母親を怒鳴りつけていました。

私は立ち上がり、父に向って小さな拳を上げて、こう叫びました。「これ以上、お母さんの名前を叫んだら、叩くわよ」。その瞬間、自分が子ども戦士になったようでした。その後、私は過敏性になり、不眠症の時期もありました。何かあったらどうしようと思って、目をつぶって眠れませんでした。私の身体は、「闘争か逃走か」のパターンにはまり込んでしまったのだと思います。1984年、ソファに横たわっていたときに、私はこう考えました。「私の免疫システムは、過敏症の代わりに機能しているのかもしれない」。そして、ウイルスや寄生虫、細菌と戦っているはずの免疫システムが、戦うべき相手がいないときに、私と戦っているのかもしれません。それが自己免疫攻撃です。

そうした考えが浮かんだ瞬間、パルマは直感的に、「これが真実だ」と感じ、自分の治癒の旅には、彼女の身体の中で絶えず繰り返される「闘争か逃走か」のパターンを断ち切る方法を学ぶ必要があるとわかりました。その後、パルマはストレスや過敏症、恐怖といった抑圧された感情を解放してくれるセラピストを見つけ、それが幼い頃からはじまっていたのだと、今さらながら気づいたのです。

私の治癒の旅の大部分は、蓄積された感情を解放することでした。それは伝統的な会話療法からはじまり、母を守らなければならないという、父に対して感じていた抑圧された怒りを手放すこと、そして最終的にはこの3人の関係の中に母に対する怒りもあることに気づきました。同時に、相手を許す練習をし、より感謝の気持ちを持つようにしました。つまり、抑圧された感情を吐き出すと同時に、ポジティブな感情を育むようにしたのです。悪い食生活から抜け出すためにサプリメントで補うことはできないし、トラウマから抜け出すために運動してもダメだと気づきました。必要なのは、ただそれに対処して、平安を見つけることだけです。

パルマは、自身の治癒の体験談を語るとき、父親が悪役のように思われることがありますが、じつは父はやる気を出させるのに長《た》けた人で、教師であり、最終的にはヒーローになったと指摘します。パルマは、どんなに愛情深く楽しい幼少期を過ごしたとしても、誰もが対処し、解放しなければばならない、抑圧された感情を抱えている可能性が高いと考えるようになりました。アメリカの疾病予防管理センターと、同国有数の健康保険団体であるカイザー・パーマネンテが１９９７年におこなった逆境的小児期体験の研究によると、調査対象者１万７０００人のうち３分の２が幼少期に少なくとも一つは有害なトラウマを抱えており、５分の１が３つ以上のトラウマを抱えていることが判明しています[22]。さらに信じられないことに、研究者たちは、幼少期の有害なトラウマと、数十年後の自己免疫疾患などの慢性疾患の発症との間に関連性があることを発見しました[23]。

パルマは、自分自身の心の癒しと解放に関しては、４歳のときとその後の数年間にどう感じていたかを理解し、尊重することが大切だと気づきました。19歳の彼女が、当時必要としていたものを、どうやって自分自身に与えることができたのでしょうか？

私は当時、安心できなかった幼い自分をサポートする必要がありました。彼女が完全に守られていたとしても、それは問題ではありません。安心できない、サポートが得られないと感じたり、それに関連した感覚が、私たちの人生や思考体系に色をつけてしまうのです。私たちは、「自分は十分ではない」「自分には価値がない」と感じています。その考え方が私たちの行動の原動力となります。なぜなら、自分に価値がない、あるいは十分でないと感じると、その痛みを隠すために薬物やアルコールなどに手を出すかもしれないからです。考え方と行動の両方が、よくも悪くも生物学的な変化をもたらします。心・身体・精神の冒険者として、このすべてを探求するには、探偵のよ

うな仕事と真の勇気が必要なのです。

パルマは、その夏からはじめた深い感情的な作業に加え、ノーマン・カズンズの本や友人から教わった、いくつかのビタミンのサプリメントを摂りはじめました。オメガ3系、ビタミンC、月見草オイル（当時アメリカでは手に入らなかったので、両親がイギリスに旅行したときに買ってきたもの）などのサプリです。パルマは、将来に待ち受けているワクワクする機会に意識を向けようとしました。もともと楽観的な性格の彼女は、これからもいいことが自分に起こると信じていましたし、それが起こるのを見るチャンスが欲しかったのです。

自分の人生がどうなるのか、はっきりとはわかりませんでしたが、でも、何かいいことが起こるだろうとは思っていました。人生はいいもので、いいことが起こるものだと（両親から）教え込まれていました。それがどうなるのか、どんなふうに展開していくのか、100％明確ではありませんでしたが、私の中の生まれながらの何かが、私の人生にはいいことが起こると知っていたのです。

最終的にパルマは、症状が出たり消えたりする「再発寛解型の多発生性硬化症」と診断されました。これは、多発性硬化症の中で最も一般的な病型で、症状は気になる程度のものから衰弱に至るものまでさまざまです。パルマの2年生がはじまる数日前、しびれが十分に引いたので、彼女は飛行機に乗って大学に戻りました。

それから2年間、パルマは神経科医との面会を続けました。彼女と両親は病気に打ち勝つことができると固く信じていて、このまま車椅子に乗るまで悪化し続けるという必然的な結論を受け入れたくありませんでした。彼女は図書館に通い、このテーマに関する本を何冊も読み、見つけた情報を医師に質問しました。月見草オイルはどうでしょうか？　それとも、サーモンやオメガ3脂肪酸を増やすなど、食事に何か関係がありますか？

残念ながら、医師は何度となく「どの治療法も役に立たない」「十分な治験が実施されていないから、どの治療法も時間をかけるに値しない」と繰り返しました。医師が言うには、このような状況下であなたができるのは、薬を飲むことと、喫煙や飲酒を控えることだけだと。しかし、どの医師も薬の治癒効果を説明することはできず、「薬を飲まないと、車椅子生活になるか、寿命が短くなりますよ」と脅すばかりでした。パルマは、直感的に薬物療法は強い副作用を引き起こすのではと警戒していました。彼女は注射が嫌いで、当時の多発性硬化症の治療薬は注射薬だけだったのです。そのため、パルマは薬を服用しないという決断を下します。それでも彼女は希望を捨てず、薬を使わずに多発性硬化症の症状を自分で管理できるかどうかを判断するために、一連の直感的な実験をはじめました。

パルマは、治癒の旅を通して、自分自身をエンパワーすることが絶対に鍵になると信じています。主治医は、彼女が自身の症状のためにできることは何もないと希望を与えませんでしたが、パルマは直感と生きることへの強い意志によって、自分自身が主導して解決策を見出すようになりました。

私たちはみんな、自分の健康と幸福であるための最高経営責任者（CEO）になる必要があります。あなたのことを心から考えているのは、ほかにいないのですから。私はあらゆることに疑問を持ちましたし、ほかの人にもそうすることを勧めています。わからないことがあれば、「この薬は実際に何をするものなのか？　私にどう役立つのか？　どんな効果があるのか？」と自問してください。多くの場合、医療現場の6分間の診察では、最新の医学文献や患者を理解するのに十分な時間がありません。今はインターネットで膨大な情報が手に入るので、あなたが医師を教育できる可能性は本当に高いのです。

＊＊＊

パルマはすでに、ストレスが多発性硬化症の症状の一因であることを直感的に感じていました。そして、その原因は幼少期に「母親を守ろう」と決意したことにありました。やがて彼女はストレスの多い出来事を経験するたびに症状が悪化することに気づき、積極的にストレス解消に努めます。

もし私が過敏になっているのなら、リラックスする方法を学ぶ必要があると思ったのです。ストレスと症状の出現には、すぐに相関関係があることに気づきました。つまり、家庭内での争いや学校で困難な時期があったり、仕事での負担を感じたりすると、ほとんどその日のうちか1週間以内

に新しい症状が現れたり、症状が悪化することに気づいたのです。

１９８７年にヨガをはじめたパルマにとって、ヨガは「天からの贈り物」でした。パルマは、カリフォルニアの陽気な気候の中で育ったので、１年中運動するのは何も新しいことではありませんでした。しかし、彼女はジョギングやウエイトリフティング、エアロビクスをして育ったので、ヨガのような心を落ち着かせる運動はしていませんでした。ヨガやそのほかの方法でリラックスするのは、症状を軽減するために彼女がした最良のことの一つだったのです。１９９３年には、曹洞宗について学んでいたボーイフレンドから瞑想を紹介され、その効果は彼女の心にも身体にも、すぐに表れました。

クッションに座って、ただ呼吸に従って実践し続けると、多発性硬化症の症状が軽減されることに気づきました。ストレスと症状がイコールなのは、本当に印象的でした。多発性硬化症の症状がなくなったわけではありませんが、リラックスすることで症状が軽くなったのは理にかなっていると思います。

瞑想の練習は、パルマが日常的に精神的なつながりを身につけるのに役立ちました。彼女はエピスコパリアン（米国聖公会）の信仰で育ち、教区学校で学びましたが、自分が信心深いとは考えていませんでした。彼女は新しい練習をサポートするために地元の瞑想グループに参加し、グループで瞑想することでリラックスしながら、東洋と西洋の世界のいいところを結びつけることができると気づいたのです。

私のスピリチュアルな生活は、瞑想を実践し、自然の中に出て、感謝の気持ちを持って生き、そして本当に大切なことをより意識することです。それは、ただ散歩するだけで癒しになると気づくことです。

パルマが2番目に取り組んだ直感的な試みは、食事に関するものでした。医師からは「食事を変えても症状は変わらない」と何度も言われましたが、彼女の直感はそうではありませんでした。熱心に調べ続けたところ、当時の多発性硬化症に関する数少ない本に、症状を軽減するために低脂肪やベジタリアン食が推奨されていたのです。彼女はもともと「低脂肪」の家庭で育ち、冷蔵庫と冷凍庫にはマーガリンや無脂肪牛乳、無脂肪アイスクリームが並んでいました。彼女は本の指示に従い、肉や魚の摂取を控え、全粒穀物に切り換えました。しかし残念ながら、パルマの身体はいい反応を示しません。

私は肉や魚を控えても多発性硬化症の症状が軽くなるのを感じられなかっただけでなく、全粒穀

物を増やしたことでさらなる症状が現れたことに気がつきました。私は物心がついたころから便秘に悩まされてきたんです。便秘は多発性硬化症の症状の一つで、下剤と共存することが唯一の解決法だと言われてきました。私が食べていたものがそれと関係あるとは、誰も教えてくれませんでした。私は食事に全粒穀物を増やした頃からお腹がゴロゴロして、胃が不安定になりました。誰でも食後はお腹の調子が悪くなるものだと思っていたので、それが普通ではないとわかるのに何年もかかりました。

直感を使った食事に関するパルマの2番目の実験は、ストレス解消に関する1番目の実験よりも険しい道でした。彼女の多発性硬化症と胃腸の症状は、その後20年間、断続的に悪化。その間に彼女は恋をして結婚しましたが、通信会社やテクノロジー企業で営業やマーケティングのキャリアを成功させたため、子どもを持たない選択をしました。リラクゼーション法やヨガ、瞑想は、彼女のストレスをやわらげるのに大いに役立ちましたが、症状を完全にはなくせませんでした。

パルマは、従来の医療は最後の手段だと考えていました。しかし、さまざまな神経科医からの圧力を受けて、20年近く多発性硬化症の症状に向き合ってきた彼女は、２０００年代はじめに、ようやくそれを試すことに同意しました。

私は薬を飲むのが嫌で、長い間、避けてきました。どの神経科医も、私にできるのは薬を飲むこ

とだけだと、何度も何度も言うのです。本当にうんざりするような繰り返しでした。薬は車椅子に乗らないための、あるいは早死にしないための保険になるはずだったのです。最後に、スタンフォード大学の神経科医が、「ＡＢＣ」という注射薬のいずれかを服用するよう、しつこく勧めてきました。

「ＡＢＣ」とは、当時人気のあった３つの多発性硬化症の治療薬であるアボネックス（Avonex）、ベータセロン（Betaseron）、コパキソン（Copaxone）の略称です。パルマは、ほかの人の決定に影響を与えたくないため、この３つのうちどの薬を摂取したかを公表するのを拒否しています。臨床試験の一環として、パルマは医師の処方に従って４年間、毎日、多発性硬化症の治療薬を自分に注射してきました。しかし、食事療法の実験と同様に、彼女の努力は報われませんでした。副作用が最も少ないとされる薬を選んだにもかかわらず、症状は改善されず、多発性硬化症の症状に加えさらなる副作用を経験しました。

はっきり言って、薬は私には効果がありませんでした。症状の軽減には気づかず、さらに３つの症状が現れました。私はそれを「スリーストライク」と呼んでいます。まず、脂肪萎縮症という、注射をしたところの脂肪が成長しなくなる症状が現れました。２つ目は、注射した腰の傷が６カ月間治らないこと。そして、一番気がかりな３つ目は、ある晩、注射をした10分後に心臓発作の症状

が出たことです。これは知られている薬の副作用だと看護師が事前に警告してくれたので少しは安心しましたが、私にとっては、これは限度を超えていました。

4年間、毎日注射を続けても効果がなく、望ましくない効果しか見られなかったため、２００８年にパルマは薬をやめます。薬をやめたあとも、寛解期と激しい不快な多発性硬化症の症状が交互に続きました。パルマは45歳になった２０１０年10月まで、26年間、再発寛解型多発性硬化症に苦しみ、当時の症状は、深い疲労や胴体の周りの不快な圧迫感、毎朝鉛の重りのように感じる脚などでした。

＊＊＊

ありがたいことに、パルマの直感的な声は、慢性的な便秘や食後のゴロゴロなどの消化器系の問題について働きかけはじめました。彼女は、機能性医学の栄養士を自分のチームに加えることにします。機能性医学のアプローチはパルマにとって魅力的でした。症状を抑える薬でごまかすのではなく、病気の根源にあるものを明らかにしてくれる専門家と一緒に取り組みたかったからです。

栄養士が血液検査で健康状態を調べたところ、パルマは人口の約30％が罹患するとされる非セリアックグルテン過敏症（ＮＣＧＳ）であることを突き止めました。つまり、ごく一部の人しか罹患しないセリアック病ではないものの、グルテンに過敏であることがわかったのです。パルマは、これまでに覚えているほどんどの食事でグルテンを食べてきたことに気づきました。朝食には決まってフルーツや野菜と一緒に全粒粉のシリアル、昼食には全粒粉のパンのサンドイッチ、夕食にはパスタやピザを食べ、週末には時々ビールも飲んでいました。これらにはすべて、グルテンが含まれています。グルテンは慢性的な炎症を引き起こし、彼女のマイクロバイオーム（微生物叢）と腸内環境を傷つけていました。栄養士は彼女に、一般にリーキーガット症候群（腸もれ）と呼ばれる腸の透過性亢進《こうしん》があることを伝えました。

私の栄養士は、グルテンを食べることの危険性と、グルテンが腸もれを引き起こす原因になっている可能性について教えてくれました。彼女はグルテンをすべて取り除き、腸の内壁を治してふさぐためのハーブなどを使って、腸を癒す計画を指導してくれました。グルテンを取り除いてから1週間もしないうちに、お腹の不調はなくなりました。食後のゴロゴロがなくなったのです。さらに、グルテンを除去してから1カ月もしないうちに、足が重くなくなり、胴体の圧迫感が解消されました。そして今日まで、多発性硬化症の症状が再発したことは一度もありません。

パルマは、自己免疫疾患は多因性であり、通常は複数の誘因が関与していると指摘します。彼女は現在、「食品（food）、感染症（infections）、腸内環境（gut health）、ホルモンバランス（hormone balance）、毒素（toxins）、ストレス（stress）」の頭文字をとってF.I.G.H.T.S.と呼ばれる治癒のフレームワークをクライアントに用いています。パルマによると、自己免疫の問題を抱えるほぼすべての人が腸の問題も抱えているので、腸にはつねに注意を傾ける必要があるそうです。

ある人にとっては慢性的なライム病とホルモンバランスの乱れが、ある人にとってはナス科の野菜と口腔感染が、またある人にとっては農薬、カンジダの異常や繁殖、ストレスなどが、不運な組み合わせになるかもしれません。私の場合は、慢性的なストレスとグルテン過敏症が重なりました。グルテンが重要な引き金になったことは確かですが、単に悪いものを取り除けばいいというものではありません。腸内細菌をサポートし、腸もれをふさいで治す必要があります。たとえば、善玉菌や食物繊維、骨からのだし、コラーゲン、グルタミン、亜鉛、ビタミンAなど、さまざまな方法で腸を治すことができます。

腸もれは、かつてはセリアック病にのみ関連する病状でしたが、近年、セリアック病と診断されていなくても、過敏性腸症候群（IBS）、クローン病、関節リウマチなどの症状を患っている多くの人々を苦しめているため、より注目を集めています[24]。腸が「もれる」状態になると、炎症によって腸壁の透過性が高まります。通常なら体内に吸収されずに腸を通過して便として排出されるはずの細菌やウイルス、およびそのほかの有害な分子が、血流に「もれ」てしまうのです[25]。

腸の壁が網目のようなものだと想像してみてください。腸の壁が健康であれば、網目状の穴は小さく締まっていて、健康で十分に分解された栄養素だけが血流にのって通過することができます。

腸もれの場合、網目状のネットに大きな穴が開いているようなものです。消化不良の食物や大きなグルテン分子、腸内にしか生息しないはずの細菌が突然、網の大きな穴から血液中に浸入し、炎症や感染症、自己免疫疾患を引き起こすのです。

2010年、パルマは機能性医学の栄養士とともに腸もれに対処するために、まず食事をグルテンフリー変え、新しいサプリメントを摂りはじめました。彼女は食事療法にマグネシウムやビタミンD、およびヘンプシード（麻の実）、ボラージシード（ルリジサ種子）、アマニ油など、身体にいいオメガ6系オイルを追加。興味深いことに、パルマは自分の身体がそれらに依存しないように、サプリメントの種類や頻度を変えたり、一時的に飲むのをやめたりしていました。

何十年も直感に従ってきたパルマは、グルテンフリーの食事と腸内環境を整えるサプリメントという二つの生活習慣を変えることで、多発性硬化症の症状を抑え、最終的には完全になくすことを発見しました。これは医師が「決して起こらない」と言っていたことです。感情表現やサプリメント、ストレス解消、瞑想などの試みは、長年にわたって症状を大幅に軽減するのに役立ちましたが、多発性硬化症の症状を完全に抑えることができたのは、食生活を変えてからです。

2010年に多発性硬化症を発症して以来10年以上にわたって、パルマは多発性硬化症やそのほかの自己免疫疾患の原因について勉強してきました。彼女のリサーチは、がん患者にとって刺激的なエピジェネティクスの分野に彼女を導きました。エピジェネティクスは、ライフスタイルの変化が血流の化学変化をもたらし、それが遺伝子が発現するかしないかを決定するという考え方に基づいた、比較的新しい科学分野です。多発性硬化症やがん、心臓病、アルツハイマーを発症しやすい遺伝子を受け継いで行き詰まっていても、その遺伝子が発現するかどうか、つまり「オン」になるかどうかを決めるのは、最終的にはライフスタイルの選択なのです。パルマは次のように説明します。

遺伝は危険因子の5～10％にすぎず、90～95％は食事や飲酒、行動など環境内でさらされるすべての要素だと判明しました。何かが、これらの遺伝子の発現を引き起こしているのです。私はずっと多発性硬化症の遺伝子を持っていますが、それらの遺伝子は発現する必要がありません。私の場合、ストレスやグルテン、恒常的な腸もれが多発性硬化症の引き金になったのです。グルテンを食べることで腸に炎症を起こし続けていました。悪循環の中で、慢性的なストレが腸もれを引き起こしていたのです。

治癒から2年後の2012年、パルマは、筋肉テストを通じて、自分の身体の直感を利用するようになりました。これは、身体が何を必要としているかを判断するのに役立つボディトークで用いられている練習法です。彼女の場合、食べ物やサプリメントに対する身体の反応を調べる方法を学びました。筋力テストに加えて、ボディトークは、パルマが自分の精神的なトラウマをさらに理解するのに役立ちました。

ボディトークは、ごまかすことができないので理想的でした。嘘発見器のようなもので、あなたの意識を飛び越えて、身体が施術者に真実を伝えます。ボディトークの施術者は、あなたの身体の感情や治癒の優先順位を把握する「助産師」です。施術者は、服を着たままテーブルに横たわったあなたの身体に手を当てながら、静かに質問をし、無意識のより深いレベルまで調べます。ボディトークは、表に出すべき埋もれた感情があるという考えに、私を導いてくれました。

パルマは、多くの時間を許すことに費やしてきました。というのも、彼女は長年にわたって蓄積され、自分の細胞の中にこびりついた恨みを抱いているように感じていたからです。パルマは、このような行き場のない感情を許し、解放するために、ハワイのホ・オポノポノという祈りの技法を活用しています。

ホ・オポノポノの祈りは、美しくシンプルです。それは「ごめんなさい。許してください。愛しています。ありがとう」の4つです。気分がよければ、片手を心臓の上に、もう片方の手をお腹の上に置きます。そして許すべき人を思い浮かべます。交通渋滞で割り込んできた人など、簡単な相手からはじめましょう。そして、より厳しい相手へと少しずつ向かっていくのです。最後に、自分自身のために祈りを捧げます。なぜなら、私たちはしばしば自分自身を許す必要があるからです。

この重要な感情的な取り組みの時期に、パルマは新たな人生の目的を見つけました。それは、自己免疫疾患を改善し、予防する力を人々に与え、彼らが生き生きとした人生を送れるようにすることです。その結果、パルマは販売とマーケティングのプロとして成功したキャリアを捨て、人々が治癒と最も幸せな道を見つける手助けすることに決めたのです。

＊＊＊

現在、パルマは機能性医学の認定ヘルスコーチであり、講演者であり、そして数十年にわたる治癒の旅の全容を紹介した『Beat Autoimmune（自己免疫に打ち勝つ）』の著者でもあります。彼女は北カリフォルニアで夫と暮らし、近くの丘でハイキングをしたり、ヨガをしたり、おいしくて健康的な食事をつくったり、友人と笑ったりと、2人の生活を大切にしています。パルマは、新しい生きがいを楽しんでいます。

私は使命感に燃えています！　エピジェネティクスという力を与える科学や、自己免疫の方程式、そして私たちが想像以上に自分の健康状態をコントロールできるという事実に、本当に興奮しています。人々が力を発揮できる手助けをすることが、毎朝ベッドを出る原動力になっています。

パルマは、教育を受け、力を得た患者たちが医療のパラダイムを変えはじめる転換期に、私たちはいると信じています。彼女は、ヘルスコーチの数が増え、奇跡的な治癒の体験談をオンラインで共有する人が増えていることに励まされています。これによってより多くの人が、自分の健康を管理するようになると信じているのです。多くの劇的寛解者と同じように、パルマも治癒は可能であるというメッセージを広めたいと考えています。

希望は実在していて、治癒は可能なのです。おそらくその可能性をまだ知らない、体験していない人たちがいると思うので、私はいつもその確信を伝えたいと思っています。私は、この治癒の可能性が真実であることを知っています。私たちは、とるに足らない被験者の1人ではありません。エピジェネティクスという力を与える科学をまだ学んでいない、あるいは受け入れていない医師が「治らない」と告げた状態から、何千人もの人々が治癒しているのです。それには努力と忍耐と勇気のすべてが必要なのでしょうか？　そうですね。でも、それを本当に感じるための最初のステップは自分の心の中にあり、自分はできるということを知るための成長マインドセットを採り入れ、それから自分はそうなるだろうという楽観的な態度を受け入れることだと思います。

多くの劇的寛解者と同じように、パルマも今にして思えば、病は贈り物だったと学びました。彼女は多発性硬化症を、ほかの人を助けるという本当の道をたどるために必要な警鐘だったと捉えています。

ありきたりに聞こえるかもしれませんし、自分が何かに苦しんでいるときに、この病気が贈り物であることを信じるのは事実上不可能に聞こえるかもしれません。「寝たきりなのに、どうしてこれが贈り物だなんて言えるんだ」と、あなたは言うかもしれません。でも、これはあなたに起こっているのではなく、あなたのために起こっているのだという可能性を持ってください。それは、あなたの人生を見つめ直すための招待状です。どこでバランスを崩して、不調和に陥っていますか？もっとバランスが必要なものは何ですか？

パルマは、がんではなく多発性硬化症を克服しましたが、彼女は劇的寛解の10の要因を適用し、粘り強い直感的な実験によって完全に治癒させました。パルマは35年以上にわたって、6つの医療機関で6人の神経科医に診てもらいました。どの専門家にも、彼女の症状やＭＲＩ、診察から多発性硬化症と診断されましたが、誰一人として彼女の状態が改善するという希望を提示しませんでした。車椅子の生活になり、長生きできない可能性があると考えた彼らの目標は、避けることのできない彼女の衰弱を遅らせることでした。

最近、パルマは血液検査とＭＲＩ検査を受けて、寛解を確認しました。神経組織の抗体はすべて正常範囲内にあって、ＭＲＩでは新しい病変は見られず、古い病変も消えたり薄くなっていることが確認されました。神経科医は、「これ以上の話はない」と断言しました。

パルマは悲惨な予後に抗《あらが》って、今では何千人もの自己免疫疾患の患者に希望を与えています。彼女の感動的な物語と継続的な研究によって、従来の医学界がいまだ「不治の病」とみなしている状態からでも治癒できることが証明されたのです。パルマについての詳細は、Palmer Kippola.comをご覧ください。

実践のステップ

私たちはみんな、脳と身体をつなぐ直感的な感覚を持っています。中には、その直感をうまく活用できている人もいます。直感にアクセスすることはほかの精神的な筋肉を鍛えるようなもので、使わなければ失います。

『がんが自然に治る生き方』では、直感にアクセスするためのいくつかのテクニックを紹介しました。その中には、心を鎮めて、「再び元気になるために私の身体や心、魂には何が必要なのか」と自問することが含まれています。そのほかにも、ガイド付きイメージや瞑想、日記、ドリームワークなどがあります。さらに、直感の「筋肉」を鍛えるための方法をいくつか紹介します。

エネルギー治療を試す

・鍼治療やそのほかのエネルギー療法を含む**伝統的な東洋医学**は、気の流れを改善し、病気の原因となっている滞ったエネルギーを解放すると考えられています。免許を持った鍼灸師は、個人開業やグループ診療所、病院、デイスパなどで見つけることができます。これらの治療には保険が適用されるものもあります。

・**レイキ**は、物理的な接触をともなわないエネルギー療法の一種です。施術者はあなたの身体の数センチ上で手を動かして滞りを取り除きますが、このタイプのエネルギーワークはリモートでもすることができます。レイキは、個人の開業医や健康関連のクリニック、病院などで、認定された施術者を探すといいでしょう。

・**ヨガ**は何世紀も前に、瞑想のために心を整える方法として開発されました。アーサナとして知られる身体的なヨガの練習はすべて、心身をリラックスさせ、直感を聞くことができる静かな状態に導いてくれます。クンダリーニヨガは、気づきや直感を高め、エネルギー領域を強化することに焦点を当てたヨガの一種です。ほとんどの都市のヨガスタジオやコミュニティ・センター、ジムなどでヨガの教室を見つけられますし、オンラインやアプリで受講することもできます。

・あなたの道を導いてくれる**エネルギー治療の施術者を見つけてください**。テクノロジーは、エネルギー療法士や教師を見つけ、一緒に動いてくれる能力を助けてくれます。多くのエネルギー療法士は対面式のワークショップで教えていますが、今ではドナ・イーデンやミッシェル・スモール・ライトなどの第一人者によるオンラインコースやビデオ、コーチング、トレーニングや、ボディトーク、ヒーリングタッチ、マトリクス・エナジェティックなどの手法があります。

自分の身体に耳を傾ける

・何らかの決断を下すとき、その決断に対するあなたの身体の反応を試してみましょう。起こりうる結果について考えたとき、胃が締め付けられるか、弛緩しているかに注目してください。ある結果では胸が高鳴り、ほかの選択肢ではそうならないのでは？　ある決断について考えたときに吐き気をもよおすか、それとも安心するか？　あなたの直感は身体的な感覚を通して伝えられるので、あなたの意思決定を助けてくれます。あなたはただ、そのシグナルを学ぶだけなのです。

気が散るものから離れる

・決断が必要なとき、直感に耳を傾けたいときは、テレビやラジオ、コンピューターなど、気が散るものから離れることが大切です。身体の自然な直感を活用するには、シャワーを浴びたり、イヤホンをつけずに散歩したり、ラジオをつけずにドライブに出かけたりするなどの方法があります。

何もない静かな空間では、直感的な声が聞こえるように努力する必要はなくなるでしょう。

＊＊＊

脳の直感的な領域を研究している研究者たちは、あなたの脳の残りの部分で何が起こっているかを知る前に、しばしば脳の一部が正しい答えを知っていることがあるとわかっています。これがあなたが生まれつき持っている直感です。日常生活の中でそれをより強く、より存在感のあるものにするための簡単な方法があります。私たちの日常生活が恐ろしい診断結果によって脅かされたとき、私たちの直感はしばしば明瞭になり、強い直感や突然の洞察力、または穏やかな内なる声を通して私たちに語りかけてくることを、劇的寛解者たちは教えてくれます。社会は、このような直感的な導きを非論理的または衝動的なものとして無視する傾向がありますが、この導きは、生存というただ一つのことだけに関心を持つ脳の一部から来ることが、研究によって明らかにされています。

第6章

抑圧された感情を解放する

―アリソンの物語―

過去の感情にしがみついていては、新しい未来は築けない

ジョー・ディスペンザ博士

We cannot create a new future by holding on to the emotions of the past.

Dr. Joe Dispenza

うっかり熱いストーブに触れてしまうと、次にストーブを見たときに、身体がその痛みを覚えています。やけどを怖れて本能的にストーブから離れます。感情的な痛みも同じです。あなたの心と身体は、過去のある瞬間に感じた感情的な痛みを覚えていて、その記憶はあなたを守るためにファイリングされたり、ときには葬られていたりします。これは、私たちがうまく生きていくために役立つ自己防衛の仕組みです。しかし、科学者たちは、感情を抑制することが免疫システムを抑制し、それが病気の原因となり、身体の治癒能力を妨げることを明らかにしています[1]。

『がんが自然に治る生き方』で説明したように、抑圧された感情とは、ネガティブかポジティブか、意識的か無意識的かにかかわらず、あなたがしがみついているすべての感情のことです。それらには、ストレスや恐れ、悲しみ、心配、過去の感情などが含まれますが、劇的寛解を果たしたサバイバーたちは、こうした感情を解放することが、治癒の旅にとって極めて重要だと信じています。

本章では、このテーマに関して過去数年間に起きた文化的な進展に注目しながら、抑圧された感情を解放するための重要なポイントを見ていきます。社会的な関心が高まると、たいていは科学的な関心もあとからついてきます。ここでは、感情と免疫システムの関係に関する新しい研究について説明します。次に、脳腫瘍の劇的寛解者で、抑圧された感情を解放する力を見事に示したアリソンの治癒の物語を紹介します。私たちはインタビューで、抑圧された感情を解放することは、治癒の旅において最も難しいことの一つであるとよく耳にしてきました。そこで、あなた自身の感情を癒す旅の出発点となる、いくつかの簡単な実践ステップも提示します。

がんは身体的な「滞り」

10年以上前、劇的寛解者に共通する要因を探しはじめたとき、私は食事やサプリメント、運動といった身体的なことについて聞くのだろうと予想していました。しかし、どのインタビューでも、精神的、感情的、スピリチュアルな癒しの要因に話が戻ってきたことに、私ほど驚いた人はいなかったでしょう。確かに、過去の感情の重要性や、それが現在の健康状態に関係しているとは予想していませんでした。しかし、劇的寛解者たちは、完全に治癒するためには、感情的な荷物を手放す必要があると繰り返し述べています。

劇的寛解者とその療法士たちは、「滞《とどこお》っている状態」に対処しなければ、やがて病気につながる可能性があるという理論を持っています。この理論によれば、「滞り」には、身体的なもの、感情的なもの、精神的なものの可能性があります。その中で、身体・心・精神の3つすべてのレベルが、エネルギー（気）と血流の両面から自由に流れるときに健康が達成されるとしています。劇的寛解者はがんを、取り除く必要のある身体的な「滞り」とみなしています。そのためには、「滞り」の根本原因に対処する必要があり、そうしないと腫瘍が再発する可能性があります。これが、劇的寛解者たちが身体的、感情的、精神的なものであれ、生活の中で「滞っている」ものを取り除くことに力を入れる理由です。

ストレスは、がん細胞を発見して体外に排出する役割を担う免疫システムを弱めることが、研究によって繰り返し証明されています。ストレスは免疫細胞だけでなく、体内のあらゆる細胞に悪影響をおよぼします。幸いなことに、ストレスや怒り、怖れなどの感情を解放すると免疫システムが強化されることが何百もの研究により示されています。したがって、健康上の危機の際にストレスを制御する方法を見つけることは、劇的寛解者にとって不可欠なステップになるのです。

ストレスと同様に、怖れもまた、免疫システムを弱めたり、「硬直」させたりする感情の一つです。がん診断の重大さを考えると、劇的寛解を果たした人たちの間で、怖れが最も抑圧される感情の一つなのは驚くことではありません。とくに死への怖れは、がんと診断された瞬間から、患者に迫ってきます。怖れに向き合うことは必ずしも簡単なことではありません。療法士や劇的寛解者たちは、怖れを抱き続けると身体が「締め付けられる」ようになり、エネルギーが滞る一方で、怖れは身体のバランスを取り戻すのに役立つという点で一致しています。のちほど詳しく紹介するアリソンの物語は、怖れを受け入れて管理する方法を学んだ劇的寛解者の素晴らしい例です。

ストレスや怖れといった感情を十分に感じ、それを完全に解放することで身体はリラックスし、免疫システムの治癒能力が高まります。劇的寛解者の多くは、それを滝の下に立っているようなものだとたとえます。感情というものは、状況に応じて降りかかってきますが、やがてそれは流れ出てあなたから去っていきます。もしあなたがいつも「感情の滝」の下に立っているとしたら、それは人生とそのすべての感情を最大限に感じながら、どんな感情的な荷物も溜め込まないということを意味します。そうすることで、過去にとらわれずに、今この瞬間にどんな感情も経験することができるようになるのです。

最近の動向

ここ数年、抑圧された感情を解放することの価値が、私たちの集団意識の最前線に浮上してきました。自分の感情についてほかの人と話し合ったり、そうした感情とうまく付き合う新しい方法を見つけることが、ますます受け入れられるようになってきています。近年、注目を集めているのは、恐怖やトラウマに対するより深い理解、自己愛の重要性、そして未解決のトラウマから救うためのツールとして、身体を軽く叩くタッピングと、ＥＭＤＲ（眼球運動による脱感作・再処理法）の二つが出現したことです。

トラウマは慢性疾患のリスクを高める

怖れを感じるたびに、自己治癒力のメカニズムがオフになります。怖れのようなストレスの多い感情は、体内でストレス反応を引き起こし、闘争・逃走モードに入り、免疫システムを抑制してしまいます。私の友人で同僚のリサ・ランキン医学博士は、ニューヨークタイムズのベストセラー『Mind Over Medicine』と『The Fear Cure』の著者ですが、病気における怖れの役割について話すことをためらいません。

健康で長生きしたいのであれば、何を食べるか、運動するかどうか、ビタミンをどれだけ摂るか、悪い習慣をどれだけ持っているかよりも、怖れに対処することのほうが間違いなく重要です。多くの病気の根源に、抑制されていない怖れがある可能性を示唆するのは極端だとは理解しています。これらの病気に生化学的な原因がないと言っているわけではありませんが、怖れは生化学的に有害な影響を受けやすくして、身体の自然な自己回復のメカニズムを不活性化させることを示唆しているのです。さらに重要なのは、これについてあなたには何かできることがあるという点です。怖れと正しい関係を築くには、怖れと仲よくなり、怖れに関心を持ち、全身を乗っ取られることなく怖れに耳を傾ける必要があります。そして、怖れている部分を落ち着かせることで、ストレスホルモンが消散され、癒しホルモンである親密さの生化学的スープが劇的寛解を可能にするためのホルモンの舞台を整えるのです。

ランキン博士は、ほかの多くの療法士や劇的寛解者たちと同様に、人生の試練を学びの機会と捉える意欲があれば、怖れを手放し、さらなる好奇心と自己理解に向かって進むことができると示唆しています。劇的寛解を果たした人たちが、治癒の過程で直面する二つの具体的な怖れは、検査や診察のたびに感じる「結果を聞くまでの不安」と「死への恐怖」です。

どちらの怖れも現実のものであり、もっともなものです。しかし、それらによって立ちすくむ必要はありません。むしろ、そうした怖れを受け入れ、その支配をゆるめる方法を見つければいいのです。ランキン博士の怖れに対する「処方箋」の一つは、瞑想です。

瞑想などによって怖れの声から距離を置くことができれば、とても静かで平安な場所を見つけることができます。この絶対的な静寂の場にアクセスするには今この瞬間にいる必要があり、この静寂な場所には怖れは存在しません。この意識状態にあるときは、自分の死さえ怖くありません。

怖れは私たちの免疫システムを抑制するかもしれませんが、瞑想などの実践によってそれを分散させることができます。私たちは怖れの犠牲者になる必要はなく、あらゆる治癒のプロセスの自然な一部として怖れを受け入れ、うまく対処することができるのです。マインドフルネスストレス低減法（ＭＢＳＲ）は、抑圧された感情を解放するための効果的な戦略です。私は、ＭＢＳＲが健康を改善する無数の方法を理解するという点で、研究が進歩し続けていることを報告できるのをうれしく思います。

たとえば、乳がん患者を対象とした最近の研究では、６週間のＭＢＳＲコースを受講すると、テロメアの長さと活動が大幅に増加することがわかりました。テロメアは、靴ひもの端にある小さなプラスチックのキャップがほつれないようにするのと同じように、ＤＮＡの末端を保護するものです。年齢を重ねると、細胞内のＤＮＡがコピーされて新しい細胞がつくられるたびに、テロメアは自然に短くなっていきます。テロメアが短くなればなるほど細胞は「古く」なり、その結果、老いを感じ、病気のリスクも高くなるのです。この研究に参加した乳がん患者は、ＭＢＳＲのよく知られた心理的効果（抑うつ、不安、がん再発への怖れの軽減など）を享受しただけでなく、テロメアの長さと活動の増加によって細胞の健康状態も改善されました。[2]

科学者たちは、怖れが免疫システムに与える影響を理解するだけでなく、大人になってからの身体的健康への影響を含めて、幼少期の有害な経験の長期的な影響についても理解しはじめています。[3]幼少期にストレスの多い経験をすると、ストレスに対する初期の反応が高まり、これまで述べてきたように、免疫機能を抑制するため、その後の人生で慢性疾患にかかるリスクが高くなります。[4]

近年の#MeToo運動のおかげで、私たちは、過去のトラウマや暴行に起因する抑圧された感情の影響の深刻さを認識する、極めて重要な時期にいます。性的暴行を受けた人の50％が生涯に心的外傷後ストレス障害（ＰＴＳＤ）を経験します。[5]女性の５人に１人が一生のうちに一度はレイプされる[6]という事実を考えると、多くのがん患者にとって性的虐待が抑圧された感情の根源にあるというのは理にかなっています。このようなトラウマを経験したがん患者に#MeToo運動が与え続けている影響は、こうしたトラウマにまつわる長年の感情を声に出して解放することの重要性を、社会がようやく認識したことです。それによって、患者が自分の感情を処理するために必要な支援を受けられるようになりました。以下に詳述するＥＭＤＲ（眼球運動による脱化感作・再処理）とＥＦＴ

（感情解放テクニック）は、過去のトラウマを解放するのに非常に役立つことが示されている二つの新しい治療法です。

自己愛が治癒を助ける

近年、雑誌を見ても、ポッドキャストを聞いても、ソーシャルメディアをスクロールしても、自己愛の重要性について語っている人に出くわす確率が高いでしょう。自分を愛するという概念は、何十年も前からあり、多くの人が自助啓発運動の創始者とみなしているルイーズ・ヘイによってはじめられました。ルイーズは自ら考案した、アファメーション（肯定的な自己宣言）や視覚化、栄養素クレンジング、心理療法などのプログラムによって、1978年に子宮頸がんを自然治癒させました。その後、彼女は自分自身を愛し、感謝することを学ぶことによって、ほかの人々が自分の人生を改善するのを助けることに人生を捧げました。自分自身を愛する人が増えれば、与える愛も増え、その結果、世界はよりよい場所になります。ルイーズの言葉を借りれば、「自分を愛することは、人生に奇跡をもたらす」のです。

近年、ソーシャルメディアのおかげで、自己愛のムーブメントが盛んになっています。24時間365日、ソーシャルメディアに夢中になっている世界では、友人や知人、有名人の（極めて理想化された）生活を垣間見られるようになりました。人々は、最悪な日や生活の平凡な部分についてはソーシャルメディアにほとんど投稿しません。その代わりに華やかな休暇や幸せな子どもたち、仕事の節目、出会った魅力的な人々、ボランティア活動など、最も「インスタ映え」する瞬間を共有する傾向があります。しかし残念ながら、このような完璧な写真がいつまでも続くと、誤った比較や嫉妬、「自分より劣っている」という感情を生む原因になります。ソーシャルメディアの利用が不安やうつ病の症状の一因となっていることは、研究によって次々と示されています(7)。

このような状況の中、他人と自分を比較する傾向を打ち消す、自己愛のムーブメントが再燃しています。「#selflove」や「#selfcare」のハッシュタグとともに、ストレスを軽減したり幸福感を取り戻すような特別なことをするために時間を割いている人たちが、ソーシャルメディアに投稿した画像を探してみてください。劇的寛解者たちは、数日間（あるいは数週間）ソーシャルメディアから離れる「ソーシャル・デトックス」や、安らぎと自尊心を取り戻すために数日間、自分だけで過ごす「自己愛のリトリート」に参加したと報告しています。このような行動をとることで、彼らは自己嫌悪やストレスから解放され、自己愛の感情を高めることができました。最も重要なのは、劇的寛解を果たした人たちは、このような自己愛や価値観の感情につながることが、身体の治癒を助けてくれると考えていることです。

そうした劇的寛解者の一人が、国際的な講演者で、ニューヨークタイムズのベストセラー『喜びから人生を生きる！』『もしもここが天国だったら？』の著者アニータ・ムアジャーニです。彼女は結婚し、香港で国際的な生活を送っていましたが、2002年4月、ステージⅡのリンパ腫（リンパ系のがん）と診断されました。その診断の直前に、大切な友人と家族が、化学療法を受けたにもかかわらず同じ年にがんで亡くなっていくのを目の当たりにして、彼女は化学療法を拒否するという選択をしました。その代わりに、催眠療法や瞑想、祈り、食生活の改善、中国伝統医学、アーユルヴェーダ医学、ヨガ、自然療法を含む、4年間の治癒の旅に出ることにします。しかし残念ながら、この治癒の旅でもがんを抑え込むことはできず、がんはアニータの身体をむしばみ続けました。

診断から約4年後、アニータのがんはかなり進行し、全身に毒性の病変ができ、自力で歩くことも動くこともできないほど衰弱して、寝たきりと車椅子の生活を余儀なくされます。痛みもひどく、つねに酸素を吸入している状態でした。2006年2月2日、アニータは入院中に昏睡状態に陥り、主要な臓器が機能しなくなります。昏睡状態の間、アニータは、自分の周りで起こっていることすべてを、遠くのものまで知覚できるような不思議な感覚を体験しました。たとえば、遠くの廊下での自分に関する会話が「聞こえる」、病院に間に合うように兄が駆けつけているのが「見える」、両親と夫が感じている激しい痛みを「感じる」ことができたのです。

アニータは、研究者たちが臨死体験（NDE）と呼んでいるものを経験しました。臨死体験では、意識を失っている人は深い霊的な旅を経験し、多くの人は「白い光」や深い感情的洞察など、同じような要素を報告しています。アニータの場合、ずっと怖れを抱き、自分の本性や感情を抑圧してきたことが病気の一因で、完全な治癒を妨げていたと臨死体験中に気づきました。

彼女の怖れの根源は、幼年期を過ごしたインドでの抑圧的な文化の中で、他人の期待に応えようとしてきたことにありました。この文化は、アニータを含む女性に従属的で従順であることを求め、アニータの現代的な考え方や自分の意見を持つ性格と相反するものでした。さらに、香港に住み、イギリスの学校に通いながらヒンドゥー教を信仰するシンド人として育ったアニータは、これまでずっと複数の文化に溶け込もうとしてきましたが、うまくいきませんでした。このプレッシャーの中で、アニータは本当の自分を見失ってしまったと言います。感情を抑圧することで、がんが自分の断絶の身体的な表明になったと彼女は考えています。

私は人を喜ばせるのが好きで、その原因が何であれ、嫌われることを恐れていました。私は人に悪く思われないように必死で、何年もの間、自分を見失っていたのです。私は本当の自分を表に出してきませんでした。でも、臨死体験中に、私はがんが罰ではなかったことを理解しました。それは私自身のエネルギーであり、怖れのせいで本来あるべき素晴らしい力として自分を表現することができず、がんとして現れたのです。

臨死体験は彼女が無条件の愛に値するものであるということ、つまり私たちはみんなこの愛に値するものであり、同じ普遍的意識の一部であるということを深く理解させました。臨死体験の間に、アニータはもう怖れるべきものは何もないことに気いたのです。

この臨死体験の開放的な状態の中で、私はこれまでの人生で自分自身をいかに厳しく扱い、自分を裁いてきたかを自覚しました。これを理解したことで、私はもう恐れるものは何もないことに気づきました。私は誰もがアクセスできるものを見つけたのです。私は、一つの力強い選択をしました。それは、戻ってくるということです。この決断が、私の回復における唯一にして最強の原動力となったのです。

アニータが「戻ってくる」と決意したとき、彼女は医学的な予想に反して、急速かつ完全に回復しました。昏睡状態から6カ月後には、病気とは無縁の元気で健康な女性になっていました。アニータの症例は複数の腫瘍学者によって記録され、確認されていますが、誰も彼女の回復を説明することはできません。しかし、アニータは、怖れを解き放し、自分に対しても他人に対しても無条件の愛を受け入れたからこそ回復したのだと信じています。

2006年以来、アニータはがんとは無縁です。今日も世界中を旅して、普遍的な愛と自己受容のメッセージを伝えています。臨死体験という点では珍しいですが、怖れやネガティブな自分語りを手放し、自己愛に置き換えるという彼女のメッセージは、劇的寛解者の間ではよく見られます。

抑圧された感情から解放する心理療法「EMDR」

PTSDで最も注目されていたのは退役軍人ですが、これにはそれなりの理由があります。アメリカ合衆国退役軍人省は現在、退役軍人の11～20％がPTSDに苦しんでいると推定しており、とくにベトナム帰還兵の30％が生涯にわたってPTSDに苦しむと予想されています。[8] これでもかといわんばかりに別の研究者は、このPTSDに苦しむ人たちががんに罹患する確率が非常に高いことを示していて、[9] PTSDの治療がますます急務であることがわかりました。

退役軍人省は、PTSDを抱える退役軍人を支援するための心理療法として、EMDR（眼球運動による脱感作・再処理）と呼ばれる手法を採用しています。この手法は何十年も前から心理学者によって実践されてきたものですが、退役軍人省が取り入れたことで、ここ数年その人気が大きく高まっています。

簡単に説明すると、EMDRは、正常に機能せずに保存されたトラウマ的な出来事に関連する情報（トラウマ記憶など）の再処理を促進するために、眼球運動や音などで両側の脳に交互に刺激を与える心理療法です。[10] 訓練を受けた心理療法士によるEMDRセッションでは、時計仕掛けのように目を行ったり来たり動かしたり、ハンドブザーを持ったり、右耳と左耳で交互に音を聞いたりしながら（卓球をテーマにした1980年代のビデオゲーム「ポン」をイメージしてください）、体験したトラウマを詳細に語ります。脳の注意が右と左の刺激に引きつけられている間に、これらのトラウマ的な出来事を語ることで、脳が再プログラムされ、トラウマの記憶を再形成すると考えられています。

EMDRがどのように機能するのか、研究者たちはいまだその正確な解明に取り組んでいますが、実際に効果があり、PTSDの有効な治療法であることは確認されています。

EMDRの研究がここ数年で大きく進展したのは、脳波検査やfMRI（磁気共鳴機能画像法）といった神経画像技術を用いることで、この治療法が私たちの脳をどのように変化させるかを正確に示すことができるようになったからです。このような神経画像の研究により、EMDRやトラウマに焦点を当てた認知行動療法（TF－CBT）などのほかの治療法が、脳の扁桃体や前頭前野、海馬《かいば》の活動を著しく低下させることが明らかにされました。これらの部位の活動が低下することで、コルチゾール値を下げることができるのです[11]。

別の研究では、研究者チームがPTSDに関する15の研究を検討し、EMDRは抗うつ薬、バイオフィードバックを利用したリラクゼーショントレーニング、認知再構成法をともなう長時間の曝《ばく》露《ろ》療法などの介入と比較して、PTSDに対して最も迅速かつ効果的な治療法の一つであることを発見しました[12]。PTSDに苦しむ乳がん患者を対象とした別の研究では、イタリアの研究チームがEMDR治療前後の脳波のスキャンを調べ、対照群と比較してEMDRが乳がん患者のPTSDの緩和に非常に効果的であることが明らかになっています[13]。

胃がん患者のストレスを軽減する方法を見つけることを目的とした別の研究では、参加者が無作為に二つのグループに分けられました。最初のグループは標準的ながん治療を受け、2番目のグループは標準的ながん治療に加えて訓練を受けた看護師による1対1のEMDRセッションを2回受けました。その結果、EMDRを受けたグループでは大幅なストレス軽減が見られましたが、標準治療のみを受けたグループでは見られませんでした[14]。これらの研究を総合すると、ＥＭＤＲはがん患者がストレスやトラウマなどの抑圧された感情を解放するための安全で効果的な方法であることを示しています。

ＰＴＳＤの症状を50％以上も減少させたタッピング

ＰＴＳＤや不安神経症、うつ病などの緩和が期待されているもう一つの手法が、ＥＦＴ（Emotional Freedom Technique）とも呼ばれるタッピングです。タッピングは、伝統的な中国医学と現代心理学の原理に基づいたヒーリング技術です。タッピングは、エネルギーの流れを改善する経《けい》絡《らく》（中国伝統医学でいう身体のエネルギーの通り道）を利用するという点で、鍼治療と似ています。しかし、タッピングでは鍼治療のように針を使うのではなく、指先を使って身体の特定の指圧点（経絡の終点）を繰り返しやさしく叩きます。タッピングは、鍼を使わずにツボを刺激する方法なのです。これらのツボを叩きながら、そのツボに関連する感情や身体の症状を捉え直すことに集中することで、心理学を取り入れています[15]。ありがたいのは、鍼治療は鍼灸師に診てもらう必要がありますが、タッピングは自宅で自分の都合のいい時間に安全におこなえる点です。

タッピングのおもな目的は、怖れや身体的苦痛、物忘れなど、そのとき抱えているネガティブな感情や身体の症状を解放することです。ＥＦＴの実践者によると、適切なツボを叩きながら肯定的なフレーズ（「私は落ち着いています」など）を心の中で繰り返すと、脳の大脳《だいのう》辺縁《へんえん》系《けい》と身体のエネルギー系の両方に同時に作用するため、抑圧された感情を解放するのに役立ちます。[16]

ＥＭＤＲと同様に、研究者たちはタッピングやＥＦＴからも肯定的な結果を確認しており、数多くの研究が感情を解放するためのタッピングの有効性を実証しています。[17、18、19] ＥＦＴの専門家であるペータ・ステープルトン博士とドーソン・チャーチ博士を含む研究グループは、タッピングが身体の改善につながることを証明しようと試みました。[20]

この研究では、被験者は公認インストラクターによる4日間のＥＦＴトレーニングのワークショップに参加し、臨床デモンストレーションや実践セッション、インストラクターからのフィードバックを通じてタッピングを学びました。ワークショップの心理的効果を測定するための広範な調査に加え、心拍変動の測定による中枢神経系、安静時の心拍数と血圧測定による循環器系、コルチゾール値の測定による内分泌系、唾液サンプル分析による免疫系へのＥＦＴの効果を測定したいと考えました。

12時間のタッピングのワークショップのあと、参加者は不安やうつ、ＰＴＳＤ、痛みのレベルが大幅に低下したと報告。さらに、被験者が自己申告する幸福度は大幅に上昇しました。しかし、最も顕著だったのは、被験者の身体的な変化でした。ＥＦＴワークショップのあと、被験者はコルチゾール値や血圧、安静時の心拍数が大幅に減少しました。これらはすべて、闘争・逃走モードから休息・修復モードへの移行に成功した証です。[21]

さらに二つの研究により、タッピングは実際に健康を増進する方法で遺伝子の発現を変化させることがわかってきました。前述したように、特定の遺伝子があるからといって、その遺伝子が発現したり、「オン」になるわけではありません。その代わり、エピジェネティクスの分野では、食事や感情パターン、運動習慣などの生活スタイルの要因が、数週間から数日のうちに健康な遺伝子をオンに（あるいは不健康な遺伝子をオフに）できることが示されています。

ある研究では、PTSDに苦しむ退役軍人を調べました。週に1回、1時間のEFTセッションに10週間参加したところ、EFTを受けた退役軍人は、PTSDを抱える退役軍人の対照群と比較して、炎症の軽減と、免疫システムの強化に関連する6つの遺伝子の発現に著しい変化が見られたのです。おそらく参加者にとってより有意義だったのは、EFTを受けた退役軍人のPTSDの症状が50％以上も減少したことです。[22]

もう一つの小規模な試験的研究では、1時間のEFTセッションと1時間の社交の効果を比較。わずか1時間のタッピングセッションで、免疫力の向上と炎症の軽減に関連する72の遺伝子の発現が著しく変化しました。被験者の血液と唾液のサンプルを分析したところ、赤血球と白血球の合成、代謝調節、がん腫瘍の抑制をコントロールする遺伝子など、さまざまな遺伝子に影響があることがわかったのです。小規模ながら有望なこの研究は、タッピングによって遺伝子の発現に重大かつ健康増進につながる変化をもたらす潜在的な力を示しています。[23]

最後に、EFTとがんに特化した研究はほとんどおこなわれていませんが、ある研究では、EF

Tが乳がんの二つのホルモン療法の副作用を軽減するのに役立つことがわかりました。これは重要なことです。というのも、ほとんどの女性が副作用のためにこれらの薬の服用をやめてしまうからです。それががんの再発につながる可能性もあります。この研究では、被験者はEFTコースを受講し、週3時間のタッピング指導を3週間受けました[24]。参加者はコース開始前とコース終了後の6週間および12週間後に、いくつかのアンケートに回答。その結果、EFTコースのおかげで、被験者は不安や抑うつ、疲労、ほてりなどが大幅に軽減されました。

「タッピング・ソリューション」シリーズの著者であるニック・オートナーは、タッピングを誰でも使えるようにすることに人生を捧げてきました。タッピングは、脳の情動の中枢である扁桃体を制御し、ストレスホルモンであるコルチゾールの値を下げることが研究で明らかになっています[25]。タッピングは扁桃体を「オフ」にすることでストレス反応を遮断し、あらゆる状況に対してより適切な感情反応を起こすように、脳のシナプスを配線し直すことができると示されています[26]。

今日では、物理的な脅威によって闘争・逃走モードが活性化されることは滅多にありません。私たちの闘争・逃走モードの多くは、過去のトラウマや幼少期から条件づけられた学習に起因するネガティブな記憶や思考によって引き起こされます。不安やそのほかの不快な感情を引き起こすものを思い浮かべると、それが扁桃体の〝火災報知器〟を作動させます。闘争・逃走モードを引き起こすときにタッピングをすると、脅迫的な考えがまだ存在しているにもかかわらず、扁桃体が作動し

ないというメッセージが送られます。繰り返しタップすることで、海馬は、以前「危険」とされたものがじつは脅威ではない、というメッセージを受け取ります。

研究者たちはタッピング／ＥＦＴの効果を理解し、測定しはじめたばかりですが、これらの初期の研究では、タッピング／ＥＦＴが抑圧された感情を解放し、遺伝子発現をより健康を促進するように変え、免疫システムを強化する迅速かつ効果的な方法であることを示しています。タッピングは、その範囲の広さ、使いやすさ、結果の速さから、抑圧された感情を解放したい劇的寛解者たちに選ばれる治療法になっています。

感情を解放するグループワーク

抑圧された感情を解放するためのテクニックのどれもが、すべての人に効くわけではありません。人はそれぞれ、抑圧された感情を解放する独自の方法を見つけます。たとえば、瞑想やＭＢＳＲ、タッピングのクラスに参加したり、枕をパンチしたり、ドラムを叩いたりする人もいます。中には、グループでいると感情を解放しやすいという人もいます。メンタルヘルスの改善のために音楽を介したコミュニティを考案する団体も増えています。ある研究グループは、そのような音楽療法に測定可能な心理的または生理学的な効果があるかどうかについて調べました。

この研究では、参加者は10週間にわたるドラム演奏のグループコースに週1回参加しました。研究者たちは、ほかの社会的活動に毎週1回参加するけれど音楽には参加していない対照群と比較して、このコースがうつ病、不安、社会的回復力の症状を改善できるかどうかを確認したかったのです[27]。驚くべきことに、ドラムを演奏したグループでは、わずか6週間で3つの感情指標すべてにおいて著しい改善が見られましたが、対照群には見られませんでした。さらに、その効果は、ドラム演奏のグループコースが終了したあとも、3カ月間持続したのです。

研究をさらに進めるために、研究者らは参加者の唾液のサンプルを分析し、グループのドラム演奏コースが身体的な変化をもたらすかどうかを調べました。参加者のコルチゾールとサイトカイン（炎症を抑える免疫細胞のタンパク質）の値を測定したところ、10週間のグループドラム演奏コースのあと、参加者のストレスと炎症の値が大幅に減少したことを発見しました。これらは両方とも、免疫システムを強化したい人にとってはいいニュースです。心理的、生理的なメリットに加え、この研究では、ドラム演奏がグループの中でおこなわれたため、社会的サポートという治癒要因も組み込まれています。将来の研究で、参加者がグループではなく、マンツーマンのレッスンでドラムを習った場合に、そのようなポジティブな結果を経験するかどうかを見るのは興味深いでしょう。

抑圧された感情を、ドラムをはじめさまざまな方法で解放しようと試みてきた劇的寛解者の一人が、シカゴ出身のカーリン・マーレイです。盲腸がんサバイバーのカーリンは訓練を受けたシャーマンで、20年以上にわたって心と身体、精神のつながりを研究してきました。診断されるまでの1

年間に、カーリンはつらい離婚を経験し、破産を申請し、重度のパーキンソン病と認知症に苦しむ年老いた母親の世話をするために引っ越さなければなりませんでした。当時22歳と20歳だった2人の子どもたちは、家を出て大学に通っていました。

この極めて過酷な1年半のあと、カーリンは２０１３年にステージⅣの盲腸がんと診断されました。これは、第３章で紹介したボブが直面したのと同じがんです。カーリンの治療は、腹部の臓器を圧迫していた15ポンド（約7キログラム）の腫瘍を取り除くための緊急手術からはじまりました。カーリンは自然治癒を試してもいいかと聞きましたが、医師はがんが進行しすぎているので、すぐに処置をする必要があると言いました。

カーリンは3カ月で4回の化学療法を受け、その後12時間の腹腔内温熱科学療法（ＨＩＰＥＣ）の手術を受けることに同意しました。さらに、彼女は抑圧された感情を解放することが重要な要因であると気づきましたが、10の劇的寛解の治癒要因をすべて受け入れました。

抑圧された感情を解き放つことは、興味深くて解放的なテーマです。シャーマンの訓練を受けた私は、ドラムの演奏のテープを聴きながら自分自身の旅に出ました。あるセッションで、私は自分の生命のエネルギーをもらしていた「魂の契約」を発見しました。その旅で、私はその既存の契約を書き換え、私を癒やしてくれた新しい魂の契約に置き換えることができました。

従来の治療のあとの数年にわたる治療の間、カーリンは多くのエネルギー療法士と一緒に取り組みました。

私はエネルギータッチの専門家とともに、がん診断の際についてくる感情の中心に「恥」があることを突き止めました！　この気づきによって、私は自分自身を見つめ直し、どのように自身をケアしていたかを確認することができました。自分自身が後回しになっていて、消耗していたのです。私はほかの人のために与える人であり、介護者であり、母親であり、神聖な空間を保持する人でした。私はほかの人を世話するように自分自身を愛し、育てることを学ばなければいけなかったのです。私は自分自身に徹底的なセルフケアと自己愛を与え、古いパターンを壊し、子どもを愛するように自分自身を愛さなければなりませんでした。

カーリンは、癒しの一環として手放す必要がある感情パターンが、どのように確立されたかを知るために、自分の子ども時代を調べました。

私たちの家庭では、病気の人がすべての注目を集めていました。自分の治療の過程で、私は注目されたり世話をしてもらったりという、自分がどうしても欲しかったものを手に入れるために病気を利用していたことに気づいたのです。私は、「愛や関心を得るために自分の状態を利用する必要

はもうない」と、繰り返し唱えました。自分の身体のエネルギーやプラーナ（気）の流れを止めている問題やトラウマを突き止めることはとても重要で、それによって「病」が私たちの経験に入り込んでくるのです。

５年生存率が25％未満というステージⅣの盲腸がんと診断されてから、６年以上経ちました。HIPEC手術のような画期的な従来の治療法と、過去の恥の感情を解放することを含む10の劇的寛解の要因を組み合わせることによって、彼女はとてつもない劣勢に打ち勝ち、健康で普通の生活を送ることができるようになりました。彼女は現在、ラディカル・リミッション・ワークショップの公認インストラクターやヘルスコーチとして、がん患者に恩返しをしています。

＊＊＊

コロラド州の田舎に住むエネルギッシュな女性、アリソンもまた、抑圧された感情を解放することが回復の鍵だと感じている劇的寛解者の一人です。アリソンが稀な末期の脳腫瘍から回復したのは、ほかの９つの治癒要因に加え、幼少期のトラウマに対処するためにおこなった感情に対する取り組みのおかげだと考えています。

アリソンの物語

2013年、48歳のアリソン・ガネットは「完璧」な人生を送っていました。当時、彼女はエクストリーム・フリースキーヤーでありプロのマウンテンバイクの世界チャンピオンの選手であり、気候変動の科学者としての「本業」を持ち、女性向けのアウトドア・アドベンチャーを指揮するサイドビジネスも営んでいました。さらに、夫と一緒に80エーカー（約32万平方メートル）ののどかな農場に住み、自分たちでオーガニックな食材を栽培していました。

しかしその後、自分でも説明できない心身の症状が現れはじめます。アリソンがベーコンを焼いていて、危うく家を全焼させそうになったとき、夫は急いで彼女を救急病院へ連れて行きました。夫と医師は、野球ボールほどの大きさの腫瘍がアリソンの脳の半分以上を占めていることを知り、ショックを受けました。こうしてアリソンは血管周皮腫《けっかんしゅうひしゅ》という珍しいタイプの脳腫瘍であると診断され、がん患者となったのです。

アリソンの主治医は、手術や化学療法、放射線治療が必要で、その後はすべてがうまくいくだろうと言いました。しかし、アリソンは直感的に、医師は全容を話していないと感じ、自分のがんにとって「うまくいく」とはどういうことかを理解しようとします。インターネットで調べたところ、手術や化学療法、放射線療法という標準的な治療では、治療を受けない場合よりも長生きできない可能性が高く、二次がんのリスクなど、深刻な副作用に対処しなければならないことがわかりました。アリソンには、どちらの選択肢も十分ではありませんでした。彼女は夫と幸せに暮らし、老衰で死にたいと切に願っていたのです。

診断後、アリソンの最初の反応はショックでしたが、その後すぐに否定しました。アリソンの生きる理由があまりに強すぎたので、厳しい予後を受け入れることはできませんでした。

「私はこのがんの犠牲者になるつもりはない。私は生きたい。どうしたら生きられるかを見つけなければ」

腫瘍が脳への血流を圧迫していて、いつ死んでもおかしくない状況だったため、アリソンはすぐに手術を受けました。しかし、残念ながら、野球ボールほどの大きさの腫瘍の近くにできていた小さな腫瘍を、すべて取り除くことはできませんでした。さらに心配だったのは、手術によって脳が傷ついたため、医師は化学療法や放射線治療の開始や再手術を、脳の傷が癒えるまで数カ月間おこなわなかったことです。アリソンは、この数カ月の期間を幸運だったと考えています。この半年間で「グーグルを使って本気で調べる」ことができたからです。

アリソンは、自分と同じタイプのがんの平均生存期間が6・8カ月で、しかもそれは従来の治療によるものであることを知りました。彼女は、この憂うつな統計を見るたびに、人生の残りの6、7カ月をどう過ごしたいか考えました。最終的に、残りの日々をムダな治療に費やすのはやめようと決心します。その代わりに、自分が治ることで、もっとよりいい統計データをつくろうと考えたのです。アリソンは医師の望みに反して、勧められた化学療法と放射線治療、そして見逃されていた小さな腫瘍を取り除くための再手術を拒否しました。

その代わり、アリソンは健康に戻る別の道を探すために、さらに深く研究を掘り下げました。アリソンは、自然療法（ナチュロパシー）の認定医師で、アメリカ自然療法腫瘍学委員会（FABNO）のフェローでもある、劇的寛解者のナーシャ・ウィンタース医師に出会い、治癒の旅を手助けしてもらいました。ウィンタース医師は、ステージⅣの卵巣がんから25年間の劇的寛解を果たしたサバイバーで、がんの代謝理論の提唱者です。多くの劇的寛解者と同様に、ウィンタース医師は自分が治癒したあと、ほかのがん患者が従来の医療と併用したり、代替療法として独自の治癒方法を見つけ出すサポートに人生を捧げています。ウィンタース医師はアリソンのがんの原因を突き止め、がん化した根本的な原因を翻したり、無害な治療法を提案するなど、多角的な治療の戦略を提案しました。アリソンはこう振り返ります。

診断が下されたとき、私は短い期間、病的な状態に陥り、正気を失って死を考えていました。すっかり打ちのめされ、怖かったんです。しかし、ウィンタース医師から、がんは単に根本的な原因にすぎず、その原因を完全にもとに戻した人たちがいることを教わり、私は自分のがんをもとに戻し、自分の身体を自分で治せるかもしれないという希望の種を手にしました。

ウィンタース医師との取り組み中でアリソンは、さまざまな条件が自分のがんの原因になった可能性があることを理解するようになりました。たとえば、プロのアスリートには珍しくありませんが、膝の手術を何度もしたあとに抗生物質を何年も服用したことが原因で、腸内細菌群のバランスが崩れていたこと。また、おそらく幼少期に頻繁にかかった耳や胸、副鼻腔の感染症や、飲料水による重金属中毒が原因で、免疫不全を起こしていたこと。アリソンは遺伝子検査を受けた結果、乳製品や穀物、毒素、飽和脂肪酸をうまく処理できない遺伝子変異をもっていることがわかりました。そのため、これまでずっと軽度の腸内の炎症と透過性亢進が続いたようです。さらに、彼女はこれまでに、エプスタイン・バール・ウイルスやサイトメガロウイルスなどのさまざまなウイルスに感染し、長年ヴィーガン／ベジタリアンを続けて来た結果、糖尿病予備軍の血糖値になっていました。長年の過度な運動により、重度の炎症と慢性副腎疲労を引き起こし、ペットボトルやプラスチック製の水分補給器具などの内分泌攪乱《かくらん》物質にさらされたことで悪化。甲状腺に負担をかけ、ホルモンバランスを崩す原因になったのです。

アリソンのがんのもう一つの重要な根本原因は、彼女が「A型のがんばり屋さん」だったことで、それが過度のストレスにつながったと考えています。このストレスは、インスリンを増加させ、グルコースの値を上げるコルチゾールの上昇として現れました。つまり、糖分の多い食事だけでなく、ストレスもがんが好む燃料であるブドウ糖の供給を増加させる恐れがあるのです。アリソンにとってこのストレスは、アルコール依存症でネグレクト気味の父親のもとで育った幼少期からはじまっていて、大人になるにつれ完璧を求めるようになりました。

私は太っていてダサい、数学オタクでした。子どもの頃はからかわれていましたが、最終的にはエクストリーム・スキーの世界チャンピオンになって、崖から飛び降りることを生業《なりわい》にすることで劣等感を補ったんだと思います。「私を見て。私は今すごいんだよ」と言いたかったんです。

こうした精神的、感情的なストレスに加え、アリソンは血液検査で特定のビタミンとミネラルが不足していることが判明。遺伝子検査で、免疫やホルモンの調節に重要な役割を果たすビタミンD3を吸収しにくい、遺伝子変異を持って生まれてきたことを知ったのです。

非常に多くの要因ががんにつながる可能性があったため、アリソンはがんを治すにはそれらすべてに対処しなければならず、がんをもとに戻すことができるたった一つの変化はないと考えました。その代わりに、ウィンタース医師が「テレイン・テン」と呼ぶ、劇的寛解のための10の治癒要因に似たものに取り組む必要があると理解しました（注：ウィンタース医師の「Terrain Ten」については、彼女の著書『The Metabolic Approach to Cancer』で詳しく知ることができます）。アリソンは、栄養や睡眠、サプリメント、運動、腸の透過性、デトックス、ウイルス治療、瞑想、遺伝学・エピジェネティクス、そして感情的・精神的な生活など、彼女の生活のあらゆる面でウィンタース医師と熱心に取り組みました。しかし、アリソンは、幼少期のトラウマと生涯にわたるストレスががんの最大の根本原因であり、だからこそ治癒に最も必要な要素だと考えるようになりました。

タマネギの皮を何枚も剥ぐようなものです。劇的寛解の治癒要因は何層にも重なっていて、一度にすべてを処理することはできません。私は食生活の改善はしたかもしれませんが、ストレス中毒の生活を改めていなければ、がん細胞に潜在的な燃料を与えていたでしょう。がん細胞はブドウ糖や果糖、そのほかの炭水化物を発酵させるからです。ストレス中毒になることで、がん細胞が欲しがるものを与えていたので、そこから脱け出さなければなりませんでした。そこで私がしたのは、EFTと瞑想です。また、カウンセリングや心理療法にも幅広く取り組み、専任の瞑想コーチをつけて過去と向き合い、未来を心配するのをやめ、頭をすっきりさせ、今この瞬間を楽しむことに集中しています。

アリソンは治癒の過程で、幼少期のトラウマがこの病気のプロセスの大きな部分を占めていると考えるようになりました。辛い過去を打ち明けようとする中で、アリソンは、悲しみや恥、トラウマなど、多くの抑圧された感情をたくさん持っていることを知りました。

心の傷に向き合うのは大変なことです。私にとっては、がん治療の過程で最も難しいことでした。私はそうした感情やトラウマに向き合ったことがなかったのですが、これは非常に重要なことだと思いました。多くの人は、自分のがんにかかわる可能性のある感情について掘り下げませんが、私にとってそれは大きなことでした。私の感情への対処法は、自分の周りに要塞を築き、外の世界に

対して鈍感になることでしたが、それは実際には子ども時代のトラウマに向き合っていたわけではありません。私はただ、その痛みを身体のさまざまな場所に溜め込んでいただけでした。

アリソンは、抑圧された幼少期の感情が、自分の職業選択（エクストリーム・スポーツのアスリート、起業家、非営利団体の設立者、科学者）と不健全な生存メカニズムを形成したことを理解し、それを感謝するようになりました。

私はアルコール依存症の親の子どもでしたが、そのような状況で育つことがどのようなものなのか、感情的に処理できていませんでした。幼い頃は、ただ食べて太りました。それが私のトラウマに対処する方法だったのです。20代になってから運動に出会い、「ああ、これなら太らない」と思いました。運動は、自分の問題から逃げ出すのにうってつけの方法だったんです。走っていて最高の気分になっているときは、何にも向き合わなくてよかった。それがトラウマに対処するために私がしていたことです。自分の問題から逃げるために、運動にハマっていったのです。

アリソンの回復の鍵は、幼少期に受けた虐待による抑圧された感情に対処し、ストレスを上手にコントロールする方法を学ぶことでした。彼女は徐々に、より健康的な方法で感情を処理し、健康を維持するための新しい感情の習慣をつくり、より共感的になる方法を学びました。

私は、悲しみと痛みに向き合うことを学ばなければいけませんでした。感情を避けるのではなく、感情を処理していくことが本当に重要でした。たとえば、ペットが死んだなどつらいことがあったとき、以前ならその悲しみをしまい込んでいましたが、現在はその悲しみに浸っています。私はその感情に触れて、見捨てられることや失うことを経験しました。私は子どもになることができなかったのです。母が父と母の役割を演じている間、私はいつも母の役割を演じていました。また、家族内には深刻な虐待や依存症、双極性障害、うつ病もありました。家族と感情を共有することはなく、誰もが見て見ぬふりをしていました。放課後、かなり長い時間トイレで一人泣いていたのを覚えています。そうした経験を経たことで、より強い人間になることができたのです。でも、そのおかげで、ほかの人たちの苦しみを感じることができ、私が経験したような治癒の過程を切り抜ける手助けもできるようになりました。

アリソンは、抑圧された感情を克服しながら、ほかの9つの劇的寛解の治癒要因にも取り組みました。彼女は夫や家族、友人、のどかな農場、そして自分に合った栄養学への新たな関心など、生きる理由を受け入れたのです。夫、母、3人の兄弟を含む友人や家族は、必要に応じて彼女の世話をするために飛行機で駆けつけ、回復までの間、力強い社会的サポートを提供してくれました。プロのアスリートでがんばり屋だったアリソンは、いつも過度な運動によってストレスに対処してきたのですが、実際には治すためには運動を控える必要があることに驚きました。彼女はこの教訓を苦労して学んだのです。

できるだけ早く走りはじめようとした私はバカでした！　学んでいなかったのです。診断がとても怖くて、自分の問題から逃げたかったんです。しかし、すぐに血液検査のすべての項目で炎症とがんマーカーが一気に上昇しました。

アリソンは、いつもの長距離走やマウンテンバイク、バックカントリースキーなどの激しいスポーツではなく、自然の中でのウォーキングや海でのサーフィン、川でのパドルボードなどの穏やかな動きの運動に、少しずつ戻ることを学ばなければいけませんでした。これらの運動は、彼女が必要としていたビタミンＤ３を日光から多く摂取するのに役立ちました。ビタミンＤの吸収を阻害する遺伝子変異を持つため、アリソンはほかの人よりも多くの時間を太陽の下で過ごし、より多くのビタミンＤ３の補給を必要としていたのです。

自然はアリソンの「教会」となり、屋外で穏やかに運動することで心をクリアに保ちました。アリソンは治療の過程で瞑想を実践し、精神的に成長しました。新たな瞑想の先生に触発されたアリソンは、さまざまな宗教やスピリチュアリティを探求し、神性を愛として概念化し、すべてのものや人に、できるだけ多くの愛を持って接するようになりました。彼女は、この新たに見つけた平和と慈愛の感覚をこう表現しています。

がんになったことで、友人や家族との関係はよりよいものに変わりました。別人のようになったのです。以前の私は本当にタフで、傷つきやすい性格ではありませんでした。今はいい意味ですっかり弱くなりました。よりソフトになりました。自分の船の船長というより、むしろ大海原の一部のようです。

ウィンタース医師の慎重な指導のもと、アリソンの回復に重要な役割を果たしたのがサプリメントです。現在もアリソンは、炎症を抑えるボスウェリアや免疫力を高めるビタミンD3、ホルモンバランスを整えるメラトニン、マイクロバイオームに働きかけるビフィズス菌など、数々のサプリメントを摂っています。回復期には感染症やウイルス、重金属のデトックスを助けるサプリメントを追加で摂取しました。

アリソンにとって食生活も大きな変化の一つでした。彼女は、自分で食材を育てることで最適な生活をつくり上げていたつもりでした。しかし、実際には、少なくともがんの代謝理論によれば、穀物や炭水化物を多く含むベジタリアン食が彼女のがんの一因になっている可能性がありました。彼女は次のように説明しています。

私は〝炭水化物中毒〟でした。自分の農場で穀物を栽培し、炭水化物を育てていたのです。自給自足で、プロのスキーヤーとして完璧な生活を送っていると思っていました。しかし、ウィンター

ス医師のもとで血液検査を受けたところ、私は「健康そのもの」でなかっただけでなく、あらゆる面でひどい健康状態だったことに気づいたのです。

詳細な血液検査により、アリソンのタンパク質やアルブミン、フェリチンの値が危険なほど低く、肉などのタンパク源を食事に取り入れる必要があると明らかになりました。また、一般的ながんは果糖やブドウ糖などの炭水化物を好んで代謝しますが、彼女の脳腫瘍は糖分や果糖に依存する可能性が判明。彼女は診断から1カ月後、食事から果物や炭水化物を抜き、ケトン食を実践することにしました。アリソンはウィンタース医師の指導のもと、ケトン体、グルコース、グルコースケトン指数（GKI）を注意深くモニタリングしはじめます。アリソンはまず食事を摂り、その4〜6時間後に自宅でケトン体と血糖値を測定し、身体がどのように食物を代謝しているかを調べました。

アリソンはさらに遺伝子検査をして、自分の身体が食べ物をどのように処理するのかを調べました。その結果、彼女の身体は乳製品をうまく処理できないことがわかりました。わずかな量の乳製品で血糖値が急激に上昇し、ケトン体が急激に減少するのです。これは、がんの代謝理論ではがんを「養う」と見なされます。そのほかにも、カフェインやカテキン（緑茶など）、硫黄・塩基性野菜（ケールなど）、飽和脂肪酸（ココナッツオイルなど）をうまく代謝できない遺伝子変異がありました。

アリソンはがんの潜在的な原因に関する知識を深め、特定の食べ物や運動、そのほかの治療法に対して自分の身体がどのように反応するかを知るにつれ、ライフスタイルを変え、経過を観察し、治療チームと適切に調整をおこない、完全寛解をつねに目標とする知識豊富な健康の最高経営責任者（CEO）になりました。「検査し、評価し、対処する。憶測はしない」というウィンタース医師のモットーを、アリソンは完璧に受け入れ、この6年間、毎月約100種類の血液化学マーカーを検査し、今後もそれを続けていくつもりです。

アリソンは、時間をかけて自分の治療チームをつくり上げました。神経腫瘍専門医、神経外科医3人、神経内科医、自然療法士2人、総合診療医3人、心理療法士、マッサージセラピスト、EFTコーチ、ソマティック・エクスペリエンス療法のコーチ、瞑想の指導者、鍼灸師など、約14の医師や施術者と一緒に取り組んでいます。彼女が最もショックを受けたことの一つは、アメリカの医師は、医師免許を失うリスクなしに「標準治療」に含まれない代替がん治療について話すことを許されていないことでした。そのため彼女は、従来の医師もほかのチームメンバーと同様に重要だと考えていますが、彼らの専門知識だけに頼ってはいけないということを学びました。

多くの人は知らないと思いますが、アメリカ医師会では、医師は手術や化学療法、放射線療法、臨床試験、免疫療法（FDA承認）についてしか話すことが許されていません。ケトン食やオーダーメイドの食事療法、感情療法、サプリメントなどについて言及しただけで、医師免許を剥奪されることもあります。ですので、医師がこうしたことを議論してはいけないということを、私たちは理解しなければなりません。だからといって、医師をチームから外すわけではありません。彼らはM

RIを撮るし、優れた外科医ですから、その点ではとても助けになってくれます。

直感が治療に役立ったかどうかと尋ねられたアリソンは、診断される前は成果をあげることに頭がいっぱいで、当初は自分の直感に触れていなかったと答えました。アリソンは、現代社会では素晴らしい実績をあげた人が報われると信じていたので、何としてでも成果をあげたかったのです。彼女はこうした達成感を追い求めるあまり、自分の健康に対する直感を抑制してしまったと感じています。たとえば、彼女は自分の免疫系が低下していることを示すいくつもの警告サインを無視しました。慢性気管支炎やカンジダ症、甲状腺のアンバランスは当たり前だと考えていました。さらに、彼女は自分の慢性的な関節炎は崖から飛び降りたり、単に年をとったからだと思っていました。彼女は、関節炎が実際には関節の慢性的な炎症であることを知らなかったのです。

アリソンは、劇的寛解のための10の治癒要因で、自分の心と身体と精神を変えると、慢性的な症状が消えていくことを発見しました。このリストは長く、関節炎や膀胱炎、イースト菌感染症、多《た》嚢胞性《のうほうせい》卵巣疾患、線維嚢胞性変化、橋本病（慢性甲状腺炎）、ホルモンバランスの乱れ、エプスタイン・バール・ウイルス感染症、サイトメガロウイルス感染症、腸透過性、脂肪肝、前糖尿病、慢性気管支炎、耳と歯の感染症などが含まれていました。肉体的にも精神的にも大きな改善を経験したおかげで、アリソンは今では、がんは人生のあらゆる面を癒してくれる贈り物だと捉えています。

現在も低用量ナルトレキソンのサプリメントで免疫系のバランスを整え、自宅の赤外線サウナで大量の重金属中毒をデトックスしています。

その後、数年間、アリソンは悲惨な予後を乗り越え、できる限り健康的な生活を送るため、実験と改善を続けました。ストレスやコルチゾール値の上昇により敏感になり、精神的、感情的なストレス要因をすぐに対処して値を下げられるようになったのです。その結果、女性にエクストリーム・フリースキーとマウンテンバイクを教える事業を売却するという難しい決断を下しました。経営していくには、心と身体にストレスが大きすぎることがわかったからです。ウィンタース医師が彼女に言ったように、「あなたが仕事を好きだからといって、その仕事があなたを殺さないとは限らない」のです。

診断から1年後の2014年、アリソンは自然療法士のウィンタース医師の弟子となり、人々のがんの根本原因をより深く掘り下げるために、国際がん擁護ネットワーク（ICAN）を通じて1年間のプログラムを受講しました。2015年には、それぞれのクライアントのDNA、血液化学、健康歴に基づいて個別のウェルネスプランを作成する会社、Customized Oncology Nutrition を設立。新しい仕事では、身体や心、精神に栄養を与えることで、人々のがんを予防や克服できるようにサポートしています。

＊＊＊

現在、アリソンのがんは安定していますが、脳にはまだ小さな腫瘍が残っています。彼女はこう言っています。

腫瘍があっても、それが「がん化」している場合もあれば、体内で休眠している細胞の集まりである場合もあります。手術で見落とされた腫瘍がいくつかあって、最初はすごく腹が立ったけど、今では新しいライフスタイルをサボろうと思ったときには、この腫瘍を思い出すようにしています。

アリソンは腫瘍を休眠状態に保つために、定期的に自分の身体を観察しています。炎症マーカーが増加していないか、あるいはがんが悪化している可能性を示すほかのマーカーに変化があるかどうかを判断するために、毎月地元の研究施設で100項目ほどの広範囲な血液検査を受けています。彼女は過度な運動をしたり、ストレスの多い状況を経験したり、ウイルスや細菌に感染したり、乳製品などの過敏な食品や血糖値を乱高下させるような食品を食べると炎症レベルが上昇することに気づきました。

アリソンは、自分の中の科学者を満足させるために、おそらく2ヤード（約1・8メートル）の長さがある詳細なスプレッドシートを作成し、血液検査の結果を記録して、その傾向を把握することにエネルギーを注ぎました。彼女はクライアントごとに同じようなスプレッドシートを作成し、それぞれの検査結果が何を示しているのかを説明する欄も設けています。彼女は次の検査をただ座って待っているだけではなく、これらの検査結果が自分に力を与えてくれると言います。なぜなら「〝いい〟検査結果や〝悪い〟検査結果などというものはなく、単なる情報だから」です。

アリソンは、突然現れるストレス要因に対処するためにサプリメントを調整し、ストレスレベルを下げるために毎日瞑想を実践しています。また、意識的に過度な運動をやめました。多くの時間を屋外で過ごし、おもな運動は毎日1時間の犬の散歩です。時間があるときは海でのサーフィンや川下り、サップ（サーフボードに立ってバランスをとりながらパドルを漕ぐスポーツ）など、心拍数を低く保ちながら無限の喜びを感じるアクティビティを楽しんでいます。また、友人や家族とつながる時間もつくっています。

アリソンはがんを患う前の生活を愛していましたが、今になって、自分の生活のいくつかの側面が、本来あるべき状態ほどには健康的ではなかったと気づかされました。そうでなければ、がんになることはなかったでしょう。そのため、彼女は生活のあらゆる面を劇的に変えました。

私は、がんになる前の人生が大好きでした。好きな仕事に恵まれ、世界中を旅していましたが、それが健康的な生活だったわけではありません。完璧な人生を送っていると思っていたのに、その普通の人生が私にがんをもたらしたのです。普通だと思っていた人生のすべてを、今私が「ニューノーマル」と呼ぶものに一新しなければいけませんでした。そしてじつは、そのほうがずっといいバージョンの自分になれたのです。20代の頃よりも6年後の自分のほうが健康的だと感じています。よりバランスがとれて、極端な行動に走ることもなくなりました。

アリソンはコーチングを通じて、がんはよりよい人生を送り、人々に恩返しをするための目覚めの呼びかけだと捉えるようになりました。

私のエンジン警告灯が点灯していたので、何が起きているのかを突き止めなければなりませんでした。そして、毎日をよりよくするために、そうし続けてきました。がんは、私に与えられた唯一にして最高の贈り物です。がんに罹患していなければ、今の私にはなっていなかったでしょう。それから6年が過ぎました。これは旅だと思います。決してそこにたどり着くわけではありませんが、私はものすごく前進していると感じています。

アリソンは健康を維持するために厳しいケトン食を続けていますが、彼女はそれを厳しいものだとは思っていません。

ケーキを食べることもできますよ！　私はおいしいレシピをたくさん考案したので、ケトン食のパン、乳製品を使わないケトアイスクリーム、ケトブラウニーを楽しんでいます。もう以前の食生活には絶対に戻れません。今の食べ方のほうが調子がいいんです。肌の調子もよく、身体も若返ったように感じ、がんや炎症の兆候もありません。私の免疫システムは自己修復しました。肝臓は正常化し、血糖値もバランスがとれていて、すごく興奮しています！

ケトン食の一環として、アリソンは時間制限のある食事法（断続的断食）を実践しています。これは、血糖値やインスリンの乱高下を制御し、ＡｐｏＥ４遺伝子がアルツハイマー病の可能性のある短命ではなく、長生きを実現するために毎日特定の時間枠内でしか食事を摂らないというものです。さらに、アリソンは月に3日間、完全な水断食をしています。これは、彼女特有の遺伝子構造とＡｐｏＥ４遺伝子を持つ人々が断食期間中に大きな恩恵を受けるためで、アリソンの検査結果でもそれは確認できます。アリソンは、断食が免疫システムを再起動したり、オートファジー（細胞の「リサイクル」）を刺激したり、ミトコンドリアを再構築するのに役立つことを発見しました。

何よりもアリソンは、劇的な寛解の鍵は、がんの根本的な原因を取り除くことにあると信じています。自分自身のがんの根本的な原因は、幼少期から抱えていた抑圧された感情にあると感じていた彼女は、幼少期のトラウマを処理し、解放することに熱心に取り組みました。

私たちはトラウマや根本的な原因に絆創膏《ばんそうこう》を貼ることはできますが、未来型の標準治療を受けるか、統合医療を受けるか、その両方を組み合わせるのか、あるいは何もしないにせよ、がんの根本的な原因をもとに戻さない限り、有効な治療法はありません。がんはつねに再発する可能性があるので、絆創膏を一気にはがすか、ゆっくりとはがすかのどちらかです。私はそうしなければなりませんでしたし、そうするつもりでしたが、万人向けではありません。でも、私は絆創膏の下に見つけたものを愛おしいと思います。

余命6・8カ月（統計による）と宣告されてから6年以上が経過し、アリソンの主治医たちは、アリソンがまだ生きているという事実に驚愕しています。ただし、アリソン自身はそうではありません。彼女は、幼少期から埋もれていた感情を解放するために深く厳しい感情的な活動に取り組むなど、自分のやり過ぎの性格を活かして、がんの根本原因を深く掘り下げました。アリソンは、抑圧された感情を解放するという大変な作業に取り組もうとするすべての人に勇気を与え、それは素晴らしい治癒効果をもたらします。アリソンの詳細については、AlisonGannett.com をご覧ください。

実践のステップ

身体、心、精神のシステムにおいて、抑圧された感情を解放するのは簡単な作業ではありませんが、劇的寛解者たちは、努力をする価値は十分にあると繰り返し語っています。『がんが自然に治る生き方』の中で、私は次のような実践ステップを提案しましたが、これらは今でも有効です。

1. 自分の根底にある考えや信念を発見するために「思考日記」をつける
2. 課題を明らかにするために1日に経験するすべての感情のリストをつくる
3. 毎日、許しを実践する
4. ストレスマネジメントの講座に参加する

5．資格のある心理療法士やエネルギー療法士、エネルギー運動生理学者とアポイントを取る
6．身体に残っているトラウマに対処するために、ＥＭＤＲ（眼球の運動脱感作・再処理）や催眠術をやってみる

さらに、感情の解放を促し、免疫力を高めるのに役立ついくつかの方法を紹介します。

・自己愛のリトリートに参加する

あなたが病気の真っ只中にいるとき、自分の感情的な問題に取り組むための時間とエネルギーを確保するのは難しいでしょう。助けが必要な場合は、多くの機関が、「回復への新たな道のり」「ウェル・ウーマン：乳がんにかかった女性が回復するための静養所」「エネルギーを解放し、人生を変える」などのテーマで、1日や週末、または1週間にわたるワークショップで、身体と心、精神のつながりを強化するための支援を尽くしています。リトリートと聞いて膨大な費用がかかると思われる人は、多くのセンターで奨学金を利用できることを知っておきましょう。さらに、地域の図書館や健康センター、病院、非営利団体が地元でワークショップを開催している場合があります。

・タッピングを試す

ＥＦＴとタッピングの人気が高まっているため、多くの情報が入手できるようになりまし

た。タッピングのやり方を自分で学びたい場合は、「タッピング・ソリューション」シリーズとEFTuniverse.comでわかりやすい手引きが提供されています。また、ユーチューブで無料でいくつかのガイド付きタッピングの動画を見つけることができます。対面での指導を希望する場合は、現在、多くの図書館や健康センター、病院、セラピストが指導に役立つコースを提供しています。

・あなたを傷つけた人に手紙を書く

感情を解放するための強力な方法としては、生きているか死んでいるかにかかわらず、あなたを傷つけてきた人に手紙を書くことです。あなたの痛みや挫折、恨み、怒りを紙に吐き出してください。自分の感情を書き出し、相手に直接語りかけるという物理的な行為が、あなたの身体から感情を解放しはじめるのです。手紙を送る必要はありません。実際、多くの劇的寛解を経験した人たちは、手紙を書くことだけで十分だと気づいています。書いたら、儀式的に燃やすか、引き出しの中にしまっておいて時々読み返して解放するか、捨ててしまってもかまいません。

・グループで吐き出す

感情の解放を目的とした講座を受けたり、グループに参加することは、あなたの癒しに大いに役立ちます。たとえば、ドラム演奏サークルや、ガブリエル・ロスの「5リズム」クラスのようなダンスグループ、ヨガ講座、歌唱クラス、アートセラピーのグループなどがあります。地元の図書館やヨガスタジオ、新聞、オンラインなどを調べて、自分に合ったグループを見つけてください。

・ソーシャルメディアを活用する

感情を上手にコントロールし、ストレスや不安、うつなどを解放しようとするとき、スクリーンタイムやソーシャルメディアが感情にどのような影響をおよぼすかを振り返ることが重要です。ここでは、いくつか簡単なヒントを紹介します。

1. 2日間、ソーシャルメディアから完全に離れてみて、その間とその後で自分にどのような違いがあったかに注目してみる。ソーシャルメディアを1日おきに休むことを検討する。
2. ネガティブな感情を抱かせる投稿をする人のフォローを外したり、ブロックしたり、「ミュート」する方法を学ぶ。
3. ソーシャルメディアで、あなたの気分を高めてくれ、いいことも悪いことも含めて人生全体を信頼できる人（最高の瞬間だけをシェアするのではなく）をフォローするよう努力する。
4. マックOSのスクリーンタイムやアンドロイドのデジタル・ウェルビーイングなど、ソーシャルメディアの利用時間を記録し制限するアプリを利用してみる。

注：この治癒要因に集中的にアプローチする場合、大きな感情の解放が身体的な副作用をもたら

す可能性があることに注意してください。たとえば、感情的な「毒素」が突然放出されると、強い疲労感や睡眠障害、寝汗、消化器系の不調、頭痛などの一時的な身体的症状を引き起こすこともあります。しかし、心配する必要はありません。予想されることを知り、正常な副作用であると理解することでそれらを受け入れ、心配したりストレスを増やすことなく、自然の流れに任せることができるようになります。

統合医療の治療者は、身体的な症状を乗り越えるために、水をたくさん飲むこと、毎日自然の中で過ごすこと、無加工、未精製の有機食品を食べることを勧めています。そして、エプソムソルト（硫酸マグネシウム）や重曹を使った入浴は、身体の解毒に役立ちます。

＊＊＊

意識的または無意識的に向き合うのを避けていた感情に対峙することは、楽しくないように思われるかもしれませんが、高飛び込みで飛び降りるようなものだと考えてみてください。最初は階段を登り、飛び込み台の端まで歩いて、はるか下のプールを見下ろすのは怖いものです。恐怖で心臓がドキドキするかもしれません。しかし、一度その恐怖に立ち向かい、思い切って飛び込むと、水は清々しく、結局それほど難しいことではなかったと気づきます。抑圧された感情を解放するのも同じです。最初は怖いと思うかもしれませんが、感情的な負担を軽減し、免疫力を高めるという点で、努力する価値は十分にあるのです。

第7章

食生活を変える

―ジェレマイアの物語―

食事を摂りましょう。
ほどほどに、
おもに植物を

マイケル・ポーラン

Eat food. Not too much. Mostly plants.

Michael Pollan

劇的な寛解をもたらす食事療法とは

今日の統合的がん医療の世界で、「がん患者にとってどのような食事がベストなのか」ほど激しい論争を巻き起こしているものはありません。一方は、野菜、果物、穀物が治癒に必要なすべての栄養素を供給すると主張する植物由来の支持者たちで、もう一方は、今流行《はや》りの、ケトン食を提唱する人たちです。この食事法は、もともとてんかんの治療のために開発された高脂肪、炭水化物制限の食事法ですが、最近では、がんやアルツハイマー患者を助けるために用いている統合医療従事者の間で注目を集めています。

このような議論があるため、どの食事法が自分にとって最適なのかを見極めるのが難しくなっています。これまでの研究で、植物性由来、ケトン食、地中海食などの食事が健康に大きな効果をもたらすことがわかっています。しかし、それぞれの食事にいくつかの欠点があることを示す証拠もあります。つまり、すべての人に最適な食事法は存在しない——万能な解決策はないのです。とくに最近がんなどの病気と診断された人にとっては、あまり聞きたくない話かもしれません。

しかし、右の3つの食事療法をすべて実践している人に、劇的な寛解がもたらされていることを忘れないでください。寛解者は、どの食事療法が自分に合っているかを判断する際に、3つの基準に頼る傾向があります。彼らは、①検査の結果（たとえば、血液検査、食物の過敏性テストなど）、②新しい食事を試している間の症状の軽減、そして③その食事療法の利点（エネルギーの増加、健康的な体重など）に注目しています。最終的に、これらの3つの食事療法に共通しているのは、砂糖、精製された穀物、加工食品の摂取を減らしながら、有機野菜をそのまま食べているという点です。このような食生活の変化は、炎症を抑え、免疫システムを強化し、がん細胞をより効果的に除去するのに役立つことが研究によって示されています。

この章では、みなさんが食生活を計画する際の指針となるような、明確な情報を提供したいと思います。また、この急速に発展している研究分野での最新動向と研究成果について紹介します。その後、ほかの9つの治癒要因を取り入れた上で、母親が食事を根本的に変え、珍しいタイプのリンパ腫から完全な寛解を達成した赤ん坊のジェレマイアの治癒の物語を紹介します。この章の最後には、あなた自身の食生活を改善するきっかけとなるような、簡単な実践ステップをいくつか紹介します。

最近の動向

食事はがんを治すのに絶対不可欠

過去20年にわたり、世界がん研究基金（ＷＣＲＦ）とアメリカがん研究協会（ＡＩＣＲ）は、がん予防のための食事、体重管理、運動に関するガイドラインを発表してきました。[1] その提言は実を結んでいるようで、最新の「がんの現状に関する年次報告書」では、すべてのがんを合わせた全体の死亡数は、一部の例外を除き、1999年以降年々少しずつ減少し続けていることが示されています。(2)

いくつかの主要な政府機関によって作成されたこの報告書によると、肺がん、膀胱がん、喉頭がんの新規患者数と死亡数は、タバコの喫煙量の長期的な減少と連動して減少し続けていることが明らかになりました。(3) また、メラノーマ（黒色腫）の死亡率が急速に低下している点にも注目すべきです。これはおそらく、末期のメラノーマ患者に対する免疫チェックポイント阻害剤などの新しい治療法の影響でしょう。(4)

残念ながら、この報告書にはいくつかの悲観的なニュースも含まれていました。たとえば、かつてがんは高齢者がかかる病気でしたが、ここ数十年は20～49歳の人の間でがんが増加しています。(5) この年齢層で最も多かったのは乳がんで、次いで甲状腺がん、メラノーマでした。(6) 一方、20～49歳の男性で最も多く診断されたのは、大腸がん、精巣がん、メラノーマでした。(7)

健康全般における食事の重要性を考えると、食事と栄養に関する知識は、すべての医師が身につけていることが望まれます。結局のところ、食事は、障害や早死にをもたらす喫煙や高血圧、肥満、運動不足などすべての危険要因を簡単に打ち負かします。(8) 残念ながら、食事や生活習慣に関連する慢性疾患の罹患率が上昇し続けているにもかかわらず、医学部で栄養教育に費やされる平均時間は過去20年間で減少しています。(9、10、11) インディアナ大学医学部が実施した新しい研究によると、医学生と医師は、現在医学部でおこなわれている栄養教育が非常に不十分であることに同意しているとわかりました。[12] このことは、医師が食事の治癒力を信じていないのではなく、単にそれについてよく知らないということを示しています。

これは残念なことです。私たちは自分が食べたものでできていることは、研究によって何度も実証されているからです。科学的に見ると、食べ物の細胞は分解され、私たちの身体の細胞が適切に機能するために必要な燃料に変わります。もし私たちが「悪い燃料」を入れたら、私たちの身体は最適に機能することができません。「いい燃料」を入れれば、自分の健康状態を根本的に変えることができるのです。

劇的寛解を果たした人たちは、食生活を根本的に変え、それががんや命にかかわる病気を治すのに絶対に不可欠だと信じています。食事療法の内容はさまざまですが（ヴィーガン、ケトン食、パレオなど）、劇的寛解者の大半は、以下の重要な食事の変更を実践しています。これらについては、『がんが自然に治る生き方』の中で詳しく述べています。

- 砂糖、肉、乳製品、精製された食品の摂取を大幅に減らす、または完全になくす
- 野菜の摂取量を大幅に増やす（ときには果物も）
- 有機食品を選ぶ
- ろ過された水を飲む

覚えておいてほしいのは、食生活の変更は、慣れ親しんだ食事や伝統的な家庭のレシピを失うこと、まったく新しい食事方法を学ぶのに必要な時間、身体イメージや体重減少の問題など、精神的にストレスがかかる場合があることです。あなたは一夜にしてすぐに行動に移して、大きな変化を起こすことができるタイプの人かもしれませんが、そうでない人は、多くの劇的寛解者が時間をかけて小さな変化を起こしたことを知っておいてください。いずれにせよ、その効果を考えると、時間と労力をかけて食生活を改善する価値はあります。

食生活を変えるとがんのリスクを減らせる

タフツ大学の研究チームは、最近、がんの原因として食事だけを取り上げています。研究者らは、20歳以上の成人の浸潤がんの5％は「最適ではない食事」が原因である一方で、がんの診断の4～6％はアルコール摂取、7～8％は体重過多、2～3％は運動不足によるものだと発見しました。「最適ではない」とは、野菜や果物、全粒穀物の摂取量が少なすぎ、高度に加工された肉、赤身の肉、砂糖入り飲料の摂取量が多すぎる食事です[13]。

これらの要因のうち、加工肉の摂取量が多いことと全粒穀物の摂取量が少ないこと（すなわち、食物繊維不足）が、がんの新規診断の多さに関連する二つの要因でした。大腸は食事の変化に非常に敏感であるため、この研究で食事に関連するがん症例のうち大腸がんの割合が最も高く（38％）、次いで口、咽頭、喉頭（いずれも消化管の一部）のがんが多かったのは驚くべきことではないでしょう。[14]

しかし、食生活を変えることでがんになるリスクを減らせるという希望もあります。たとえば、50～79歳の閉経後の女性4万8000人以上を対象とした研究では、もともと太りすぎまたは肥満の女性に対して、総脂肪摂取量を減らし、野菜、果物、穀物の摂取量を増やすと、すい臓がんと診断されるリスクが29％減少することがわかりました。[15]

太りすぎはがんになるリスクを高めることがわかっていますが、反対に栄養失調や体重減少、痩せすぎは化学療法や放射線療法の危険な副作用です。[16] がん患者は栄養豊富な食品で身体を満たすことが不可欠ですが、どの食事法がベストかについての一致した見解はまだありません。

がん予防に効果がある「地中海食」

では、健康的な食事とは具体的にはどのようなものでしょうか。ジャーナリストのマイケル・ポーランは、何百もの食事に関する研究を検証したあと、「食事を摂りましょう。ほどほどに、おもに植物を」という有名な言葉にまとめました。彼が検討した研究では、加工されていない食品をそのままのかたちで食べ、食事の大半が野菜で、毎日の摂取カロリーを低く抑えた場合に最も効果を得ることができたといいます。世界がん研究基金やアメリカがん研究所、アメリカがん協会も同様の結論に達し、最近、主要な食事療法の研究を見直し、がんを回避したい人はおもに植物由来の食事を摂り、赤身の肉や加工肉、アルコールを制限するように推奨しています[17]。

また、欧米の研究チームは、8万5000人以上の被験者を対象とした90以上の研究を分析し、健康的な食事を遵守することで、とくに大腸がん、乳がん、肺がんのリスクが大幅に低減する可能性があると結論付けています。研究者たちは、健康的な食事にはおもに野菜や果物が含まれ、西洋の食品（脂肪分、塩分、糖分、精製、動物性食品）は少量だと判断しました。その逆もまた真だと言えます。不健康な食事パターン（おもに西洋の食品で構成されたもの）は、がんのリスク上昇と関連していることがわかりました[18]。

最新の研究では、そもそも健康的な食事はがん、とくに大腸がんにかかるリスクを減らすことが示されています[19]。研究者グループは、Healthy Eating Index-2010、地中海食、Alternative Healthy Eating Index-2010、Dietary Approaches to Stop Hypertension（DASH diet）など、さまざまな食事スコアに関する研究を見直しました。彼らの研究では、45〜75歳の20万人近い被験者が分析され、すべての人種／民族グループにおいて、質の高い食事は大腸がんのリスクの大幅な低下と関連していました[20]。

ここでいう「質の高い食事」とは、野菜や果物を中心に、全粒穀物、豆類、ナッツ類、健康的なオイルが多く、赤身の肉、砂糖が多い飲料、アルコール、ナトリウムが少ない食事のことです。

地中海食は、野菜や果物、ナッツ、種子、豆類、ジャガイモ、全粒粉、パン、ハーブ、スパイス、魚介類、オリーブオイルを中心とした食事です。鶏肉や卵、チーズ、ヨーグルトの量は限られており、赤身の肉、砂糖入り飲料、添加糖、加工肉、精製穀物、精製油、そのほかの高度な加工食品はごく少量しか含まれていません。これはイタリアやスペイン、ギリシャなどの国々で一般的に食べられている伝統食をベースにしています。疫学研究者たちは、これらの地域の人々がほかの先進国の人々と比べて例外的に健康で、がん、糖尿病、心臓病など多くの病気の発生率が低いことに注目しています。

ある研究チームは、地中海食の乳がんに対する予防効果を評価しました。研究チームは、心血管系疾患のリスクが高く、乳がんの既往歴がない60〜80歳の女性4000人以上を調査。女性たちは3つの異なる食事グループに無作為に振り分けられ、乳がんを発症した人がいるか5年間、追跡調査しました。[21] 研究参加者は、①エキストラ・バージン・オリーブ・オイル（EVOO）を追加した地中海食を食べるように言われたグループ、②ミックスナッツを追加した地中海食、③食事の脂肪摂取量を減らすよう指示されたグループのいずれかに無作為に振り分けられました（注：二つのグループにそれぞれEVOOとナッツを摂取させたのは、これらの食品ががんに対する予防効果をさらに高める可能性があるとの仮説からです）。

研究者たちは、EVOOを添加した地中海食のグループは対照グループに比べて、悪性乳がんにかかるリスクが62％と驚くほど低いことを発見しました。[22] これは、加工や精製をしていない自然食品や植物中心の食事など、長期的な食事の変化が実際にがん予防に役立つことを示した最初のランダム化比較試験の一つです。

食事ががん患者の生存率を向上させる

がん患者にとってとくに興味深いのは、食事ががん患者の生存率を向上させることが最近の研究で明らかになったことです。オーストラリアのある研究では、卵巣がんを患った女性が診断時に記入した食事に関するアンケートを調査し、5年間の生存率を追跡することで、食事と全生存率との関連性を調べました。[23] 食物繊維の摂取量が最も多い女性は、最も少なかった女性に比べて、卵巣がんからの生存率が31％増加。緑黄色野菜、果物、魚、多価不飽和脂肪および一価不飽和脂肪（食品）、アブラナ科の野菜を多く食べ、緑茶を飲んでいた女性は、生存率が大きく向上した一方で、グリセミック指数が高い（糖分が多い）食事をしている参加者は、生存率が低くなりました。[24]

別の研究では、ヒスパニック系乳がんサバイバーを分析し、健康的な食事ががんの再発リスクを低減させることを明らかにしました。この研究では、乳がん生存者のグループが、12週間にわたって合計24時間おこなわれる9セッションのプログラムに参加。このプログラムには、栄養教育や調理実習、食材の買い出しなどが含まれていました。対照群には、食事に関する推奨事項が書かれた文書のみが文書で配布されました。

研究者たちは、研究開始時、6カ月後と12カ月後の血液サンプルを分析した結果、短期間の介入が、果物や野菜の摂取量の増加など長期的な食生活の変化につながったと結論づけました。さらに、こうした食生活の変化は、がんの再発のリスク低減に関連するバイオマーカーに大きな変化をもたらしました[25]。

植物由来の食事は大腸がんのリスクを減らす

幼い頃から「野菜を食べなさい」という言葉をよく耳にしたのではないでしょうか。しかし、手間がかからない便利な加工食品に囲まれた現代では、野菜を十分に摂っているとは言えません。劇的寛解を果した人たちは、健康的な有機野菜や果物の摂取量を増やすことの重要性を繰り返し訴えています。その一人がクリス・カーです。

ドキュメンタリーのスターやニューヨークタイムズのベストセラー作家になる前、クリス・カーはニューヨークに住む31歳の女優兼写真家でした。彼女の人生は、深夜のパーティー、終わりのない仕事のストレス、そして気ままな不死の若さに満ちていました。ところが、2003年のバレンタインデーに、すべてが変わりました。クリスは突然、がん患者の0・01%以下が罹患する希少な肉腫である類上血管内皮腫（EHE）のステージⅣと診断されたのです。さらに悪いことに、彼女のタイプのがんに対して、きちんと研究された従来の治療法はありませんでした。医師からは、このがんは治らなくて、がんが進行するのを見守るしかないと告げられ、「肝臓と両肺の3つの臓器移植が必要かもしれない」と言われました。

クリスはすぐにがんを治すことがフルタイムの仕事になることに気づきます。健康を見つけるために「人生最大の旅」に出て、その過程で自分自身を撮影し、最終的に受賞歴のあるドキュメンタリー映画『クレイジー・セクシー・キャンサー』を制作しました。クリスは、食料品店を自分専用の薬局と見なすようになり、栄養学を学ぶために復学。彼女は、慢性的な不眠症の解消に取り組み、運動しない言い訳をするのをやめ、目まぐるしい生活、とくに食生活を完全に見直しました。

女優としてカメラに映るためにスリムでいるための食事が中心だったので、どうすれば健康でいられるのかわかりませんでした。そこで私は、マティーニをオーガニックのグリーンドリンク（青汁）に変え、身体にやさしいヴィーガン食に切り替えました。今の私の食生活は、抗炎症作用のある植物ベースのアプローチに基づいて、自然食品や低血糖の果物、大量の野菜、そして適切な水分補給を重点的に、美味しい青汁やスーパーパワースムージーも取り入れています。

クリスは、生の食品を食べることで身体を癒し、がんを安定させることができたと信じています。末期と診断されてから16年以上経った今も、クリスのがんは小さく安定したままです。彼女は、植物由来の食事と健康的なライフスタイルで健康をコントロールするよう人々に働きかけることに人生を捧げており、ニューヨークタイムズ紙のベストセラー『Crazy Sexy Kitchen』『Crazy Sexy Diet』を含む、5冊のこのテーマに関する本を執筆しています。

植物由来の食事に関する科学的な研究は、クリスのライフスタイルの選択を裏付けています。食事が病気に与える影響に関する15年以上にわたる研究を見てみると、全米の研究者チームは、野菜、果物、植物性タンパク質（豆など）、全粒粉を豊富に含む食事は心血管疾患やがんのリスクを12～28％有意に減少させると結論づけたのです[26]。同様のメタ分析で、カナダの研究チームが大腸がんと食事の関係を調べたところ、肉中心または糖質中心の食事を摂ると大腸がんになるリスクが大幅に上昇し、植物を中心とした食事を摂るとそのリスクが大幅に低下することがわかりました[27]。

カナダは国を挙げて、健康的な食生活を促進し、国民の健康を維持することに強い関心を持っています。２０１９年、カナダの保健省は自国の食品ガイドを更新し、「あなたが食べるべきものプレート」の50％が野菜と果物で構成され、飲み物は牛乳の代わりに水を選択するようになりました[28]。具体的には、「野菜と果物、全粒穀物、タンパク質食品をたくさん食べ、植物由来のタンパク質食品を選ぶ頻度を増やすこと」を推奨しています[29]。カナダの報告書がほかの多くの国と異なるのは、カナダの保健省が新しいガイドラインを策定する際に、利害が対立する可能性があるため、あえて食品業界から委託された研究を除外した点です[30]。いいぞ、カナダ！

カナダの研究結果に賛同した植物由来の食事療法の提唱者が、統合医療と栄養学のコーチであり、ベストセラー『The Earth Diet』と『Cancer-Free with Food』の著者であるリアナ・ワーナー・グレイです。リアナは、食事と生活習慣の改善により、早期の咽頭がんを自然治癒させました。彼女は、幼少期に住んでいたオーストラリアのアボリジニの長老たちが、大地から採れたオーガニック食品だけを食べて長生きし、めったに病気にならなかったことに触発されました。リアナは、誰もが栄養価の高い食品を食べることで、とりわけ健康上の危機に陥ったときに恩恵を受けられると信じています。

健康は、私たちがその時々で選択するものです。生の植物由来の食品、つまり、自然で未精製の状態で消費される食べ物は、私たちが生き残り、成長するために必要な酵素と生命力のエネルギーを与えてくれます。比較的自然なままで私たちの手元に届く食品は、より多くの栄養素を含んでいます。化学物質を含まない大地の恵みをそのまま食べると、免疫力を高め、エネルギーを増加させます。

　私たちが生きていくために必要なものはすべて自然が与えてくれていると考えると、植物由来の食事を摂ることは当然のように思えるかもしれません。野菜や果物の摂取量を増やすことは、最も簡単な食生活の改善方法の一つで、スーパーやレストランで手軽に手に入れられますし、自分で栽培することもできます。もちろん、肉とポテトの家庭で育った場合、野菜と果物をより多く食べるには意識を変える必要があります。まずは、野菜や果物を食べる割合を徐々に増やし、毎回の食事の半分にすることからはじめましょう。この小さな変化が、肉とポテトの食事を減らしながら、身体を癒す栄養素を最適な量で摂取することで大きな違いを生みます。

がん治療に有効なケトン食

ここ数年、ケトン食の人気が急上昇しています。ケトン食は、炭水化物を1日50グラム（リンゴ2個分）に制限し、グルコースの値を大幅に下げます。また、脂肪の摂取量を増やします。そうすることで、細胞はグルコースからではなく、脂肪からエネルギーを得るようになります。細胞が脂肪からエネルギーを得るとき、そのプロセスはケトーシス（ketosis）と呼ばれ、ケトン体（酸）が血液中に放出されます。

ケトン食は、その健康効果についての長期的な研究がないため、依然として議論の余地があります。しかし、短期的には、一部の患者の寛解を助け、化学療法や放射線療法に関連する副作用を緩和することが示されています。ケトン食がよく効くとされるがんには、神経膠芽腫《こうがしゅ》[31]、神経芽細胞腫、大腸がん、膵臓《すいぞう》がん、肺がん、前立腺がんなどがあり[32]、さらにてんかんやアルツハイマー病などの神経疾患の患者を助けてきました[33]。オーストリアでの最近のある調査では、ケトン食は従来の放射線治療や化学療法と安全に併用できるがん治療として有効であると結論づけています[34]。

2人の小児脳腫瘍の患者をケトン食に切り替えたところ、両者とも腫瘍部位のグルコースの取り込み量が平均21・8％減少したことがわかりました[35]。がん細胞はグルコースを代謝する、つまり「エサ」にするため、グルコースの取り込みの減少はがん細胞の活動の低下を示します。同様の症例報告では、非常に致死率の高い脳腫瘍である多形膠芽腫《たけいこうがしゅ》の65歳の女性が、進行性の記憶喪失、慢性頭痛、吐き気に苦しんでいました。[36] この女性は、水のみによる治療的断食とカロリーを制限したケトン食（脂肪4に対して炭水化物またはタンパク質1、1日最大600キロカロリー）、および個別のビタミンとミネラル補給を組み合わせた治療を開始。わずか2カ月で、PETと磁気共鳴画像法（MRI）で識別可能な脳腫瘍の組織は検出されなくなりました。血糖値は低下し、尿中のケトン体濃度は上昇しました。しかし、この厳しい食事療法を中止したところ、10週間後に腫瘍が再発しました。

ケトン食の代表格である骨のだしは、その健康上の利点が何世紀にもわたって評価されてきました。フランスではコンソメ、ラテン系やイタリア系ではブロードと呼ばれています。病気のときにお母さんがつくってくれたのも、骨のだしを使ったスープだったかもしれません。缶詰や箱入りのスープやブイヨンが登場する以前は、どのおばあちゃんの家の台所にも骨のだしのスープが入った鍋がありました。今日でもレストランのキッチンで骨のだしのスープを見つけることができます。今日スープ、シチュー、グレービーソースに深みとコクを加える、シェフの秘密兵器だからです。今日も風味豊かな骨だしのスープは、その栄養素とミネラルの豊富さで再び人気を集めています。

支持者たちは骨スープに含まれるアミノ酸やゼラチン、コラーゲンが免疫力を高め、炎症と戦い、消化管を修復すると信じています。[37] 伝統的な中国医学の専門家は、消化器系の健康をサポートし、血液や腎臓を強化するために骨のスープを勧めています。

しかし、多くのベジタリアンやヴィーガンの人たちは、ケトン食が肉のソースから脂肪を得ていると、とくに脂肪への依存に反対しています。アボカドやナッツ類、ココナッツなど、植物性の食材だけで、ケトン食をつくるのはより難しいですが可能です。このテーマに関するベストセラーが、ウィル・コール著の『Ketotarian』です。

第6章で紹介したアリソンをはじめ、多くの劇的寛解者がケトン食に成功していますが、すべての人に適した食事療法というわけではありません。ケトン体が血液中に増えすぎると危険な場合があるため、最初に医師や自然療法士、栄養士に相談して、自分にとって適切な食事療法かどうかを判断し、安全のためにケトン体を監視する方法を学ぶことが重要です。

ミトコンドリアの損傷が細胞をがん化させる

現代医学が過去50年間にがんについて学んだことがあるとすれば、それは、がんが単純な病気ではないということです。実際、がんは単一の病気ではなく、それぞれがミトコンドリアの機能不全を中心とした何百もの異なる病気なのです。『がんが自然に治る生き方』の中でドイツの生物学者オットー・ハインリッヒ・ワールブルクは、がん細胞は健康な細胞が傷つき、酸素ではなくブドウ糖を栄養源とするようになったことを発見し、ノーベル医学賞を受賞したことを紹介しました。この発見により、ワールブルクは「がんは不適切な細胞代謝による病気である」と理論化し、彼の理論は現在、科学者の間で普及している「がんは代謝性疾患である」という考えにインスピレーションを与えました。簡単に言うと、細胞のミトコンドリアの損傷が細胞をがん化させる原因であるというのが、ワールブルクのがん代謝理論です。

ミトコンドリアは私たちの細胞の「エネルギー工場」であり、酸素を使ってエネルギーをつくり出し、細胞に増殖と死滅のタイミングを指示する役割を担っています。がん化した細胞は、健康な細胞とは正反対の働きをします。制御不能なほど増殖し、死ぬべきときに死なず、酸素の代わりにブドウ糖からエネルギーを得るのです。

がんの代謝理論の第一人者である、ナシャ・ウィンタース医師は、アリソンの物語で紹介した自然療法による腫瘍学者で、『The Metabolic Approach to Cancer』の共著者です。私がウィンタース医師のことを知ったのは、彼女自身の劇的寛解の体験談がきっかけでした。ウィンタース医師は、わずか19歳のときに緊急治療室でステージⅣの卵巣がんと診断され、医師から余命数カ月と宣告されました。激しい痛み、腹水、吐き気、食べられないこと、そしてがんによる深刻な悪液質によって身体が不自由になったナシャは、保険に加入しておらず選択肢がありませんでした。彼女は代替となる統合医療を求めて地元の図書館で探し回り、最終的に自分自身で治癒の道を切り開き、それが今日まで続く28年間の旅へと発展しました。

ナシャは末期がんの診断を受けてから5年後に、自然療法医学校に入学しました。当時はまだ自分の健康問題と向き合っていたため、学んだことをまず自分の身体に適用して、その後患者に勧めることができました。現在、ウィンタース医師は、がん治療における代謝的アプローチについて、医師を指導する専門家として高く評価されています。彼女は言います。

研究によって、DNAの損傷が原因のがんは、5～10％に過ぎないことがわかっています。これらの遺伝的変異ががんを引き起こすのは、その変異がミトコンドリア機能をも変化させた場合にのみです。残りの90～95％のがんは、ミトコンドリア機能をも損傷させる偏った食生活や不健康な生活習慣によって引き起こされます。驚くほど効果的ながんの治療を、スーパーで手に入れることができるのです。私は数十年にわたり、低血糖（血糖値を下げる）、カロリー制限、断食、ケトン食などのアプローチを患者におこない、驚くべき成果を上げてきました。

今もまだウィンタース医師の体内には腫瘍が残っていますが、がんを代謝性疾患とみなして治療することで、腫瘍を小さく安定させることができています。

食事や生活習慣を変えることで、損傷したミトコンドリアを修復し、がんを治すことができるという考えは非常に力強いものがあり、研究者たちは熱心に研究しています。がんの代謝理論を支持する人たちが最もよく勧める食事法は、ケトン食です。

DNAの修復能力を高める断続的断食

病気のときかどうかにかかわらず、最後に1時間以上、空腹を耐えたのはいつでしょうか？

先進国では、空腹はなじみのない感覚です。しかし、断食（一定期間、食べ物を自発的に摂らないこと）は、最も古くからおこなわれている治癒の伝統の一つです。事実上、地球上のほぼすべての文化や宗教が、何らかのかたちで断食を実践してきました。たとえば、紀元前400年頃、ヒポクラテスは「病気のときに食べることは、病気に栄養を与えることだ」と言って、医学的治療として長期間の断食を記録しています[38]。犬や猫などの動物が病気になると、その多くは安全な場所で丸くなって眠り、気分がよくなるまで食べ物を摂りません（水は除く）。人間は病気のときに食べ物を強制的に摂る唯一の動物で、昼夜を問わず手早く加工された食事を食べられるようになったのは、ここ50年のことです。

断続的断食の支持者たちは、私たちの身体は絶え間なく続く高カロリー食品を処理できるほど早くは進化していないと考えています。一部の研究者は、食べ物がそれほど容易に手に入らなかった300年以上も前の人類の食事方法を模倣した、断続的断食の効果を研究しています。

断続的断食は、認められた期間だけ、食事の摂取を制限することで消化器官を休ませ、食べたものを処理して栄養を吸収し、身体を治癒、休息、修復など、ほかの機能に集中できるようにします。小腸での食物の消化には、身体のエネルギーの約40％が必要とされ、ほかのことに費やすためのエネルギーは限られてしまいます[39]。

断続的断食は血中のケトン体の増加を促す可能性を誘発するため、ケトン食の重要な要素です。食事を断つことでグルコースを断ち、身体が脂肪をエネルギーとして燃焼し、それによってケトン体が生成されます。ケトン食の研究者たちは、ケトン体は遺伝子の損傷から身を守る進化的な生存メカニズムで、[40]グルコース、インスリン、IGF-1（インスリン様成長因子1）のレベルを下げ、[41]これらすべてが健康と免疫システムを改善する可能性があると考えています。

断続的な断食の最も簡単な方法は、食事の時間を1日12時間（または10時間や8時間）に制限する時間制限型の断食です。たとえば、午後6時に夕食を食べ、翌朝6時まで食事を摂りません。食事をしていない12時間の間に、夕食を消化するのに必要な時間が寝る前にとれ、残りの時間は休息と修復に集中することができます。食事の時間が短い断続的断食を実践している人は、1日を遅い朝食ではじめたり、早い夕食で終わらせることもあります。

もう一つの方法は5：2の断続的な断食です。この方法では、週に2日は1日400～600キロカロリーに制限し、残りの5日間は普通に食べます。また、週に1日だけ完全な水断食をする方法もあります。基本的な12時間の時間制限を超えて継続的な断食を試してみたい場合は、まず医師や医療専門家に相談し、どの方法が自分の身体にとって安全かを確認する必要があります。

断続的断食ががんに与える影響について研究者たちが研究をはじめたのは、ごく最近のことです。初期の研究では、断続的断食が化学療法中に非常に役立つことが示されています。そのような研究の一つで、断続的な断食が神経細胞のDNA修復能力を高め、化学療法によるダメージからDNAを保護し、多くのDNA修復遺伝子のスイッチをオンにすることがわかりました。[42]別の研究では、断食サイクルががん腫瘍の成長を遅らせ、さまざまな種類のがん細胞を化学治療に対してより脆弱にすることが判明。[43] さらに別の研究では、断食は化学療法に対する患者の反応を高め、その副作用を軽減させることが示されました。[44]

断食に関するある有望な研究の一つでは、早期乳がんの女性（ただし糖尿病を患っていない）約2500人を追跡し、4年間にわたって夕食と朝食の時間を分析しました。[45] 研究者らは、1晩に絶食時間が13時間より短いと、1晩に13時間以上絶食した場合に比べて乳がん再発の確率が36％高くなることを発見しました。さらに、インスリン、慢性炎症、睡眠時間のマーカーは、夜間の断食が長いほどいい影響をおよぼしたのです。

断食を模倣した食事、つまりカロリーの非常に低い食事の効果を理解しようとした研究者[46]は、100人の健康な人を対象に研究をおこない、ランダムに二つのグループに分けました。一つは制限のない食事をするグループ（対照群）、もう一つは月に5日間連続で低カロリーの断食に似た食事をする以外は制限のない食事をするグループです。3カ月後、断食を模倣した食事をしたたグループでは、体重、総体脂肪、血圧、IGF-1（老化や病気に関する指標）が対照群に比べ大幅に減少し、副作用は報告されませんでした。[47]

これまでの研究で、13時間以上の夜間断食は多くの人にとって安全で有益であり、5：2断食や月に5日間連続のカロリー制限食などの断食は、免疫システムを強化し、がんの成長を遅らせる健康効果をもたらす可能性があることが示されています。

不健康な腸はがんのリスクを高める

近年、腸と微生物叢（マイクロバイオーム）の役割について多くの報道がなされていますが、これには理由があります。腸と健康との関連性を発見したことは、過去数十年間の健康研究において最も重要な進歩の一つです。私たちが最もエキサイティングだと思うのは、微生物叢の状態と身体が食物を消化する方法を改善するために、具体的な行動のステップを踏むことができるという点です。

あなたの免疫システムの70％が消化器系に存在するという事実を考えてみてください[48]。人間の消化管には何兆個もの細菌が生息していて、その中には有益なものもあれば有害なものもあります[49]。善玉菌は免疫システムが感染を防ぎ、ビタミンを生成し、ホルモンを代謝するのを助けますが[50]、悪玉菌は感染症を引き起こし、栄養素の吸収を低下させ、消化と排泄の機能を低下させます。

腸は身体の健康を左右する重要な役割を担っています。腸を切り開いて地面に平らに並べると、なんと400平方メートル、テニスコート1面分の広さになります[51]。これは守るべき表面積が大きいということです。そのため、腸管は栄養素を消化・吸収するのと同時に、有害物質や細菌、ウイルスの吸収を防ぐという二つの役割を果たすために、身体のエネルギーの約40％を必要とするのも驚くべきことではありません[52]。

いわば、腸壁は身体の「警備員」であり、その重要なセキュリティの役割が腸の透過性を決定しているのです。小腸は、あなたの身体と外界との間のインターフェースを提供します。一方で、このバリアは、摂取した食事や水分から必要な栄養素や水分を吸収するのに十分開いていなければなりません[53]。この機能が壊れると、免疫システムの重度の機能不全につながり、がんなどの疾病リスクが高まる可能性があります[54,55]。

アスピリン、イブプロフェン、ナプロキセンなどの薬物、アルコール、牛乳、炭水化物や脂肪分の多い食品、慢性的なストレス、栄養不足、化学療法や放射線治療など、多くのものが腸壁を傷つけます[56]。

ただし、人の身体はそれぞれ異なるので、このリストにあるものすべてが微生物叢を傷つけるわけではありません。腸壁の透過性が高すぎて、吸収されるべきでないものが体内に吸収されてしまうと、リーキーガット症候群と呼ばれる腸もれの状態に陥ります（リーキーガットについては、第5章のパルマの話でも触れました）。

健康な腸の透過性を持つことが免疫系を強化する上で重要な要素であるのと同様に、健康な微生物叢を持つことも重要です[57]。不健康な微生物叢は、心身の健康に直接大きな影響をおよぼし、がんや代謝性疾患、アレルギー、肥満など、さまざまな症状を引き起こす可能性を高めることが示されています[58]。

いくつかの研究では、脳、腸、微生物叢の間の直接的なつながりが明らかにされています[59]。腸内細菌は中枢神経系、内分泌系、免疫系と直接コミュニケーションをとることができるのをご存知でしょうか[60]。ある研究では研究者が2000人の腸内細菌のデータを6年間にわたって収集し[61]、便や血清、尿のサンプルを採集するとともに、被験者の生活習慣の要因を検討しました。被験者の腸内フローラの経時変化を分析することにより、身体に悪い生活習慣は不健康な微生物叢につながり、肥満を含む心代謝性疾患の進行を促す可能性を示唆しています[62]。

最も致死的ながんの一つである食道がんは[63]、抗生物質の使用や食生活の乱れ、喫煙[64]など、微生物叢の働きを乱すとされるいくつかの要因によって引き起こされると考えられています。食道がんにおける微生物叢の役割に関する数多くの研究を検討したある研究グループは、健康な食道を持つ人の腸内細菌と食道がん患者の腸内フローラは大きく異なり、がん患者の腸内細菌はがんではない人の腸内フローラよりもはるかに多くの悪玉菌を含んでいることを発見しました[65]。

そのほかの要因が、腸内細菌に悪影響を与える可能性もあります。清潔にこだわる文化のため、抗菌化学物質であるトリクロサンを含む化粧品や手指消毒薬が非常に人気がありますが、この化学物質がエストロゲン依存性のがん細胞（多くの乳がん患者に見られるような）の増殖を刺激することが示されています[66]。さらに、広域抗生物質を服用すると、病気の原因となる悪玉菌だけでなく、微生物叢のバランスを保つ善玉菌まで殺してしまいます。その結果、抗生物質を必要以上に、あるいは頻繁に服用すると悪玉菌や真菌（カンジダなど）が腸内で繁殖し、抗生物質を最後に服用したあとも、健康を害する恐れがあるのです。

微生物叢についてはまだ完全には解明されていませんが、科学者たちはこの知識のギャップを埋めるために努力しています。微生物叢とがんのリスク、治療、副作用の関係については、現在研究

が進められています。[67、68、69]

いいニュースとしては、微生物叢を健康に保つために実行できる食事や生活習慣の変更が数多くあることです。たとえば、自然の食物繊維を多く含む野菜中心の食事は腸内の微生物の多様性をサポートすることがわかっていますが、精製された炭水化物やでんぷんを中心とした食事はそうではありません。[70] これは、食物繊維が厳密にはプレバイオティック（オリゴ糖や食物繊維のように胃や小腸で分解、吸収されずに、善玉菌のエサになる食品成分のこと）なので、人の体内で消化されず、血液中に吸収されることがないためです。

しかし、微生物叢を構成する何兆もの健康な微生物は食物繊維を消化できるので、成長し、多様化するために食物繊維をエサにしています。このように、食物繊維が豊富な食品を食べることは、微生物叢に栄養を与えることになるのです。ザワークラウト（キャベツの発酵食品）、キムチ（キャベツと大根の発酵食品）、コンブチャ（発酵茶）など、自然発酵のおいしい食品は本来プロバイオティクス（腸内フローラのバランスを改善することによって人の健康にいい影響を与える生きた微生物）であり、微生物叢のエサになります。

食べ物の選択で健康を変えられる

あまりにもわかりにくいので食生活を変えるのはやめようと思っている人は、基本的な食べ物の選択で健康を変えられることが、何百もの研究で示されていることを覚えておいてください。40年以上にわたって医学界のリーダーとして知られ、『Undo It! How Simple Lifestyle Changes Can Reverse Most Chronic Diseases』など、ニューヨークタイムズ紙のベストセラー6冊の著者であるディーン・オーニッシュ医学博士は、健康のために食生活を根本的に変えることを次のようにまとめています。

毎日の生活の中で、何を食べ、ストレスにどう対処し、どれだけ運動し、どれだけ愛情と親密さを持っているかといったシンプルな選択が、私たちの健康や幸福に大きな違いをもたらすことは信じがたいものですが、実際にはそうなのです。33年以上にわたって私と同僚は、植物由来の食事や適度な運動、ヨガや瞑想などのストレス対処法、そして愛を与え、受け取ることを学んできました。それにより冠状動脈性心疾患や早期前立腺がん、2型糖尿病、高血圧、肥満、うつ病、そのほかの慢性疾患などの進行をしばしば抑制できることを発見してきました。

がんと健康に関連する食事についての医学文献を精査した結果、私たちはいくつかの普遍的なアドバイスをすることができます。

・植物由来の食事やケトン食、地中海食のどれが自分に合っているかにかかわらず、これらの食事

法では、繊維が多く、野菜が豊富な、加工されていない食品をそのまま食べることを奨励していま
す（ケトン食では、特定の野菜のみが許可されています）。
・断続的に（夕食と朝食の間）、または月に数日、断食を試してみることを医療チームに相談してみ
てください。

食生活を変えることは、最初は大変だと思うかもしれませんが、私たちが最新の食生活のトレンドや研究結果を分析することで、このトピックに関する混乱が解消され、行動を起こすきっかけになれば幸いです。食生活の変更は実際に実行可能で、あなたにもできることなのです。だからこそ、これが劇的寛解者たちにとって最初の一歩となっているのです。

その一人がジェレマイアです。両親のターニャとジーンは、10の劇的寛解の治癒要因を活用して、息子の珍しいリンパ腫を治しましたが、中でも食生活を変えることは最も大きな変化の一つでした。

ジェレマイアの物語

がんの診断は誰にとっても恐ろしいものですが、それが自分の子どもであれば、なおさら胸が締め付けられます。しかも、それが生まれたばかりの赤ん坊だとしたら、たまりません。これは、2010年に息子のジェレマイアが生まれたときに、ターニャ・ゴメスとパートナーのジーンに起

こったことです。

当初、ジェレマイアは健康でハッピーでした。南カリフォルニアの自宅で一緒に笑うようになり、2人の心は弾みました。ターニャ自身、つねに健康的な食生活とライフスタイルを守っていたので、ジェレマイアも固形食を食べられるようになったら、できるだけ健康的な食べ物を与えようと決めていました。ジェレマイアが日に日に大きくなるにつれ、ターニャは彼の成長を喜びました。しかし、定期予防接種の1カ月後、ジェレマイアが生後5カ月になったとき、ターニャとジーンは彼の胸に10セント硬貨ほどのしこりがあることに気づきます。そのしこりは、柔らかい皮膚のほかの部分よりも硬く、かさばっていました。それ以外は元気で健康そうでしたが、2人はすぐにジェレマイアを病院に連れていき、心配した主治医はしこりを生検してくれました。

生検の結果を手にした主治医が部屋に入った瞬間、ターニャはそれが深刻な事態であることを察しましたが、まさかそれががんであるとは夢にも思いませんでした。しかし、残念なことに、それはがんだったのです。ジェレマイアは珍しい皮膚リンパ腫の一種である皮下脂肪織炎《しきえんよう》様T細胞リンパ腫（SPTCL）と診断されました。ターニャは次のように振り返ります。

涙があふれてきて、質問は一つだけでした。「それは治るのですか？」。その瞬間、主治医はこう言いました。「化学療法という選択肢もある。がん専門医と相談する必要があります。私たちはさらに研究を進めるつもりです」。それで私は「わかりました」と答えました。でも、帰りの車で、ジーンに「**化学療法はやらない**」と言ったのです。

ターニャは化学療法の潜在的な有効性を否定しませんでしたが、その有効性と小さな赤ん坊への副作用を懸念していました。主治医からは、この稀ながんは通常15～35歳が罹患するものだと聞きました。つまり、ジェレマイアのような幼い子どもに対する化学療法の治療計画は十分に研究されていなかったので、主治医は治療がどれほど効果的か、副作用がどれほど有害かについて明確な見解を持っていなかったのです。この種のリンパ腫に一般的に用いられる化学療法は非常に強力なため、主治医は「それでは赤ん坊を殺してしまう」と言い、代わりに小児白血病の化学療法を用いることになりました。

ターニャは、医師が示唆する化学療法の副作用の細則《さいそく》を読んで、ジェレマイアが永久に重度の視力や免疫の問題を抱える可能性があることを知ります。また、すべての化学療法を受けるには40回ほど脊髄穿刺《せきずいせんし》が必要であり、脳の損傷につながる可能性があると告げられました。医師たちは、この化学療法でジェレマイアのがんが治るかどうか確信が持てなかったため、治療中にジェレマイアが亡くなった場合に備えて責任放棄書類にサインするようターニャに求めたほどです。ターニャの直感は、別の選択肢を調べるように告げました。

息子を助けるためにほかの方法を探そうとする彼女を、多くの友人たちはすぐに「頭がおかしい」と言いました。ジーンは、医師の勧めに従って化学療法を受けることを望んでいました。しかし、ターニャは母親としての直感に耳を傾け、ジェレマイアのがんについてできる限り調べました。当初、彼女の統合医療の姿勢を支持してくれたのは父親だけです。

ジェレマイアのリンパ腫の程度を把握するため、医師がようやく骨髄の検査をしたときには、最初の診断から丸1カ月が経過していました。この時点で、ジェレマイアの身体には複数の皮膚病変が現れていたため、ターニャはパニックに陥りました。検査の結果、彼の骨髄の中にはがん細胞が7%も（正常値は3%）含まれていることが判明。ターニャは、提案された化学療法の遅れと研究不足に失望しました。

私は主治医に言いました。「彼は動物ではありません。あなたは私たちを数字のように扱っていると感じます。私は息子を愛していますし、適切な治療を受けさせることが私の役目ですが、この病院でそれができているとは思えません。生検のサンプルをほかの病院へ送るので、生検サンプルを分けて欲しいんです。彼らが何というのか知りたいのです。そして、適切なサービスを提供してくれる人を選ぶつもりです。あなたたちが重大な過ちを犯していると感じているから」。それですぐに、翌日にはアポが取れました。病院はいつも、予約がいっぱいだから2週間はかかると言っていたので、どうやって調整したのかはわかりません。

ターニャは、ジェレマイアが一生付き合っていかなければならない化学療法の長期的な副作用について、ジーンと家族に十分に説明し、彼女の考えを理解してもらいました。ジーンは当然ながら、従来の医師の勧めを無視して別の治療法をおこなうことに慎重でしたが、ターニャは診察のたびに、母親としての権利である検査結果の事前コピーを要求するなど、過剰な準備をしました。また、彼女は研究を調べて、クロアチアでジェレマイアと同じ診断を受けた2歳の子どもが寛解したという症例報告をPubMed.gov（医学・生物学の文献データベース）で見つけます。これは、医師が見つけられなかったか、教えないようにした症例でした。ターニャは、息子の担当医を自分より優れているとか、賢いとは決して思ったことはありません。ただ自分にはない知識を持つ専門家として見ていました。

静脈内化学療法に加えて、医師たちはジェレマイアの髄液に化学療法剤を注入して直接脳を治療しようと、約40回の脊髄穿刺を提案したのです。このことが、ターニャを悩ませた理由は二つあります。第一に、ジェレマイアの脳にはがんの徴候がないこと、第二に、脊髄穿刺を何度もおこなうと脳に損傷が残り、これからずっと障害を残す可能性があることです。どの医師にもそう言われ、ターニャはジーンに、この治療がジェレマイアに何をもたらすか、きちんと知ってほしかったのです。

私が「何が起こるのか？　化学療法の副作用はどうなるのか？」と聞いたところ、医師たちは次のように言いました。「もし彼が左にあると思ったコップに手を伸ばしても、カップは右側にあり

ます。つまり、視界が歪むでしょう。その結果、ある種の脳損傷を負う可能性があります。腎臓は、血尿が出るかもしれません。そして、よく病気になるでしょう」。それで私は、「もしこの子が何度も病気になるのなら、隔離して家の中に閉じ込めておくことはできないのでしょうか？」と聞きました。すると、「いいえ、それはすべて彼の身体からもたらされるものなので役に立ちません」と言われたんです。「〝彼の身体から〟ってどういう意味ですか？」と聞くと、「彼の免疫システムを破壊することになるから」と言われました。しかし、免疫システムはすでに衰弱していました。そして私たちが病院を出るやいなや、ジーンは私にこう言ったんです。「もう化学療法はやりたくない」と。

この時点で、ジェレマイアの診断から3カ月が経過していました。ターニャはその間に、アメリカ以外のクリニックを慎重に探していました。化学療法に代わる治療法を子どもに与えたいと考えている親たちと話したところ、ひどい話を聞いたからです。ターニャが「サラ」と呼ぶある母親は、ジェレマイアをアメリカ以外で、代替療法で治療したら何が起こるかを警告するために連絡してきました。サラは、ある子どもがどのように当局に連行され、化学療法を強要されたかを話してくれました。

ターニャは、これらの話を聞いてショックを受け、アメリカの医療制度に対する警戒心を強めます。彼女は、家族のソーシャルワーカーに相談し、両親の同意さえあれば、理論的にはどこでも子どもを治療できることを知りました。ターニャは直感的に国外でジェレマイアを治療するのが正しいことだと確信します。そのためにアメリカの市民権も人生のすべてを捨ててもかまわなかったけれど、ジェレマイアの治療のために出国する前に、ジーンが完全に同意していることを確認する必要がありました。

もう一つの問題は、ジェレマイアの年齢です。ジーンが化学療法以外の治療に同意したとき、ジェレマイアはまだ生後8カ月でした。海外のクリニックの大半は、ジェレマイアの免疫系と消化器系が標準治療に耐えられるほど十分に発達していなかったため、乳児の治療に慎重になっていました。化学療法の大量投与がジェレマイアにとって助けになるどころか有害であるのと同様に、代替療法に力を入れているクリニックは、その標準的な投与量が有害であることを警戒していたのです。ターニャはメキシコと南米を中心にクリニックを探し、最終的にチリでジェレマイアの治療に同意するクリニックを見つけました。彼女がジェレマイアの症例を説明するや否や、彼らは治せるかもしれないと希望を示してくれました。

ありがたいことに、ジェレマイアの家族全員が、この異例の決断に賛同してくれたのです。ターニャは次のように振り返ります。

ジーンがチリに行くことに同意してから、2日間で資金集めの計画を立てました。ジーンの家族全員と私の家族全員が、このがんのために集まってくれたのです。素晴らしいことです！　私の兄

は大きな裏庭を持っていたので、そこで「ケルメス」と呼ばれるイベントを企画しました。ケルメスとは、みんなが何かを持ちよって、売ったり買ったりする慈善バザーのようなものです。飲み物やタマルやポソレなどのメキシコの伝統食を売る人もいました。私たちは知り合いをみんな招待したんです。私の兄はメキシコ風焼肉のタコスを売りました。ジーンの家族がパン屋を経営していたので、ケーキを持ってきて、くじ引きにしました。いとこたちは、とてもクールなデザインのマフィンをつくる方法を知っていて、それを売っていました。私のためにくじを引いてくれた人たちもいました。こういうときに、みんなが助けてくれるのは、本当に素晴らしいことです。その日のケルメスで、1万2000ドル（約170万円）ほど集まりました。

友人や家族、見知らぬ人たちの寛大さのおかげで、ターニャはその2日後に自分とジーン、ジェレマイアの航空券を予約することができました。計画では、ジーンは1週間同行し、ターニャはジェレマイアと45日間チリに滞在する予定です。そして2010年12月のある晴れた日、彼らは生後8カ月のジェレマイアを連れて飛行機に乗り、45日間の治療計画を開始しました。ジェレマイアにはがん性の大きな皮膚病変が3つありましたが、ターニャは希望を感じ、家族を失望させないと決意しました。

そのクリニックは、チリの自然療法のパイオニアであり、1959年に亡くなったドン・マヌエル・レザエタ・アチャランの教えを受け継いでいます。ターニャの父親は、彼の教えをまとめた本を読んでいたので、ターニャが何をすべきなのか見当がついていました。そのクリニックでは、病気と直接闘う治療法ではなく、ジェレマイアの身体が自然に病気と闘うための手段を与えることに重点を置いていました。このクリニックの治療の基本である、健康的な食事と生活習慣の大切さをよく知っていたターニャにとって、これは魅力的でした。

到着すると、医師は厳しい食事療法を勧め、ジェレマイアはすぐにそれをはじめます。まず、ヴィーガン（完全菜食主義者）の食事に変更し、1日を通して特定の食べ物を特定の順番で摂取するように求められました。このクリニックは、消化を最適化することと、胃の働きすぎが身体におよぼす悪影響に重点を置いていました。栄養の吸収を最適化するために、胃の内部温度を低く保つようにしたのです。なぜなら温度が高いと、（彼らの理論によれば）胃が働きすぎていることになるからです。

ターニャは、ジェレマイアが生後4カ月のときに授乳をやめていました。クリニックの医師は、現時点ではジェレミアには母乳が一番いいのだろうが、それ以外の選択肢もあると言いました。新しい食事療法として、ジェレマイアは毎朝、哺乳瓶にオートミール、リンゴ、レーズンを混ぜた自家製の湯通ししたアーモンドミルクを、必要に応じて1日中飲みました。

ジェレマイアは、クリニックにいる間に固形食を食べはじめました。朝食はオートミールと約1時間後にリンゴ、昼食はジャガイモやほうれん草などの野菜を一緒に煮込んだ基本食、夕食も同様にヴィーガン食を食べました。食事の合間には新鮮な青汁を1日3杯用意。ケールや青リンゴ、ほうれん草、ニンジンを使った青汁を、乳児に1日3回飲ませるのは至難の業《わざ》です。ターニャは、思いつく限りの方法を駆使して、乳児にジュースを飲ませなければいけませんでした。

　食事のたびにクリニックの職員がやって来て、ターニャがジェレマイアに食事を用意するのを手伝い、調理器具の洗浄やメンテナンスをしてくれました。ターニャは、クリニックのほかの介護者より積極的に調理に携わりました。というのも、クリニックから退院したあと、自宅でジェレマイアのために食事をつくるノウハウを身につけたかったからです。

　胃や腸の温度を最適化するというクリニックの理論に従って、ジェレマイアは毎日さまざまな温熱療法を受けました。まず、看護師が早朝にジェレマイアを起こし、ターニャが1回目の温熱療法を手伝います。ターニャは冷たく湿った布をジェレマイアの身体にかけて、ショックを与えることで毒素を排出し、リンパ系を活性化させるのです。そのあとすぐに毛布にくるんで寝かせます。クリニックの医師によると、身体を再び温めることが不可欠だそうです。その後、ジェレマイアは自然に目が覚めてから朝食を食べます。

　昼頃になると、クリニックの患者たちはたいてい蒸し風呂に入ります。ジェレマイアは身体が小さかったので蒸し風呂には入れず、代わりに温かく湿ったタオルに包まれ、さらに毛布を何枚も重ねて寝ていました。そうすると、蒸し風呂のように大量の汗をかきました。1時間後にタオルは外され、たいていジェレマイアはもう少し寝ます。起きたら、近くの山から運ばれた粘土を、肌に薄く塗るクレイパック治療を受けます。

ターニャはジェレマイアのお腹と同じ大きさのきれいな四角い布を取り、その上に濡れた粘土を広げて彼のお腹に乗せます。次に、彼のお腹をフリースの布で包み、その上に湯上がり用の毛布をかぶせました。こうすることで深部体温は低く保たれ、毛布は腹部に空気が入らないようにします。この状態で2時間過ごし、その間にアーモンドミルク（オートミール、リンゴ、レーズンを混ぜたもの）を与えて、昼食まで寝かせます。暖かければ、ハイハイして太陽の光からビタミンDを吸収したり、（ターニャに手伝ってもらって）裸足で歩いて大地のエネルギーを吸収したりします。治療の合間には、ターニャとクリニックの周りを歩く練習をしたり、外で遊んだりする時間があり、午後6時頃に最後の食事をしてから眠りにつきます。

ジェレマイアのがんは、ターニャとその家族のスピリチュアリティとカトリックの信仰心を高めました。ジェレマイアの診断の直後から、ターニャとジーンはロザリオを開き、家族を招いて祈りに参加しました。ターニャはジェレマイアの健康のために毎朝、毎晩祈り、定期的に神と対話をしていたと言います。その結果、ジェレマイアも毎晩祈るようになりました。

ターニャは当初、神に何度も質問しましたが、決して信仰を失うことはありませんでした。彼女はしばしば泣き崩れながら、神に尋ねました。「なぜ、ジェレマイアなのですか？　なぜ、彼をがんにしたのですか？」。ターニャは、ジェレマイアのがんには神聖な目的があると信じるようになります。

神が私を選んだのには特別な理由があったのだと、そのときわかりました。私がジェレマイアのために何をしようとしているのか、そしてその結果を知っておられたのです。神はこの目的のために私を選んだのです。もしジェレマイアがこの病気にかかったら、私が彼のためにしようとしていることによって、化学療法で苦しむ子どもが一人減ることを神は知っていたのです。ほかの選択肢があると知ってもらうことは、とても大切なことです。

ターニャは、チリでの治療中、ジェレマイアががんを克服できないのではないか、治療がうまくいかないのではないかと怖れていたことを鮮明に覚えています。そんなとき、ターニャが親しくしていた看護師の一人が、彼女を呼び止めてこう言いました。

ターニャ、この病院で起こることはすべてあの人（上を指差している）**のおかげよ。私たちはただ、あの人を助けているだけなんです。だから、あなたは信仰を持ち続け、必要なものを神様に求め続けなさい。求めなければ、受け取ることもできません。**

ターニャは看護師のアドバイスに従い、神に助けを求め続けました。それから間もなく、45日間の治療の35日目に、医師の一人がジェレマイアの様子を見に来ました。ターニャは病変の一つが三つに分かれて、その間に柔らかい皮膚があるように見えると懸念を伝えます。すると医師は「それは、がんが後退している兆候です」と答えたのです。ターニャはすぐに、神が祈りに答えてくれたように感じ、喜びと安堵の涙をこらえることができませんでした。

彼女は赤ん坊のジェレマイアと一緒に、1日2〜3回の温熱治療、3杯のジュース、3回のヴィーガン食という集中的なスケジュールを継続。ジェレマイアは、ハイハイで動き回り、ベビースマイルでみんなを元気づけてくれるスター患者でした。

ジェレマイアの細胞は大人の細胞よりもはるかに速い速度で再生します。だから、ジェレマイアが何をしても、大人の身体よりも10倍速く効いているんです。医師は、細胞がどれほど変化したかという点で、ジェレマイアは今までで一番いい患者だと言いました。見ていてすごかったです。誰もが驚いていました。クリニックに通いはじめて45日目には、三つの病変はすべて消えていました。クリニックを出る前にそのような結果を得る人はほぼいません。ジェレマイアは、クリニックでそのような結果を得たのです。

＊＊＊

ターニャとジェレマイアは45日間の治療を終えてアメリカに帰国しました。彼女はクリニックから戻ってから1年待って、アメリカのジェレマイアの主治医に再度、骨髄検査をして、彼のがんがどうなっているかを診てもらいました。骨髄検査は誰にとっても、ましてや幼児にとっては非常に苦痛をともなう検査なので、彼女はためらいました。しかし、ジェレマイアが最終的に検査を受けたところ、がん専門医はジェレマイアのがん細胞が健康な患者よりも少ない（3％未満）ことを発見してショックを受けました。

医師はこう言ったんです。「誰の骨髄にも約3％の異常細胞があります。息子さんの検査結果は3％未満でした。私たちがこれまで見た中で最も病状が重い子どもの一人だったあなたの息子さんは、最も健康な子どもになったのです。すべての検査をしましたが、血液にも骨髄にもがんは見つからず、病変もすべて消えています。現時点では、化学療法をすることはお勧めしません。年に一度の検査に来ればいいと思います」

ジェレマイアの骨髄にもうがん細胞がなくなったと聞いたターニャは、息子を生かしてくれたこと、普通の生活を送れるチャンスを与えてくれたことを神に感謝しました。ターニャは、このプロセスを通して集中力と自信を保つことができたのは、精神的な信仰と父親のおかげだと考えています。医師や友人、家族、そして自分自身と、至るところから疑いの目を向けられましたが、神への信仰が、息子のために最高の人生を歩むことを決意させてくれました。

チリのクリニックでの治療が終わると、クリニックの医師に3年間はヴィーガン食を続け、その後は少しずつ制限を緩めるようにと勧められます。しかし、ターニャは、より慎重を期して、ジェレマイアが6歳になるまでの5年間、ヴィーガン食を続けました。その頃には、彼は今までの人生と同じように食べ続けることができて幸せでした。

アメリカの医師は、ジェレマイアに年に一度の検査を勧めました。しかしターニャは、これまでどおりの厳しい食生活を送り、皮膚や爪、表情からジェレマイアの健康状態を把握すれば、それほど頻繁に検査する必要はないと直感的に感じました。そのため、彼女は2018年まで待って、再度、血液検査などの検査を受けさせました。その結果、ジェレマイアは診断とその後の自然治療から8年経っても、がんでないことが改めて確認されたのです。医師は、「あなたがやっていることが何であれ、それを続けてください！」と言いました。

＊＊＊

現在、ジェレマイアは、野球やバスケットボール、絵を描くこと、そしてバカ騒ぎすることが大好きな、がんとは無縁の幸せでのんびり屋の9歳の男の子です。今日に至るまで、彼は牛肉も豚肉も食べたことがありません。ターニャは6歳頃に、有機農場で育てられた鶏肉や天然魚、オーガニックチーズを限定的に食事に加えましたが、今でもほとんどヴィーガン食を続けています。フレッシュな青汁も頻繁に飲んでいますが、ターニャにとって最も重要なのは、ジェレマイアが健康的な食生活を学んでいることです。ジェレマイアは野菜が大好きで、「お母さんが野菜のタコスをつくってくれる」とみんなに言っています。家の外には果樹があり、毎日のように新鮮な果物を収穫し、今でも自家製のアーモンドミルクをつくっています。

私は彼のために、〝甘いもの〟をつくるようにしています。クレープをつくったり、自分なりにアレンジしたり、おいしいブルーベリージャムをつくったり。ヘルシーかつおいしくて甘いものは、シロップや精製された悪い糖分が入っていないので手間がかかります。だから、ジェレマイアにできるだけ普通の生活をさせながら、私流にアレンジを加えているんです。彼はお菓子が好きですが、ここ（家）では食べられないし家に持ち帰ることもできませんが、果物はいくらでも食べてもいいよ、と言っています。彼は果物が大好きで、とくにハニーデューメロンとミカンが好きなんです。

ジェレマイアが治療を受けていた当時はまだ赤ん坊だったので、運動はクリニックから正式には指示されていませんでした。しかしターニャはいつも、ジェレマイアに身体を動かすことを生活の柱として継続するよう強く勧めてきました。活動的でいることが、息子のがんの再発防止に役立つと信じているからです。

スポーツをしているときの彼はとても競争心が強く、動きも機敏で別人のようです。彼はのめり込んでしまうんです。ワンオンワンのバスケットボールをしていても、ドリブルすると彼は攻撃的になります。普段の会話とは正反対ですね。私も運動神経がいいので、ジェレマイアは父親と私の両方から運動に関してたくさんの特別な手助けを受けています。私はクロスフィットが大好きで、ジェレマイアもそれに夢中になっているので、私のそばで自分なりにトレーニングに取り組んでいます。**彼が夢中になってトレーニングしている姿を見るのは、本当に楽しいです。**

ジェレマイアが健康であり続けるために、友人や家族は重要な役割を担っています。幼い子どもが厳しい食事制限を受けながら生活するのは容易なことではありません。ありがたいことに、友人や家族は、ジェレマイアの前ではお菓子を食べないようにして、彼をサポートしてくれています。

また、ジェレマイアの治癒の旅は、父方、母方の家族全員に生活習慣を変えるきっかけを与えました。彼は、両家の家族にオーガニックな生活に移行させたり、ジュースをつくりはじめたりするような影響をもたらしたのです。ジェレマイアの食生活を積極的に受け入れることで、ジェレマイアがなじむのに役立っただけでなく、ターニャにより安心感を与えました。たとえ何があっても、ジェレマイアを支えるために家族や友人を頼りにできることを、彼女はわかっています。

すべては自分のやる気と、周りのサポートにかかっています。あなたが（ダイエットで）ズルをしているかどうかは誰にもわからないので、結局は自分しだいなんです。ジェレマイアが赤ん坊の頃、また成長して家族の行事に参加していたとき、彼の父親や家族、いとこたちは、彼の前でお菓子を食べることはありませんでした。誰かがケーキを食べるとしても、彼の前では食べません。いとこたちの誕生日には、ジェレマイアのために何か違うものを焼いてきてくれました。彼らはジェレマイアの健康と食生活にとても協力的なのです。がんと闘うには、ストレスは大敵です。ジェレマイアがそれについて何も知らないということは、彼自身の身体にとって大きな助けになっていたのだと思います。

＊＊＊

ターニャとジーンは最終的に夫婦としては別れましたが、ジェレマイアの健康的な食生活とライフスタイルを維持することに関しては、友人として協力し合っています。食生活の改善や温熱療法、そして母親、父親、親戚の愛とサポートのおかげで、ジェレマイアは生後わずか10カ月での重度のがんから回復することができました。現在、彼は10歳ですが、がんとは無縁です。

ジェレマイアは、当時幼かったために治療について何も覚えていません。その結果、劇的寛解を十分に理解できていないかもしれません。しかし、ターニャは彼がボールを投げたり、友だちと外を走り回ったり、フォークで食事をするのを見るたびに、この子が普通に、健康的な生活を送れていることに感謝しています。

実践のステップ

『がんが自然に治る生き方』の中で、一晩で食生活を完全に変えてしまう「コールド・ターキー」(依存習慣を急に断ち切ること)ができる人もいると書きました。しかし、ほとんどの人は食生活をすぐに変えることはできないので、段階的に取り組む必要があります。たとえば、デザートや肉類、精製穀物を1日1品減らしたり、毎食の野菜や果物を1品増やす、といった具合です。少なくともダーティ・ダズン（従来の農法による農薬の影響が最も大きい12種類の果物や野菜）については必ず有機野菜や果物を買うようにしたり、アルコールの摂取を控えたり、毎週の買い物に有機、牧草飼育、ホルモン不使用の肉や乳製品を数種類加えるなど、小さなことからはじめられます。

　本章で紹介したおもな食生活の改善方法（主治医と相談してください）に加え、食生活を改善するためのいくつかのアイデアを紹介します。

・毎回の食事の50％を野菜にする

　これは最も簡単にできる食事調整であり、大きな効果が期待できます。毎食、皿の半分を野菜や果物が占めるようにします。簡単な方法は以下のとおりです。①朝食はミキサーで果物と野菜のスムージーをつくる。②昼食はレタスの上に乗せて、どれだけカラフルなサラダにできるか試す。③夕食は、タンパク質をトランプ1箱のサイズまで減らし、付け合わせの野菜を増やして皿の半分を覆うようにする。

・断食に挑戦してみる

　まず、夕食と朝食の間に間食をしないことからはじめてみるといいでしょう。夕食を午後7時までに済ませ、翌日の朝食を午前7時以降にすれば、この方法だけでも時間制限のある12時間断食をはじめられます。身体が慣れてくれば、さらに食べる時間を短くできるかもしれません。あるいは、主治医の許可があれば、週に1日だけ水断食を試すのもいいでしょう。最後に、1週間のうち5日間は普通に食事をし、残りの2日間は400〜600キロカロリーだけ食べるという5：2のスケジュールを検討してみてください。スマートフォンのさまざまな追跡アプリで、摂取カロリーを簡単に記録することができます。人気のある無料アプリはMyFitnessPalです。

・いい栄養士を見つける

食生活を根本的に変えるのは大変なことです。だからこそ、資格を持つ栄養士、とくにがん患者の治療を専門とする栄養士は食事の選択肢をナビゲートし、食物過敏の検査をして、今のあなたの身体に合った食事を勧めることができます。オンラインで対話できる現代では、インターネットで自分の好きな栄養士を、地域に限定されずに探すことができます。

・微生物叢をサポートする

腸内でより健康な細菌の成長を促進するには、食物繊維の豊富な野菜を多く摂り、プロバイオティクス（善玉菌）が豊富な発酵食品を食事に取り入れるとよいでしょう。有機栽培のキャベツを千切りにして、ろ過した水と塩を加えてガラス瓶に詰め、フタをして1週間ほど日の当たらない常温で寝かせば、簡単に自家製のザワークラウトをつくることができます。開封後は必ず冷蔵庫で保存してください。微生物叢をサポートするもう一つの方法は、微生物を分解する化学物質を含む抗菌石鹸やジェル、ウェットティッシュの使用を控えることです。その代わりに、普通の石鹸と水を使うようにしましょう。

・環境ワーキンググループに相談する。

環境ワーキンググループ（ＥＷＧ）は、私たちの環境衛生を改善することを目的とした非営利団体です。ＥＷＧのウェブサイトでは、Dirty Dozen（有機農家から購入するべき12品）、Clean Fifteen（慣行栽培の食品で購入しても安全な15品）、毒性の低い家庭用洗剤や化粧品に関する数十年にわたる調査結果を提供しています。

ＥＷＧの膨大な製品データベースと情報はEWG.orgに掲載されていて、アプリをダウンロードすることもできます。EWG's Healthy Living（最も環境に優しい製品を購入するための情報）、EWG's Food Scores（食品の成分やラベルを見て、より健康的な食品を選択するための情報）の二つです。

＊＊＊

食生活を根本的に変えることは、劇的寛解者たちが健康を改善するために最初にとる行動の一つです。食事は完全に自分でコントロールできるため、最も簡単に変えられるものの一つです。従来の医学の医師は、栄養学上の健康についてあまり訓練を受けていないかもしれませんが、炎症を抑え、免疫システムを強化するために、標準的なアメリカの食事からシフトすることの利点を裏付ける科学的証拠は数多く存在しています。

第8章

ハーブとサプリメントを活用する

――トムの物語――

化学薬品による治療は、
自然の産物とは
まったく比較にならない

トーマス・エジソン

Remedies from chemicals will never stand
in favorable comparison
with the products of nature.

Thomas Edison

回復の鍵・サプリメントの注意点

多くの劇的寛解者たちが、サプリメントは回復の鍵となる要素だと報告していますが、この要素は一人ひとりに合わせてカスタマイズする必要があると理解することが重要です。同じがんであっても、同じサプリメントを摂取する劇的寛解者は二人といないでしょう。このため、何か行動を起こす前に、栄養士や自然療法士、漢方医、機能性医学または統合医療の医師に相談することを強くお勧めします。これは、自分一人で探求してはいけない劇的寛解の治癒要因の一つです。

劇的寛解を経験した人たちは、個人に合わせたカスタマイズの必要性に加え、サプリメントの品質にも大きな差があると指摘しています。そのため、信頼できる効果的なブランドへと導いてくれる医療専門家を自分のチームに持つことが重要です。

がんやそのほかの病気を治すための「話題の」新しいハーブやサプリメントについて、多くの人が大げさに主張しているのを目にします。たとえば、「私たちはみんな、ビタミンDが不足している」「抗炎症剤としてクルクミンを摂取すべき」などと聞いたことがあるのではないでしょうか。これは確かにあなたにあてはまるかもしれませんが、あなたの健康状態や血液検査の結果、栄養摂取量などを考えると、身体が実際に必要としているものを知らずにハーブやサプリメントを摂取するのは、むしろ害となる可能性があります。

この個人的なアドバイスは医師から来るものではないことに注意してください。医師が栄養学に関する十分なトレーニングを受けていないという事実について前述しましたが、同様に、医薬部外品のハーブやサプリメントに関するトレーニングを受けている医学博士も、ほとんどいません。実際、劇的寛解を経験した人たちは、医師からしばしば処方箋なしのサプリメントの服用をやめさせられたことがあると報告しています。医師に相談してサプリメントが処方薬の妨げにならないようにすることは重要ですが、あなたの身体に合ったハーブやサプリメントを提案できる訓練を受けた人を見つけることも同様に重要です。理想としては、ハーブを使って治療する医師（漢方医）とがん専門医が同じ治療チームにいて、お互いに直接コミュニケーションをとれるのが望ましいでしょう。もちろん、現実はそれほど単純ではありません。

主治医は未知のものを恐れますが、幸いなことに、がん治療中に摂取するほとんどのハーブ系サプリメントは安全で、従来の薬物療法とハーブの相互作用が悪影響をおよぼす可能性はほとんどありません。最近の研究では、すべてのがん患者の約3分の1から2分の1は、従来の治療中に何らかのかたちでハーブやビタミンのサプリメントを使用しています[1]。そして、ハーブと薬の相互作用の悪影響の可能性は、被験者の95%でありそうもないか予想されず、残りの5%は臨床的関連性は低いと判明しました[2]。

この章では、ハーブとサプリメントに関する有望なトレンドと最新の研究結果を紹介し、ステージⅣの大腸がんから劇的寛解したトムの感動的な物語を紹介します。そこでは、特殊な化学療法と並んで、サプリメントが主役を演じました。最後に、この効果の高い治癒要因をあなたの生活に取り入れるための、簡単な実践ステップをいくつか提案します。

治癒に必要な栄養素やミネラルを補う

『がんが自然に治る生き方』では、化学療法とビタミンやハーブのサプリメントとのおもな違いは、ほとんどの化学療法はがん細胞を直接殺すように設計されているのに対し、サプリメントは免疫システムを強化し、がん細胞を自ら除去できるように設計されている点だと指摘しました。

一般的に、劇的寛解者がサプリメントを摂取する理由は、3つのうちのいずれかです。第一に、免疫システムと健康全般を高めたい（つまり、ビタミンDやメラトニンなど、身体に不足しているものを補給したい）場合。第二に、寄生虫や重金属、有害な細菌、毒素など、体内にあってはならないものを解毒したい場合。最後に、プレバイオティクスやプロバイオティクス、消化酵素など、食べ物の消化を助けるためのサプリメントを摂取する場合です。

劇的寛解者たちは、サプリメントや食事だけでは、治癒のための唯一の解決策にはなり得ないと強調しています。アメリカ人は、どんな病気でも薬で解決できるという考え方に慣れてしまっています。しかし、それはサプリメントの働きではありません。適切なサプリメントは、治癒の過程で重要なサポートを提供しますが、それは特効薬というよりはむしろ応急処置のようなものです。サプリメントは、食事や考え方、生活習慣を根本的に変える意思がない限り、あまり効果がありません。とはいえ、多くの寛解者が9つの治癒要因を完全に実践したあと、目的のサプリメントを摂取することが、治癒の旅におけるミッシングリンク（進化の過程において生物の系統の欠けた部分）であることに気づきました。サプリメントは、完全に治癒するために必要な栄養素やミネラルを身体に提供してくれるのです。

考えられる理由の一つは、大規模な農業や品種改良、農薬の使用により、現在の果物や野菜には私たちの身体に必要な微量ミネラルが不足しており、50〜100年前よりもビタミンや栄養素の含有量が少なくなっていることです[3]。たとえば、ワシントン州立大学の科学者たちは、1842年から2003年までに栽培された小麦の品種において、鉄が11%、銅が16%、セレンの含有量が25%減少していることを発見しました[4]。世界各国で実施された同様の研究で、作物に含まれる微量栄養素の含有量が同程度、減少していることが判明しています[5]。地球規模の気候変動はこの問題を解決しません。大気中の二酸化炭素濃度の上昇により、食用作物の亜鉛や鉄、タンパク質のレベルが低下していることが科学者によって明らかにされたからです[6]。さらに、食物や飲料水に農薬や化学物質が存在すると微生物叢が刺激され、破壊されるため、微生物叢を正常に戻すには特別なサプリメントを摂取する必要があります。

トムの治癒の物語で後述する、包括的で個別化された治療をする統合腫瘍学の医師キース・ブロック医学博士は、標的を絞った栄養補助食品（つまりサプリメント）によって補完された抗がん食の重要性を強く信じています。彼の推奨するサプリメントは、患者のがん微小環境（がんを取り囲む細胞や分子レベルの環境）や体質、分子レベルの臨床試験の結果、患者が直面しているがんの種類、従来の治療計画に基づいていて、時間的制約のある計画を用いて日常的に提供しています。これらのサプリメントの推奨は、患者の治療が進むにつれて変更されます。

ブロック医師は、食品の濃縮物やハーブのエキスをベースにしたサプリメントを好んで使用します。[7]たとえば、彼のサプリメント療法には、霊芝やチャーガマッシュルームを加えた高濃度の緑茶や有機青汁のサプリメントがあり、どちらもアメリカ製で、研究所で純度が検査されています。また、店頭やインターネットですぐに購入できるものとは異なり、がん患者用に特別に調整したマルチビタミン・ミネラルサプリメントを使用。これらは酸化ストレスや血管新生を促進する可能性がある鉄や銅を省き、抗がん食品や植物エキスを加えるなどしてカスタマイズしています。

最近の動向

ハーブやサプリメントに関する情報を求め、どのようなものを摂取すべきかを医師に尋ねたり、必要に応じて統合医療の提供者を探すがん患者がますます増えています。最近のある研究では、乳がんや婦人科がんの患者のうち、3分の1の女性が医療チームと協力して、ハーブ系サプリメントやホメオパシー、ビタミンのいずれかを治療計画に加えていることがわかりました。[8]

現在、何百種類ものサプリメントが研究されていますが、そのうちの多くが免疫系に有効であることがすでに証明されています。たとえば、化学療法と幹細胞移植を受けている多発性骨髄腫の患者が、キノコのサプリメントであるアンドサンを摂取することで、免疫系を大幅に強化できることが研究者によって明らかになりました。[9] また、前立腺特異抗原（PSA）の値（前立腺がんの再発を示す）が高い前立腺がん患者を対象とした研究では、白いボタンマッシュルームの粉末がPSA値を下げ、免疫系の強化に関連するほかの血液マーカーを増加させることがわかりました。[10]

キノコ類だけではありません。プロバイオティクスの一種であるケフィア（コーカサス地方の発酵乳）製品はがん細胞の死滅（アポトーシス）を誘発することが判明しました。[11] ビタミンDの摂取は、特定の乳がん（エストロゲン受容体陽性乳がんなど）の成長を抑制することが、[12] 高麗人参は非小細胞肺がんの患者の免疫機能を大幅に高めることが示されています。[13] さらに、研究者らは、リコピン（トマトに含まれる）を補給すると、前立腺がん患者のPSA値がわずか3週間で低下するのに役立つことを発見しました。[14] こうしたさまざまなサプリメントに関する研究は、処方薬と同様に、ハーブやサプリメントも適切な量と状況下で摂取すれば、健康に大きなメリットをもたらすことを示しています。

増加する毒素をデトックスする

劇的寛解者がサプリメントを摂取する理由の一つは、体内の発がん性物質を解毒するためです。

18世紀後半に産業革命がはじまって以来、がんの罹患率は急増し[15]、何百もの研究が多くの人工的な毒素とがんを関連づけています[16]。たとえば、第二次世界大戦後、世界の農薬生産量は10万トンから２７０万トンへと推定26倍に増え[17]、それにともなって農薬に関連したがんの症例数も増加しています[18]。第二次世界大戦以降に商業的に製造された8万種類の化学物質のうち、安全性が検査されているのはわずか5％であることを考えれば、驚くべきことではないでしょう[19]。しかし、国際がん研究機関（ＩＡＲＣ）のような組織で安全性試験がおこなわれるたびに、１９７１年以降に検査された化学物質のほぼ50％が発がんに寄与していることが判明しています[20]。さらに最近の研究では、10万人を超える生涯がん患者の原因が、公共水道当局が「飲んでも安全」とみなしている水道水に含まれる発がん性化学物質である可能性があると結論づけています[21]。

うれしいことに、少しずつではありますが、状況は変わりつつあります。最近、いくつかの控訴では、有毒化学物質のメーカーが、世界的ながんの蔓延に寄与した責任を問われはじめています。たとえば、一般的な除草剤であるラウンドアップを製造しているモンサント社は、最近、原告の非ホジキンリンパ腫の直接的原因がラウンドアップであることを示す十分な証拠があると陪審員が判断した3件の訴訟で敗訴。ＩＡＲＣは近年、世界で最も広く使われている化学物質グリホサートを含む除草剤であるラウンドアップを、「発がん性物質の可能性がある」と分類しました[22]。

さらに、ベビーパウダーやそのほか多くのタルク（滑石を粉末にしたもの）製品を製造していたジョンソン・エンド・ジョンソンは、タルク製品に含まれているアスベスト繊維が卵巣がんや中皮《ちゅうひ》腫《しゅ》（いずれも非常に侵襲性の強いがん）を引き起こしたとして、1万4000件以上の訴訟に直面しています。すでに複数の陪審員が、こうしたがんの訴訟についてジョンソン・エンド・ジョンソンの責任を認め、同社は原告や死亡した原告の遺族に対して何百万ドルもの支払いを余儀なくされています。

一部の劇的寛解者は、血液、尿、毛髪の広範囲にわたる検査によって発がん性物質にさらされた可能性があるとわかったとき、資格を持った医療専門家と協力して、適切なデトックス用サプリメントの摂取を決めました。人によっては、鉛や水銀、ヒ素を身体から除去するためのキレーション療法やナイスタチン（カンジダ菌の除去）、黒クルミやベルベリン（寄生虫の除去）、ニンニクやエキナセア（有害細菌の除去）などのサプリメントを摂取したりします。[23]

もちろん、最終的な目標は、環境や空気、飲料水から毒素をなくして、デトックスサプリメントを摂取する必要がないようにすることです。これは確かに理想的な目標ですが、有権者や消費者は投票したり消費財を買う際に、つねに念頭に置くおくべき目標でしょう。

潜在的ながん治療法・ホメオパシー

ホメオパシーとは、ラテン語で「同じ苦しみ」を意味する言葉です。ホメオパシーの医師は、ごく少量の植物やミネラルを通常は水で何千倍にも薄めて使用し、体内の治癒プロセスを刺激します。

具体的には、健康なときに原液で飲んだ場合、現在経験しているのと同じ症状を引き起こすような物質を、医師が極度に希釈して投与します。これが「同じ苦しみ」の由縁です。希釈された状態なので身体に症状を引き起こすのではなく、むしろその物質について身体に教え込み、症状を軽減するという理屈です。このように、ホメオパシーはワクチンと同じように作用すると言われています。

　ホメオパシー療法を従来の医療と組み合わせて使用した臨床研究では、ホメオパシー療法はがん患者の生活の質を改善し、症状の負担を軽減し、生存期間を延ばせることが示されています[24]。たとえば、ホメオパシーは、吐き気や疲労、頭がぼーっとするなど、化学療法や放射線療法、手術の難しい副作用の重症度を減らすことが明らかになっています[25]。一方、ウィーン医科大学の研究者らは、ホメオパシーを使用した進行期のがん患者は、対照群と比べて生存期間が大幅に長くなることを発見しました[26]。

　インドでおこなわれた非常に印象的な研究では、進行がさまざまな脳腫瘍の患者15人が、希釈したルータ6（ヘンルーダという植物から抽出）とリン酸カルシウムによるホメオパシー治療を受けました[27]。ルータ6を2滴落としたティースプーン1杯の水と、リン酸カルシウムを少量ずつ、1日2回飲みました。定期的なCT（コンピューター断層撮影）スキャンや臨床検査で追跡したところ、すべての患者が徐々に改善。驚いたことに、神経膠腫《こうしゅ》の患者9人のうち8人は腫瘍が完全に退縮し、残りの1人も部分的な退縮を示しました。髄膜腫の患者では3人のうち1人が完全に退縮し、ほかの2人は腫瘍の安定した状態が長く続いています。神経膠腫の1人は腫瘍の安定が長く続き、頭蓋咽《ずがいいん》頭腫《とうしゅ》の1人と下垂体悪性腫瘍の1人は完全な退縮を示しました。最初のホメオパシー治療から完全な退縮や安定した状態になるまでの期間は、3カ月から7年でした。

一方、インドの研究者と共同研究をおこなっていたMDアンダーソンがんセンターの研究者は、ルータ6とリン酸カルシウムの脳腫瘍細胞への影響を試験管内（シャーレ内）で調査することにしました。[28] その結果、ホメオパシー治療によって、シャーレ内の脳腫瘍細胞がテロメアを侵食して死滅する一方で、健康な白血球は生き残ることを発見。この有望な試験的研究は、ホメオパシーが副作用を最小限に抑える潜在的ながん治療法である可能性を示しており、とくに脳腫瘍患者にとってはさらなる研究が必要なことを示しています。

医療用大麻の健康効果

大麻の医療利用は、がんの世界で今最も注目を集めている話題の一つです。医療用大麻の支持者たちは、薬用大麻は過敏性腸症候群（ＩＢＳ）や多発性硬化症（ＭＳ）、睡眠障害、ＨＩＶ／エイズ、関節リウマチ、線維筋痛症、てんかん、がんなど何百もの症状に使用できる特効薬だと主張。[29] 大麻は安全で、患者にとって使いやすく、医薬品に比べて比較的安価であると力説しています。[30,31] 実際、広範な文献を調査しても、大麻の過剰摂取による死亡例は発見できませんでした。[32]

医療用大麻の反対派は、その有益性や有害性、効能を確認するためのランダム化比較試験がまだ十分におこなわれていないと主張。大麻は協調性や判断力を低下させ、依存性や中毒性、乱用の可能性があると指摘しています[33]。こうした反対意見にもかかわらず、アメリカではすでに多くの州で大麻が薬用として合法化されているのは、吐き気や痛み、運動機能障害、胃腸障害など多くの症状をやわらげるのに大麻が極めて有益であることが証明されているからです[34]。実際、近年のギャラップ社の世論調査では、アメリカ人の3人に2人が大麻を合法化すべきだと考えていると報告されています[35]。

大麻の使用は古代の宗教儀式にまでさかのぼりますが、織物や栄養、医療にも広く利用されてきました[36]。大麻が医療で使用されていた最古の記録は、紀元400年頃にさかのぼります[37]。精神活性の作用があり「ハイ」状態になるテトラヒドロカンナビノール（THC）、THCのように「ハイ」をもたらさないカンナビジオール（CBD）など、大麻植物には500種類以上の生理活性物質が[38]含まれています。

大麻は中枢神経系や内臓、結合組織、分泌腺、免疫細胞など、あらゆる場所にある複雑な細胞シグナル伝達システムである内因性カンナビノイド系を刺激することで身体に影響をおよぼします[39]。大麻を摂取するとカンナビノイド受容体が刺激され、睡眠の調節や食欲増進、ストレス、痛み、吐き気、炎症の軽減など、さまざまな作用が生じます[40]。内因性カンナビノイド系は一般的に、食事や睡眠、リラックス、物忘れ、身体を守るのに役立っています[41]。このようにさまざまな健康効果があることから、内因性カンナビノイド系が過去10年間、抗がん剤として注目を集めてきたのは驚くこ

とではありません。[42、43]

おそらく大麻で最もよく知られているのは、化学療法の副作用を軽減することですが、大麻自体が引き起こす副作用はほとんどなく、それさえも軽度であることは知っておくとよいでしょう。近年の研究で世界保健機関は、カンナビジオールは一般的に忍容性も安全に関するデータも良好で、中毒性の影響はないと報告しています。[44] 40年間にわたる医療用大麻の影響を調べた別の研究では、[45]研究者らは、被験者全体の15%未満に何らかの副作用があり、報告されたいくつかの副作用は、めまい、嘔吐、尿路感染症だったことを発見しました。[46]最も興味深いのは、医療用大麻を投与された人と、プラセボ（偽薬）を投与された人や大麻を投与されなかった人の間で、報告された副作用に目立った差がなかった点です。[47]

腫瘍を小さくする大麻の抗がん作用

がん患者の緩和ケアにおける大麻の使用はすでに定着していて、吐き気や体重減少、痛みなどのような治療に関連する症状の大幅な改善が、何百もの臨床研究で示されています。[48、49、50]吐き気に関しては、大麻がとくに有効です。23件のランダム化比較試験では、大麻を投与された患者はプラセボ（偽薬）を投与された被験者よりも、吐き気や嘔吐が格段に少なかったと報告されています。[51]

大麻は化学療法の副作用を軽減するだけでなく、化学療法の有効性を向上させることが示されています。[52] ある研究では、ＴＨＣとＣＢＤがシタラビン、ドキソルビシン、シスプラチンなど、多くの一般的な化学療法の効果を大幅に高めることがわかりました。[53] 同様に、最近の第二相ランダム化プラセボ対照試験では、予後が非常に悪い、とくに侵襲性の強い脳腫瘍である再発性多形膠芽腫（ＧＢＭ）のがん患者に対する大麻の影響が検討されました。[54] これらのがん患者は、化学療法とＴＨＣおよびＣＢＤ、または化学療法とプラセボのいずれかを服用。１年後にＴＨＣ／ＣＢＤグループの患者の83％が生存していたのに対し、プラセボグループの患者は53％しか生存していませんでした。[55]

最近の研究では、大麻が病気の患者に対して、単に副作用の緩和や化学療法の効果を高めるだけでなく、それ以上の効果があることが示されています。ＨＩＶ患者を対象としたある研究では、大麻が免疫機能を活性化させ、全身の炎症を抑えることがわかりました。[56] 大麻がＨＩＶ患者の炎症を抑え、免疫機能を高めたのであれば、がん患者にも同様の健康増進効果がある可能性があります。[57]

私たちの意見では、大麻の研究で最も期待が持てるのは、大麻の直接的な抗がん作用に注目した研究です。いくつかの研究では、大麻が腫瘍の縮小やがん細胞の死（アポトーシス）に強い影響をおよぼし、直接的な抗がん剤として作用することがわかりました。[58] マウスを使った研究では、ＣＢＤが神経膠芽腫、乳がん、肺がん、前立腺がん、結腸がんを含む、さまざまな種類のがんの進行を抑制することが明らかになっています。[59] マウスを用いたほかの研究では、ＣＢＤが乳がんの成長を抑制し、腫瘍の大きさを縮小させ、生存期間を著しく延ばすことが判明。[60] あるマウスの研究では、Ｃ

BDがトリプルネガティブ乳がんの成長を抑制することが示され[61]、さらに別の研究では、THCがアポトーシスを誘導することによって乳がんの成長を遅らせることがわかりました[62]。もちろん、人間はマウスと違うので、大麻を正式に抗がんサプリと断言するには、人間での臨床試験が実施されるのを待つ必要があるでしょう。一方、CBDは、「害をおよぼすことはなく、治療に関連する副作用を軽減し、腫瘍の成長を抑制したり、がん細胞を殺すのに役立つかもしれない」というカテゴリーに分類されるようです。

半数超が12週間後に寛解したヤドリギ療法

人気を集めているもう一つの有望なサプリメントは、ヤドリギの実、葉、茎から抽出したエキスです。

ヤドリギは、第3章で紹介したボブの虫垂がん治療からの回復の物語でも取り上げましたが、ヨーロッパやアジアでは何十年も前から、最初に選択するがんの治療法として、また化学療法や放射線療法の副作用を軽減するための補助療法として使われてきました。実際に、ヤドリギエキスはヨーロッパの医師ががん患者に最も多く処方する治療法の一つです[63]。通常、2日ごとに皮下に自己注射するヤドリギ療法のメリットは、腫瘍の活動を抑え、生存期間を延ばすことができる点です。さらに、従来の治療に比べて副作用が少なく[64]、活力を与え、吐き気を抑えることで生活の質を向上させます。[65]

ドイツでおこなわれたヤドリギ療法の第二相安全性試験では、膀胱がん患者のグループに、化学療法や手術の代わりにヤドリギを6週間にわたって毎週注射しました（注：この試験には対照群はありませんでした）。驚くべきことに、ヤドリギを投与された患者の半数以上が、わずか12週間後に完全に寛解したのです。[66] こうした非常に勇気づけられる結果に加えて、ヤドリギの副作用は注射した部位の発疹や数回の微熱など、非常に軽いものでした。

別の研究では、がん治療としての韓国産ヤドリギの効果を評価するために、マウスを使ってメラノーマについて調べました。研究者たちは、ヤドリギを投与したマウスは、投与していないマウスの対照群に比べ腫瘍の大きさが著しく減少し、生存率も大幅に高かったことを発見。さらに、ヤドリギの抽出物は、初期および後期のアポトーシス（自然な細胞死）を誘発しました。がん細胞が機能不全に陥る原因の一つは、本来死ぬべきときに死ぬことを忘れてしまい、その後蓄積して巨大な腫瘍となることであるため、がんの治癒においてアポトーシスが極めて重要なのです。[67]

現在、ヤドリギ療法は、アメリカでは食品医薬品局（FDA）の認可を受けておらず、がん専門医ががんの公式な標準治療の一環として使用することはできません。しかし、現在、ジョンズ・ホプキンス大学医学部では、がん患者に対するヤドリギの効果を分析するために、アメリカ初の第一相試験を実施しています。第一相試験とは、研究者が治療法の安全性を評価し、適切な投与量を決定し、副作用を特定するために試験をおこなうことです。

この臨床試験は、アメリカの医学界がヤドリギを受け入れる上で重要なマイルストーンとなります。がん治療の第一選択薬としてFDAの承認を得るための第一歩であるだけでなく、この治療法が健康保険会社から保険適用されることにもつながるのです。この原稿を書いている時点では、この試験はまだ新しい参加者を募集しています。ヤドリギの詳細やこの試験への参加資格については、アメリカでヤドリギ療法と栄養学に基づく治療の使用を支援する非営利団体 BelieveBig.org で確認できます。

ヤドリギで大腸がんを寛解した37歳の女性

BelieveBig.org は、陽気な劇的寛解者であるイヴァリース・ペイジによって設立されました。2008年にステージⅣの大腸がんと診断されたとき、イヴァリースは深い信仰を持つ幸せな妻であり、4人の子どもの母親でした。当時37歳だった彼女は、父親が進行性の大腸がんと診断されたときの年齢とまったく同じでした。イヴァリースが13歳のときに、父親が2年にわたる闘病の末、がんで死去します。そのことに強く影響を受けた彼女は、姉妹と一緒にこの病気の予防に細心の注意を払うことを誓っていました。イヴァリースは何年も前から定期的に大腸内視鏡検査を受け、オーガニックな食事をし、定期的に運動をしていました。

予防に努めていたにもかかわらず、無症状ながらも悪性度の高い転移性大腸がんと診断されたイヴァリースは、当然のことながらショックを受けました。彼女はすぐに、大腸を15インチ（約38センチメートル）と28個のリンパ節を切除する手術を受けることに同意し、その生検によってがんの診断が確定。その5週間後、スキャン検査の結果、肝臓にがんがすでに転移していることがわかったため、肝臓の20％を切除する2回目の手術を受けました。

この時点で、外科医は即座に積極的な化学療法を勧めてきました。しかし、イヴァリースは化学療法を「1本の腐った木のために森を焼き払う」ようなものだと感じたため、反対します。さらに、化学物質に対して敏感な彼女は、化学療法を受ければ命を落とすだろうという直感も持っていました。

この間、イヴァリースの夫は補完療法を探し求めていました。その甲斐あって（偶然も重なり）、イヴァリースはメリーランド州ボルチモアの近くで働くホメオパシー医、ピーター・ヒンダーバーガーに出会います。彼はヨーロッパで医学の学位を取得したため、ヤドリギ療法の訓練を受けていたのです。イヴァリースは、4人の子どもたちのことを考え、慎重に判断した結果、ヤドリギを試すことで得るものはあっても失うものは何もない、と考えました。

自然界では、ヤドリギは宿主の木に寄生して成長しますが、ほとんどの寄生植物のように宿主の木を枯らすことはありません。また、ほとんどのものが枯れてしまう冬にも花を咲かせます。興味深いのは、ヤドリギが象徴するものと、植物が自然界でどのように反応するかが、がんに対するヤ

ドリギの作用と似ている点です。

イヴァリースの場合、ほかの9つの劇的寛解要因と合わせて、ヤドリギを1日おきに注射することで、化学療法を受けずにがんを抑え込むことができたのです。食生活では、肉類や加工食品の摂取を制限し、乳製品をいっさい排除し、すでに食べていた有機野菜や果物をたくさん食べ続けました。手術後、体力が回復するとすぐに運動も再開し、家族のために生き続けることが彼女の生きがいとなっていました。また、友人が彼女のために捧げてくれた祈りの時間に大きな感情の解放を経験し、治療中はずっと将来について前向きであり続けることに集中し、自然療法士と従来の医師からなるチームをつくることで自分自身を力づけました。そして、イヴァリースは自分の直感に従い続け、治癒の結果を神にゆだねることで、すでに強いスピリチュアリティをさらに深めていきます。

イヴァリースの外科医は化学療法をやめることに強く反対し、がん専門医も「慎重ながらも楽観視」していましたが、3年後のスキャン検査で彼女が術後も完全寛解にあることが判明。そして、「何も変えるな、ヤドリギ注射も含めて、今まで通り続けなさい」と言われたのです。それから11年以上経った今でも、イヴァリースのがんは再発していません。

彼女の足跡をたどろうとする人たちに、イヴァリースは警告しています。

ヤドリギは単なるサプリメントではなく、間違いなく科学です。訓練を受けた人のところに行く

必要があります。それは天然物質なので、人それぞれの身体の反応は異なります。ヤドリギにはさまざまな種類と強さがあります。トネリコの木に生えるヤドリギ、松の木に生えるヤドリギ、リンゴの木に生えるヤドリギなど、がんの種類によって異なるのです。さらに、身体が治癒していくにつれて、異なるグレードや処方が必要になる場合もあります。訓練を受けた専門家に診てもらう必要があるのです。

イヴァリースは今もヤドリギ療法を続けており、しばしば人々を驚かせます。しかし、イヴァリースにとって、ヤドリギの効果と比較的安価な費用（1カ月140ドル）を考えると、ヤドリギをやめるという選択肢はありません。ステージⅣの大腸がんで生存率8％と宣告されてから11年以上経った今も、イヴァリースは相変わらず元気です。活力に満ちた妻であり4児の母である彼女は、夫と共同で設立した非営利団体 BelieveBig.org を運営する日々を過ごしています。

＊＊＊

ハーブとサプリメントに関する最新の動向と研究を取り上げたところで、勇気ある父親であり夫であるトムの治癒の物語を詳しく紹介したいと思います。トムは多くのハーブとサプリメント、そして新しい化学療法とほかの9つの劇的寛解の治癒要因を活用して、ステージⅣの大腸がんを克服しました。

トムの物語

2012年、トム・メルツァーは、43年連れ添った妻と中西部の町で幸せに暮らしていた62歳の男性です。成人した2人の子どもは20代で、それぞれ独立。トムと妻は、成長した子どもたちがキャリアを積み愛情に満ちた人間関係を築きはじめるのを、遠くから幸せそうに見守っていました。トムは40年以上にわたり、鉄道や車両リース、機関車機器の製造の生産管理という比較的ストレスの多い仕事をしてきました。この職業にはストレスがつきものですが、トムはいつも仕事を楽しんでいました。自由な時間には子どもたちと触れ合い、妻や友人たちと充実した時間を過ごし、読書を楽しんだり、ワインづくり、ゴルフ、ガーデニングという3つのお気に入りの趣味に没頭していました。

もし当時のトムに尋ねたら、彼は自分のライフスタイルはわりと健康的だと答えたでしょう。定期的な運動と良質な睡眠で、しっかりと健康の土台を築いていました。仕事はときにストレスがたまることもありましたが、満足のいくものでしたし、家族や友人、そして信仰という大きな支えもあります。また、定期的に栄養士と相談し、自分の身体と年齢に合ったビタミンのサプリメントを選んでいました。しかし、あとになって彼は、次のように考えました。

私の食事はたいてい肉中心でした。1970年代から正しい食生活をしてきたつもりでした。何

しろ、60×60フィート（約330平方メートル）の庭があったのですから。果物は小腸で消化されるので、食前に食べることを知っていました。私たちはサラダ菜や野菜を含むバランスのとれた食事をつくり、タンパク質と野菜、炭水化物と野菜といった好ましい食品の組み合わせのよし悪しや、タンパク質と炭水化物といった避けるべき組み合わせについて把握していました。しかし、さまざまな肉類に加えてデザートも楽しんでいたので、糖質はあまり除いてはいませんでした。今では肉食と大腸がんの関連性をよく理解しています。

肉やデザートに加えて、トムは時々、自家製のワインを楽しんでいました。

私は生涯、ワインをつくってきました。毎年、この地域に出荷されるカリフォルニア産のブドウを買っています。今では工程を覚えて、いいワインをつくっているんです。でも、あまり飲みません。晩に一杯飲むことはありますが、それだけです。

そんな平穏なワインづくりの生活が一夜にして変わることになるとは、トムは知る由《よし》もありませんでした。2012年1月の平日、トムはいつものように朝、会社へ向かいました。ところが、胃が痛くなり、残念ながら1日中、痛みは治まりませんでした。翌朝、かかりつけ医に診てもらうために、残業をして仕事を片付けるほど具合が悪かったのです。

かなりの痛みがあったにもかかわらず、トムは医師が何か重大な発見をするとは思っていませんでした。わずか5カ月前に受けた年1回の健康診断では、血液検査はPSA（前立腺特異抗原）がわずかに上昇した以外は正常で、医師は経過観察すると言っていました。当時、62歳だったトムは、大腸内視鏡検査は一度も受けたことがありませんでした。

2時間後、複数の検査を受け、トムの主治医は外科医と一緒に部屋に入ってきて、ゆっくりとドアを閉めました。トムは、医師が何を言おうとしているにせよ、それはいいことではないとわかりました。

医師は、トムの大腸にかなり大きさの腫瘍があることを告げました。トムは、医師が説明を続ける間、懸命に集中しようとしました。腫瘍は何年も発見されずに成長していたようです。その腫瘍は大腸の一番上にあるため、便はその下を通過することができ、症状が出る前にがんが成長し、腹部のかなりの部分にまで広がってしまっていたのです。

トムはすべてを理解しようとしていましたが、主治医から最悪の知らせが告げられました。検査の結果によるとトムの大腸は、今にも破裂する恐れがあったのです。医者は、その日の夜に緊急手術を受けさせようとし、トムはそれを承諾。数分後には外科医は腕を洗い、看護師が妻に電話し、医療助手がトムの手術の準備をしていました。トムは次のように振り返ります。

これはとても深刻なことで、がんがかなり進行していることがわかりました。それでも、大腸が

破裂していないことに感謝しました。大腸が引き伸ばされて、（腫瘍で）いっぱいになっている状態だったので、破裂を恐れた外科医はすぐに処置しようとしたのです。もし腸が破裂したら、より難しく、もっと深刻な手術になるだろうと、かなり心配していました。だから、最悪の事態になる前に発見してもらえたことに感謝しました。

　開腹してみると、がんはすでに腹部のほかの臓器に転移していることがわかり、外科医は愕然としました。結局、大腸の3分の2、膵臓の4分の1、胃のかなりの部分と、脾臓《ひぞう》と胆嚢《たんのう》をすべて摘出。それでも、微小ながん細胞をすべて取り除くことはできませんでした。外科医がトムの骨盤と腹部にある20個近いリンパ節を検査したところ、そのほとんどにがん細胞が含まれていました。つまり、トムは残りのがんを取り除くために、化学療法と、おそらく放射線療法を受ける必要があるわけです。

　手術の数時間後、目を覚ましたトムのそばには、妻と医師がいました。トムと妻は、ステージⅣの大腸がんであること、いくつかの臓器が小さくなっている、または完全になくなっていることを聞かされました。健康で幸せだったトムは、たった1日で手術からの回復とステージⅣのがんに直面することになったのです。トムがすべてを処理しようとしている間、妻は涙ながらに2人の子どもに電話をかけ、この知らせを伝えました。

　手術後、トムは多くの臓器、とくに血液をろ過し、感染症を防ぐ働きをする脾臓を切除したため、感染症や病気にかかりやすくなるのではないかと心配しました。そのため主治医は予防ワクチンを投与することで懸念に対処しました。しかし、トムは直感的に、臓器が少なくなった分、残りの人生で追加のサプリメントを摂取し、食生活を根本的に変える必要があると感じたのです。

手術後7～10日間は、抗生物質とそのほかの薬を処方されていましたが、無事に乗り切りました。病院では、4種類の注射を打ちました。私はインフルエンザの予防接種を受けたことはありませんでしたが、医師が強く勧めるので打ったんです。そのほかにも3種類の免疫の注射を勧められました。「これらの予防接種は、将来的にまた必要なのでしょうか」と尋ねたところ、医師は「必要ない」と答えたのですが、私はとても心配になりました。

手術後、自宅に戻ったトムのがんとの闘いは、まだはじまったばかりでした。医師からは、体内に残っているがん細胞を取り除くためには化学療法が必要になるだろうと言われ、前途には困難が待ち受けているだろうと覚悟しました。彼の友人の中には、化学療法を受けて「がんのない状態」になったものの、数年後に再発してしまった人もいました。そのため、トムは長期的には化学療法だけではステージⅣのがんを抑えられないと考えるようになります。

友人ががんと闘う姿を見て、トムは化学療法が身体に与えるストレスについて学びました。そして、体調が回復するとすぐに、オレゴン州ポートランドに住む友人の自然療法士、ロビン・シーラフ医師に電話をして、代替療法（たとえば、友人の一人ががんの治療に使っていたビタミンCの静脈内投与）について尋ねたのです。シーラフ医師は、トムのがんは自然治癒だけで治すには進行しすぎていると警告し、統合腫瘍医、つまり自然治癒療法と化学療法を同時におこなう認定医を探すように勧めました。

ニューヨークの病院やMDアンダーソン、クリーブランド・クリニック、アメリカがん治療センターなどを調べました。しかし私は、おそらくブロック・センターが統合的がん治療のための最善の選択肢だろうという結論に至りました。その結論に達したのは、ブロック医師の著書『Life Over Cancer』を読んだからです。私はまず、がんになったら自然に対処する方法についての本に飛びつきました。それが、ブロック医師の手法を取り入れる決め手となりました。ブロック・センターを訪れた際、ビタミンCの点滴などを使用するより自然な治療方法について尋ねたところ、彼らは躊躇して〝あなたはかなり進行していますね〟と言われたんです。そして、彼らの統合的化学療法プログラムを勧められました。

トムがブロック・センターに惹かれたのは、治癒への自然なアプローチと最新の従来型医療の活用が組み合わされているからです。ブロック・センターの医師は、トムの血液や遺伝子、尿、唾液、ホルモンの値を徹底的に検査し、精神状態やストレスのレベルも分析。そして、6カ月間、月に2

回の統合化学療法を受けるよう勧めたのです。

トムは、化学療法の毒性をやわらげ、化学療法による副作用を防ぐために、ビタミンや免疫増強剤を含む早朝のビタミン点滴を受けることから治療の日々を開始。その後、化学療法をはじめるまでの数時間は、ブロック・センターで提供されているほかの治癒治療を利用しました。

トムはつねに神を強く信じていましたが、治療中にその信仰はまったく新しい意味を持つようになります。ブロック・センターのガイド付き瞑想に参加したトムは、神と自分の健康や死を受け入れることに集中しました。治療の結果がどうであれ、トムにとって神を信じることは、自分が平穏でいられるという安心感が得られ、深くリラックスして、平和や愛といったポジティブな感情を高めることに集中できるようになりました。

私のスピリチュアリティを一言で表すと、神を自分の源として見ているということです。長生きできるように祈っていますし、その祈りが聞き届けられ、応えてもらえると確信しています。私は、継続的な癒しと継続的なサポートを求めています。おそらく、私の祈りの中で最も大きなものは、感謝することです。たとえ神様が私にそんなに長く生きて欲しくないと判断したとしても、神様が私のためにしてくれたすべてのことに感謝します。そう、神様が私にとって1番なのです。そして、ブロック・センターの指令は私にとって2番目なのです。

ブロック・センターでは、抑圧された感情を解放することに焦点を当てたプライベート心理療法セッションと、ポジティブな感情を高めることに焦点を当てた笑い療法セッションを含むグループディスカッションを提供しています。グループ心理療法では、トムやほかのがん患者は自分の気持ちを表現し、共通の体験を通してお互いを支え合うことができました。

ブロック・センターには、こうした精神的、感情的、スピリチュアル的なものに加えて、患者に健康的な食事を提供する大きくてモダンなキッチンがあり、推奨された食事に含まれる食品の調理方法を患者が正確に学べるように、料理教室や実演をおこなっています。これらの料理教室やランチは、トムが根本的に食生活を変える必要があることを理解するのに役立ちました。

朝のビタミン剤の点滴から約2～3時間して、メンタルヘルスと料理のセッションのあと、トムは化学療法の点滴を開始し、その間に落ち着いた音楽が流れ、理学療法のマッサージが施されます。センターで化学療法を受けてから数時間後、医師はトムに携帯用化学療法装置（ファニーパックに入れて、胸の上の皮下ポートから注入する）を待たせて家に帰し、その後48時間、化学療法を受けられるようにしました。

ブロック・センターの医師は、この携帯型化学療法の流量を、がん細胞に最も効果的に作用する日中（または夜間）の時間帯に最も投与されるようスケジュールします。興味深いことに、健康なものであれ、がんであれ、体内のすべての細胞には独自の概日《がいじつ》リズムがあり、細胞が「起きている」（活発に分裂している）ときと、「眠っている」（休んで分裂していない）ときを決めています。この活動時間はがんの種類によって異なり、私たちの体内時計と必ずしも一致するわけではありません。

がん細胞が最も「起きている」時間帯に化学療法をおこなうと、標準的な化学療法の投与量を減らしつつ、同じ（またはそれ以上の）結果を得ることができ、しかも副作用も大幅に少なくなります[68]。この技術は時間調整化学療法と呼ばれ、ブロック・センターは1980年代にヨーロッパからこの手法を輸入し、アメリカで最初に提供したクリニックの一つとなりました。

＊＊＊

トムがブロック・センターに到着するとすぐに、医師たちは、どの経口および静脈内サプリメントが彼の化学療法の副作用を軽減し、治癒を助けるのに最も適しているかを判断するために、数多くのテストを実施しました。トムを助けるために、彼のがんの種類、生理学、遺伝的体質、微生物叢の状態などを考慮して、その時点で彼の身体に適したサプリメントの組み合わせを見つけるようにしました。トムはこう説明します。

がんになる前、私はあまりビタミンを補給していませんでした。がんになってからは、食生活を変え、具体的なサプリメントを摂るようになりました。ブロック・センターはその手助けをしてくれたのです。センターでは、代謝検査や広範な血液検査をしてくれました。その結果、抗がん性の食品やサプリメントだけでなく、私の代謝特性に合わせた食品やサプリメントを含む治療計画を指導されました。たとえば、私は今、1日のはじまりにスムージーを飲んでいます。スムージーの

ベースはイチゴとブルーベリーで、たまにパイナップルも使いますが、そこに4種類のサプリメントのオイルと4種類のパウダーを入れます。

現在、トムは4種類のオイルを朝のスムージーに入れています。①高リグナン亜麻仁油、②オメガ3脂肪酸とオメガ6脂肪酸を健康的な比率で含むヘンプオイル、③有機ココナッツオイル由来の血糖値のバランスを整えるMCT（中鎖脂肪酸）オイル、④数滴のオレンジオイルです。さらに、体内の炎症を抑えるために、タルトチェリーの濃縮液を加えます。最後に、有機ホエイプロテインパウダー、L−グルタミンパウダー、神経系をサポートするタウリンパウダー、そしてブロッコリー、キャベツ、ケール、パセリ、トマト、クロレラ、ほうれん草、ニンジン、小麦若葉、ビート、さつまいもなどの有機フリーズドライ野菜をブレンドしたパウダーの4種類を加えています。

朝のスムージーは本当に助かります。1日のはじまりに、すぐに健康的な量のビタミンを摂取できるからです。以前はスムージーを飲んでいなかったのですが、このスムージーは最高です。本当に楽しんでいます！

トムは体内の炎症を抑えるために、ろ過したアルカリ性の水を飲んでいます。体内の炎症はがん細胞の増殖を促す環境をつくるため、[69]炎症を抑えるためにできることはすべて、がん予防につながると考えられています。

食生活を変えることに関してブロック医師は、砂糖や精白小麦粉パン、パスタ、肉、乳製品、アルコールをできるだけ早く食事から取り除くようトムに勧めました。これまでずっと標準的なアメリカの食事をしてきたトムにとって、こうした変化はとても難しいことでした。彼の新しい食事は、おもに新鮮な野菜と果物に限られていました。というのも、スーパーに並んでいる商品のほとんどには何らかの糖質が添加されており、そうでない商品にもトムが食べてはいけないものが含まれていることが多いからです。しかし、彼はこの挑戦に意欲的で、食生活を変えることのポジティブな面を重視するように気持ちを切り替えました。

私は、肉類を魚類に変えました。主食の前には、よくフルーツを摂ります。サラダはレタスやほうれん草に加え、ピーマン、セロリ、ニンジン、トマト、そしてブロッコリーやカリフラワーがたくさん入った、色とりどりの野菜を食べます。ときには、ビネガーとオイルをかけ、ローストしたピーカンナッツを加えることもあります。これが本当においしくて、ヘルシーなサラダなんです。果物の摂取量もかなり増えました。

ブロック・センターで提供される心・身体・精神の治療と時間調整化学療法により、トムはセンターにいない間も、食事やサプリメント、ポジティブな感情、スピリチュアリティなど、回復のためのほかの側面に集中することで健康を管理することができました。6カ月にわたる低用量の時間調整化学療法が終わる頃には、検査でがんは見つからず、がんを予防する新しいライフスタイルを送る習慣が身についていました。

24週間にわたる12回の化学療法が終わったあと、ブロック医師の診察を受け、5つか6つの指示を出されました。「すべてうまくいっている！　バイタルも良好で、代謝のバランスもいい。あとは、この5つか6つのことに集中してほしい」。その一つ目は食事です。2つ目はサプリメント。3つ目は運動。4つ目は質の高い睡眠。5つ目は汗をかくこと、そして解毒です。このプログラムに真摯に取り組み、この医療計画をすべて取り入れたことが、私の健康の大きな要因になったと思っています。

ステージⅣの大腸がんから寛解したことを喜びつつも、トムと医師は自分の身体、心、精神をできるだけ健康に保つために注意する必要があるとわかっていました。がんは、いつ再発してもおかしくありません。そこでトムは、ストレスを減らし、自分の健康と新たな人生を前進させることに専念するために、ストレスの多い仕事を退職する決断をします。彼はブロック医師の指示に忠実に従い、新しい食事療法とサプリメント療法を忠実に実行しました。

ブロック医師は、質の高い睡眠と定期的な運動の重要性を強調します。仕事を引退したトムはストレスが減り、時間ができたので、より多くの睡眠と運動に集中きるようになりました。また、精神的なつながりやポジティブな感情を大切にすることで、治療の結果がどうであれ、平穏に過ごすことができ、それが深くリラックスして、質の高い睡眠をとるのに役立つことに気づきました。

トムは、診断される前は毎日運動をしていなかったのですが、運動を日課にするようになります。退職後は草刈り機で芝を刈ったり、堆肥をつくったり、ガーデニングをするなど、趣味の一つである庭仕事を毎日しました。ときには散歩や奥さんとのサイクリング、友人とのウォーキングゴルフにも参加しました。

化学療法の最初の6回は、とても元気でした。気分もとてもよかったのですが、8回目、9回目あたりから化学療法が体内に蓄積され、さらに化学療法の点滴が加わって本当に衰弱していきました。それが闘病生活を乗り越えるために避けられないものであることは理解していましたが、運動能力は、最も低いときだったかもしれません。化学療法のあと、私は通常のプログラムに戻りました。運動にはたくさんのメリットがあります。もし、運動をしていなかったら、これほど元気にはなれなかったと思います。

奥さんと2人の子ども、そしてその家族がトムの生きがいであり、新しいライフスタイルを続けるために必要なモチベーションを与えてくれました。幸い、奥さんは彼のライフスタイルや食事、サプリメントの摂り方を変えることにとても協力的で、彼が車椅子で緊急手術に運ばれた瞬間からそばにいてくれました。また、彼が時間調整化学療法に慣れるまで、妻が最初の数回、ブロック・センターに付き添ってくれました。トムによると、彼女は今も昔も彼の治療チームに欠かせない存在だそうです。

トムの2人の子どももまた、重要な支えでした。化学療法が負担になりはじめたとき、息子が週末に車で手伝いに来てくれるようになり、それが大きな助けになりました。トムの6カ月の治療期間中、娘は仕事のため遠く離れた海外に住んでいましたが、頻繁に電話をかけてきてくれたことと、子どもたちの人生を見たいという願いが、治療に専念し続けるのに役立ちました。

私たちは時々娘に会いに行きますし、娘は休暇中に旅行に行くので、ときには娘夫婦と一緒にいろいろなところに行くこともあります。娘のおかげで、世界のいろいろな場所に行く機会が増えました。キャリアを積んでいく娘と息子の人生の一部になることが、私が生きる大きな理由です。最近、娘に子どもが生まれたばかりで、私たちにとってはじめての孫になります。娘から毎日、写真やメールが送られてくるんですよ。それはとても素晴らしいことです。今、娘は2人目を妊娠しています。私は生きていることを神に感謝しています。

＊＊＊

トムの最初の診断と緊急手術から8年が経ちました。5年生存率がわずか14％というステージⅣ

の大腸がんと診断されたにもかかわらず、トムは以前にも増して強くなり、幸せに感じています。トムが治癒したのは、何か一つの要因によるものではなく、診断後におこなったすべての変化と試した治療のおかげだと考えています。食生活やサプリメントの変更から、時間調整化学療法をやり遂げたこと、新しい瞑想やリラクゼーション法に挑戦するなど、トムは生活のあらゆる分野で劇的な変化を起こしました。彼は、生きるためにできることは何でもやったと言います。ありがたいことに、その努力は報われました。彼にとってそのご褒美は、初孫の顔を見るという何よりもうれしいかたちでもたらされたのです。

＊＊＊

トムにとって最も重要な治癒要因の一つは、ステージⅣの大腸がんの進行を止めるために必要な、免疫力を高めるサプリメントの適切な組み合わせを見つけることでした。サプリメントだけでは寛解に至りませんでしたが、サプリメントと時間調整化学療法やほかの9つの寛解のための治癒要因を組み合わせることが、トムが完全に治癒するのに最適なレシピだとわかりました。

実践のステップ

劇的寛解者は回復を助けるために、おもに3種類のサプリメントを摂取しています。

1. 消化を助けるサプリメント―腸内の善玉菌を助ける消化酵素やプレバイオティクス／プロバイオティクスなど、食べ物の消化を助ける
2. 解毒作用のあるサプリメント―寄生虫や細菌、ウイルス、真菌、重金属など、治癒を遅らせるものを体外に排出するのを助ける
3. 免疫強化剤―ビタミンやホルモン値を正常な範囲に保つのに役立つ。大麻、ヤドリギ、ビタミンB12、ビタミンC、ビタミンD、魚油、メラトニン、キノコ類、微量ミネラルなどのサプリメントなど

サプリメントの摂取をはじめる前に、必ず専門家に相談することを忘れないでください。治癒効果を最大限に高め、薬やほかのサプリメントとの相互作用を避けるためです。ここでは、ハーブとサプリメントをはじめるのに役立つ、いくつかのアイデアを紹介します。

治療チームを増やす

あなたの主治医は、簡単な血液検査でビタミンやミネラルの基本的な値を調べることができますが、サプリメントの必要性を判断するには、あなたの身体を総合的に観察し、徹底した検査をおこない、サプリメントの使用について広範なトレーニングを受けた専門医に相談する必要があります。ここでは、そうしたトレーニングを受けた専門家と専門機関のリストを紹介します。これにより地

元で（またはリモートで）協力できる実践者を見つけることができます。

- 機能性医学の医師―機能性医学研究所 ― ifm.org
- 自然療法士―アメリカ自然療法医協会 ― naturopathic.org
- 栄養士―アメリカ栄養士会 ― eatright.org
- ホメオパス―ホメオパス協会 ― homeopathy-soh.org
- 鍼灸師―鍼灸東洋医学国家認定委員会 ― nccaom.org
- 大麻調剤薬局 ― marijuanadoctors.com
- 訓練を受けたヤドリギの施術者 ― BelieveBig.org

毒素を検査する

個人に合ったサプリメントの摂取を指導してくれる資格のある医療専門家を見つけたら、あなたの身体に必要なサプリメントを正確に確認するために、いくつかの検査を受けることをお勧めします。以下は、多くの劇的寛解者がサプリメントの摂取を開始する前に検査を受ける症状リストです。

- 重金属（血液検査、尿検査、毛髪分析など）
- 寄生虫（血液、便、尿の検査など）

・腸もれ（血液、便、尿の検査と遺伝子検査による補完）
・カンジダ菌またはそのほかの真菌の過剰増殖（血液、便、尿検査による）
・細菌やウイルスの感染（血液、尿、便検査による）
・ビタミン欠乏症（血液検査と遺伝子検査で補う）

DIYデトックスに挑戦する

デトックス効果のあるサプリメントを専門家に処方してもらう以外に、自宅で身体のデトックスをするのに役立つほかの方法をいくつか紹介します。

・汗をかくまで運動して、不純物を流し出す
・エプソムソルト（硫酸マグネシウム）や重曹を入れた熱い風呂に入り、デトックス効果をさらに高める
・水をたくさん飲む。理想は体重の半分の量（例：体重150ポンド〈約70キログラム〉の人は1日に少なくとも75オンス〈約2リットル〉の水を飲むようにする）
・ろ過水、またはろ過水でつくったオーガニックコーヒーで、自宅で浣腸をする
・一人用の家庭用赤外線サウナに1日20分入る（費用は一般的に200ドル〈約2万8000円〉未満）。

大麻について学ぶ

医療用や娯楽用の大麻の合法性に関しては、州ごとに法律が急速に変化していることを考えると、あなたの州で大麻を使用するための選択肢を調べる必要があります。医療大麻カードを取得するには医療用大麻の認定医を訪ねる必要があるかもしれません（marijuanadoctors.comを参照）。近くの薬局の消費者のレビューを見て、大麻の品質について知ることができます。可能であれば、農薬を使わずに有機栽培された大麻のみを購入しましょう。

＊＊＊

もし、特定のサプリメントを一つか二つ摂取することでがんを克服できるのであれば、この章はもっとシンプルで、私たちの社会はがんの治療法の発見にもっと近づいたはずです。しかし、劇的寛解者が個々の身体のニーズに応じてさまざまなサプリメントを摂取しているという事実は、より現実的です。科学者たちは、毒素やウイルス、細菌、ミトコンドリアの不全、遺伝子変異などさまざまな要因によって、さまざまながんが引き起こされることを知っています。したがって、がん患者が摂取すべきサプリメントもまた、さまざまな要因に依存することは理にかなっています。

覚えておくべきなのは、人の身体はそれぞれ違うということです。つまり、どのサプリメントが自分に適しているかを判断するには、資格のある医療専門家による個別の検査が必要なのです。

第9章

生きる強い理由を持つ

―アレックスの物語―

「なぜ生きるか」を知っている人は、
「いかに生きるか」にも
耐えられる

フリードリヒ・ニーチェ

He who has a "why" to live
can bear almost any "how."

Friedrich Nietzsche

あなたが朝、ベッドから起き上がる理由は何ですか？　なぜ、この地球上でもう1日生きたいと思うのか、わかっていますか？　死ぬまでにやりたいことリストや、やり残したプロジェクトがあるかもしれませんし、ただ子どもや孫ともう1日過ごしたいだけかもしれません。劇的寛解者たちによれば、理由は何でもいいのだそうです。重要なのは、理由を持っていることです。生きる理由は、治癒のプロセスにおいて非常に重要であると彼らは考えています。

とくに最近離婚したり、解雇されたり、退職したり、愛する人を亡くした人にとって、生きる理由を見つけるのは難しい場合があります。また、小さな子どもがいる人にとっては、その理由は明確なことが多いでしょう。また、本章で紹介するアレックスのように、自分自身が子どもである人にとっては、人生そのもの、そしてそれを経験する機会こそが生きる理由なのです。

この章では、なぜこの要因が治癒に不可欠なのか、新しい傾向や研究を説明し、12歳で進行性のがんと診断されたあとに、生きようという強い意志によって、生き生きとした大学生に成長したアレックスの感動的な物語を紹介します。最後に、あなた自身が生きる強い理由を見つけるための簡単な実践ステップを解説します。

「生きる強い理由」が幸せホルモンを生む

最初の劇的寛解についての研究で寛解者たちにインタビューをするうちに、私は「生きる強い理由がある」ことと「死にたくないこと」とは大きく違うことがわかってきました。私が調査した人たちの中には、死を恐れている人もいれば、その可能性を受け入れている人もいましたが、彼らに共通していたのは、生きることへの強い決意でした。

劇的寛解者とその治療者たちは、「生きたい」という思いは、心の奥底から湧き出る確固たる信念でなければいけないと強調します。これは、がんと闘っているときや死と闘っているときとは、まったく異なる精神状態をもたらします。ここまで説明してきたように、闘争心は身体を闘争・逃走モードにし、コルチゾール（ストレスホルモン）を増加させ、免疫システムを抑制します。一方、生きる理由に焦点を当てると、喜びや目的、幸せを感じ、体全体の免疫力を高めるホルモンの変化につながります。

簡単に言うと、身体は心が言っていることに耳を傾けます。生きることに意識が向いていれば、脳はセロトニンやオキシトシン、ドーパミンなどのいわゆる幸せホルモン（免疫力を高めるホルモン）を血流に流し込んでくれます。多くの代替療法士によると、生きる強い理由を強く持つことで、生命を育む「気」、つまり生命のエネルギーが体内に注入されます。しかし、その逆もまたしかりです。もし、あなたの心が絶望的で人生をあきらめているのなら、血液検査の結果は、免疫力を高めるホルモンの値が低いことを示し、あなたの脈拍を分析した鍼灸師は「気」のレベルが低すぎると言うでしょう。

劇的寛解者たちはみんな、生きることに集中するためには、人生の真の喜びと目的の源を発見すること、場合によっては再発見することが必要だったと報告しています。多くの場合、がんの診断をきっかけに、仕事上の目標や友人関係、家族、精神性、創造性、コミュニティ、あるいは忘れかけていた趣味といった、それまで喜びを感じていた人生の側面にフォーカスするようになりました。

あなたの生きる理由は、生きている間に変化する可能性があります。20歳のときの自分と、80歳のときの自分を思い浮かべてみてください。この二つの自分の優先順位はまったく同じだと思いますか？　さらに、がんのような予期せぬ診断が下された場合、それによって状況はどう変わるでしょうか？　多くの人は深刻な病気や状態と診断されると、優先順位を見直し、別のレンズを通して自分の人生を見ることを余儀なくされます。劇的寛解者たちは繰り返し、診断が人生の目的を再定義するよう促す警鐘だったと報告しています。

最近の動向

最近では、ジャック・キャンフィールド、ルイーズ・ヘイ、イヤンラ・ヴァンザントなどの著名作家の本はもちろん、自分の目的を見つけるのに役立つさまざまなアプリがあります。また、ジョー・ディスペンザ、エリザベス・ギルバート、ブレネー・ブラウンといった自己啓発の専門家によるオンライン動画や、オプラやルイス・ハウズといったリーダーによる多くのポッドキャストもあります。エネルギー療法家であり、多くのがん患者をサポートしているスピリチュアルカウンセラーのアーロン・タイチは、目的を見つけることについて、次のようにアドバイスしています。

私たちは目的を持っていません。私たちはこれまで多くのことを経験してきましたし、これからも多くの経験をするでしょう。私たちは一つのものではありません。肉体的、精神的、感情的、創造的、遊び心、関係性など、多次元的な存在です。そして、私たちはそれぞれ、友人やパートナー、親、子、兄弟、同僚、学生、指導者など、多くの役割を担っています。その一つひとつにかかわり、表現することが必要です。私たちが人生の段階を経て成長し、人生のさまざまな局面で変化するにつれて、興味や人間関係も変化し、新たな目的と意味の道が生まれます。私たちは職業など、たった一つのことに意味を求めると、道に迷ってしまいます。しかし、自分の多面性を認識し、尊重することで、多くの道が見つかるのです。

「強い生きがい」は死亡リスクを低減する

生きるための強い理由を持つといった目に見えない治癒要因は、科学的な思考を持つ人々にとっては、あまりにも「ありえない」ものに思えるかもしれません。しかし、多くの研究が、目的を持って生きることが、心身の健康や長寿につながることを示しています。うつ病に関する60年以上にわたって積み上げられた科学的根拠によると、うつ病（その定義には、生きるための強い理由がないことが含まれます）が免疫システムを抑制し、がん患者の生存期間を著しく短くすることが実証されています。[1]

ポジティブな面では、革新的な研究者や医師が、目的を持って生きることが長寿や心身の健康の改善につながることを実証しています。その一人がアブドゥル・カディール・スローカム医学博士です。彼は、もともとアメリカ出身ですが、トルコのイスタンブールで育ち、現在は従来の治療法（低用量化学療法など）と統合的治療の両方を用いてがんの治療をしています。彼は、同僚のビュレント・ベルカルダ医学博士やメフメト・サリフ・ジケシ医学博士とともに、自身の統合的がんクリニック「Chemothermia」を設立しました。スローカム博士は次のように述べています。

長年、おもにステージⅣのがん患者を治療してきた経験から、人ががんを克服するための第一の要因は、その人の生きる意志であることがわかりました。そして、その次に重要なのは、医療提供者と信頼関係を築くことです。この二つの条件が揃ったときに、心の鍛錬としてポジティブな思考を維持しながら医療提供者の治療計画に従って規律正しく行動すること、食は薬であるという認識に基づいた食習慣を実践することが重要だとわかりました。つまり、「生きよう」という意志が治癒の第一条件であることを改めて強調したいのです。

スローカム博士の主張を裏付けるように、最近の研究では、人生の目的意識を強く持つことが、死亡率の低下や病気、障害、認知障害のリスクの低減につながることが示されています[2]。ある研究では、百寿者（100歳以上の人）の子どもは、その配偶者や同年代の人と比べて、著しく高い人生の目的（purpose in life = PIL）を持っていることが示されました[3]。研究者たちは、「人生の目的」（PIL）が高いと「加齢にともなう病気を遅らせる役割を果たし、がんにつながる炎症や免疫の状態を遅らせる可能性があると結論付けています[4]。

ミシガン大学の最近の研究では、人生の目的を強く意識することで、身体的・精神的な健康の改善につながり、生活の質を全体的に向上させることが明らかにされました。研究者たちは50歳以上の約7000人を調査し、PILスコアが最も高い人は、最も低い人に比べて死亡する確率が2・5倍低いことを発見しました[5]。

日本でのほかの研究では、主観的な幸福感である「強い生きがい」を持つことは心血管疾患のリスク低減と関連し、「強い生きがい」を持たないことは死亡率の上昇と関連することが示されています[6]。

強い生きがいを持つことは、寿命の大幅な延長にも関連しています。人生の目的に関する10の専門的研究を調査し、合計13万6000人以上を分析した研究では、人生の目的意識を強く持つことは、全死亡リスクの低減と関連すると結論付けています[7]。

また、成人を10年間にわたって追跡した研究では、人生の目的が大きいほど、アロスタティック負荷（慢性的なストレスによる身体の消耗）のレベルが低いことが予測されました。アロスタティック負荷は、神経内分泌系や循環器系、免疫系、代謝系に関連するバイオマーカー（生理学的指標）を分析する尿検査と血液検査によって測定されます。この研究は、心の中に生きるための強い理由を持つことが、身体にポジティブな生物学的利益を長期的にもたらすことを決定的に示した、最初の研究の一つであるという点でユニークなものです[8]。

長期的な願望や日常の喜びが原動力に

劇的寛解を経験した人たちは、生きる強い理由を見つけるための万能なアプローチはないことを教えてくれます。ある人は目標志向タイプで、未来を重視し続けることを好みます。ある人は目標をストレスに感じ、その代わりに毎日の新たな喜びを大事にします。

自己愛やセルフケア、そして幸福感を高めることの重要性の高まりから、私たちはこの治癒要因を探求する新しい方法が爆発的に増えているのを目の当たりにしています。1981年〜90年代半ば頃までに生まれたミレニアル世代は、日常生活に幸福感を、仕事に意味を見出したいと考えていると言われています。しかし、このトレンドはもっと広範囲におよんでいるのかもしれません。おそらく社会全体が、働きすぎ、予定を詰め込みすぎ、スマホなどの画面を見すぎることは、じつは充実した人生にはつながらないということに、ようやく気づいたのかもしれません。

目標を重視する劇的寛解者たちは、治癒への旅を続けるために（そして血液や酸素、気の流れを強くするために）長期的な願望を持つことを好みます。たとえばあなたも死ぬ前に、娘の結婚式でバージンロードを歩きたい、ずっと書きたかった小説を書き上げたい、初孫の誕生に立ち会いたい、あと50カ国を旅したいと思っているかもしれません。

治癒への旅で長期的な目標を重要視した劇的寛解者の一人が、シンディ・ハンドラーです。彼女は2015年に、44歳でグレードⅢの未分化軟部肉腫という悪性の髄膜腫瘍と診断されました。シンディはこう振り返ります。

命にかかわるような診断や、その後のショックと恐怖に備える方法なんて、実際にはありません。私の脳腫瘍が発見されたのは、新学期がはじまって3週間目のことで、娘たちが14歳、10歳、7歳のときでした。また、私たちははじめての家を購入したばかりで、海のそばに住むという夢を実現するために、忙しく暮らしていました。私たち家族に起こるすべての大きな転機を想像したときに、娘たちが私の扶養とアドバイスをどれほど深く必要としているか。家族は、私が毎日目覚め、人生を積極的に変えていく原動力となりました。ここで子どもたちが成長していくのを見守るために必要なことは何でもするつもりでした。

脳の外科手術や10の劇的寛解要因を含む、従来の医療と統合医療の最良の部分を組み合わせることで、シンディは途方もない困難を克服し、5年経っても病気の痕跡はありません。治癒の旅は彼女に新たな生きる理由を与え、現在では、生命を脅かす病気を患っている人々が、心と身体のつながりやライフスタイルの変化を通じて、本来持っている幸福感を再発見できるように指導しています。シンディはまた、ラディカル・リミッション・ワークショップの公認インストラクターでもあります。彼女と彼女の夫は最近、長女を大学1年生に送り出すという大きな節目を迎えました。

シンディのような劇的寛解者の中には、長期的な目標に向かう人もいれば、未来志向の希望から遠ざかり日常生活の喜びを再発見しようとする人もいます。こうした劇的寛解者の生きる理由は、日々の生活を改善することにあり、たとえば朝日や夕日を見たり、自然の中を散歩したり、友人や家族と充実した時間を過ごすなどです。

劇的寛解者の一人で日常に喜びを見出すことに集中したのがケイトです。コロラド州の田舎町で夫と暮らしていたケイトは、２００９年にステージⅢCの進行性の卵巣がんと診断されました。人里離れた場所に住み、子どもを産まないという決断をしていたため、ケイトは治療中に孤立し、孤独であることに気づきました。そんな中、愛犬のジャスパーが思いがけない支えとなり、気づきの源となってくれました。

ジャスパーは闘病中、片時も私のそばを離れませんでした。ある日、ソファの上に座りながら、それまでの人生がなんだか大変だったことに気づいたんです。私は自分自身に問いかけました。これって価値があること？　本当にこれをやりたいのだろうか、と。「生きたくない」と決めれば、

身体はそれに従うだろうと気がついたんです。それから私は、ジャスパーを見ました。彼女は、私の頭の中で起こっているこの会話が聞こえているかのように私を見ていました。そして私は思いました。「心配しないで、私はあなたを置き去りにしないわ」。それから、元気になったら何をしたいか、ということに目を向けはじめました。——犬や馬と一緒に山に登ったり、森でキャンプをすることを夢見るようになったんです。今がどんなに悲惨な状況であるかは考えませんでした。この状況を乗り越えたら、何を楽しみにしようかと考えたのです。

多くの劇的寛解者と同様に、ケイトも治療の不安や死の可能性ついてくよくよ考えるのではなく、自分自身の生きる理由に目を向ける決断を下しました。この戦略によって、彼女は従来の医療（手術と化学療法）と劇的寛解の10の治癒要因の両方を用いた治療を乗り切ることができたのです。医師から余命1年と宣告されたにもかかわらず、10年以上経った今も元気で、夫や犬たちと自然に囲まれた、幸せな日々の生活を楽しんでいます。

遊びで自分の内なる子ども心を取り戻す

劇的寛解者が、将来の目標であれ日々の楽しみであれ、生きる理由を見つける方法の一つが、遊びをすることです。遊びは子どもだけのものではなく、大人にとってもリラックスや刺激、健康の源として認められています。[9] 大人の遊びは、仕事や責任、病気のことさえも忘れて、忙しい現代社会に欠けている、かたちにとらわれない創造的な時間を脳に与えてくれるものです。遊びの時間はストレスを軽減し、人とのつながりを感じ、創造性を高めることで、より健康な免疫システムをつくり出します。[10] 子どもの頃のように思い切り遊ぶことでポジティブな感情が高まり、日々の喜びが強い生きがいになるかもしれません。そして、あなたの身体は、遊びから多くの生理的・心理的なメリットを得るでしょう。[11]

大人の遊びのトレンドは世界的に広がっており、がん患者が治療の一環として遊びを取り入れやすくなりました。たとえば、大人の塗り絵はつねにベストセラーの上位にあり、多くのがんセンターでは、化学療法室の中に塗り絵を置いています。塗り絵は想像的な表現の場を提供し、ストレスを軽減し、[12] 不確かな未来を心配するのではなく、今を生きる能力を高めてくれるのです。さらに、大人向けのボードゲームやゲームナイトの人気も高まっています。昔ながらのボードゲームやポーカーのようなカードゲーム、脱出ゲームなどの新しい趣向を凝らしたゲームナイトは、笑いの筋肉を鍛えるだけでなく、社会的なつながりを増やすのにも役立ちます。[13]

大人のアートやクラフトは、一人でもグループでも楽しめます。たとえば、欧米で人気のペイント&シップというグループレッスンでは、ワイン（またはコンブチャ）を持参して友人たちと一緒に地元のアートスタジオに行き、プロのアーティストの指導のもと、キャンバスに同じ絵を描いていきます。絵を描くだけではありません。木製の看板やステンドグラス、フラワーアレンジメント、手づくりのお寿司など、テーマを求めてつくる夜もあります。さらに、地域のコミュニティセンターでは、ドッジボールやジップライン、自然ハイキング、タレントショーなど、大人向けの遊びのアクティビティが開催されています。一部のリゾート地やサマーキャンプでは、このような大人の遊びのトレンドに注目し、大人や家族向けのサマーキャンプを開催しているところもあります。

遊び心を育てたり思い出したりするのに、遅すぎるということはありません。子どもの頃は本来、遊び好きで、他人の反応や「もっと大事なこと」を気にすることはなかったでしょう。第4章でも触れましたが、笑いは文字どおり身体にとって薬になります。遊び心を持つことで、ポジティブなエンドルフィンが分泌され、日常の喜びを再発見し、自分の生きがいさえもわかるようになるかもしれません。かたちにとらわれない遊びをする時間を定期的に確保することで、自分の内なる子どもも心を取り戻すことができます。多くの劇的寛解者にとって、遊びや穏やかな感謝の気持ちを通して、一瞬一瞬を最大限に楽しむことを学ぶことが生きる強い理由になったのです。

＊＊＊

12歳という若さで稀な骨がんと診断されたアレックスは、自分の生きる理由を一度も疑うことなく劇的寛解を果たした一人です。生きること、そして自然、とくに鳥を愛するアレックスは決して希望を捨てない強い理由を持っていました。

アレックスの物語

アレックスは、コネチカット州の幸せな家庭で、母親、父親、2人の妹とともに育ちました。幼少期から青年期にかけては、夕食の家庭料理、野球三昧《ざんまい》の日々、楽しい休暇など、アレックスに言わせれば「素晴らしい」日々でした。2人の祖母をがんで亡くしたときなど、つらい時期もありましたが、基本的には素晴らしい人生を送ってきました。

2009年の春、アレックスは12歳で小学校6年生を終え、人生で最も情熱を注いでいる野球とバードウォッチングを楽しんでいました。そのシーズン、彼はなかなか打てず、出塁もできないでいたところ、ある日、上投げでボールを投げるのが難しくなりました。横投げで調整してみたものの、それでもベンチ入りすることが多くなります。それまではチームの貴重な戦力だっただけに、はじめての経験でした。野球をするのが難しくなるにつれ、アレックスは自然の中でバードウォッチングをする時間を増やし、やがて「野球には縁がなかったのかもしれない」と考えるようになりました。

夏の終わりに、毎年恒例の家族旅行でビーチにいたときに、アレックスは右上腕に痛みと腫れを感じます。痛みが1週間続いたので小児科医に診てもらったところ、腱鞘炎《けんしょうえん》と診断され、氷で冷やすように言われましたが痛みはやわらぎません。1週間アイシングを続けたある晩、痛みがひどくなり、アレックスが「腕を切り落としたい」とまで言ったので、両親も何かおかしいと気づきました。

翌朝、アレックスは父親に連れられてその地域の病院に行き、X線検査で右肩にグレープフルーツ大の腫瘍があることがわかりました。病院の医師はアレックスをすぐに入院させようとしましたが、アレックスの父親にはがん専門医の親友がいたので、レントゲン写真を手に、当時11歳と6歳だった姉妹も含めて家族全員で車に飛び乗り、自宅に戻りました。

突然の出発に、アレックスは怖くなりました。彼の家族は休暇を早く切り上げたことなどなかったからです。帰宅後、がん専門医の友人がX線写真を見て、骨のがんの中で最も多い骨肉腫のようだと言いました。その友人は、すぐにアレックスをニューヨークのメモリアル・スローン・ケタリングがんセンター（MSKCC）の整形外科医に紹介し、CTスキャンを依頼して、腫瘍の生検をおこないました。

生検の結果、アレックスは本当に骨肉腫を患っていたことが確認されました。がんの診断は誰にとってもトラウマになるものですが、12歳の少年とその両親にとっては、とくにつらいものです。アレックスは次のように振り返ります。


メモリアル・スローン・ケタリングがんセンターの部屋を正確に覚えています。僕は家族と一緒にいました。外科医が何を言うかは、だいたいわかっていたのですが、彼の口から出た最初の言葉をそのまま覚えています。彼は僕の目を見て、〝君は大丈夫だよ、でも骨肉腫なんだ〟と言ったん

です。すると母は泣き出しました。

骨肉腫は、小児がんの約3%を占め[14]、成長期にある10代の男児に最も多く発症します[15]。正式な診断のあと、アレックスの治療は外科医からがん専門医に移りました。アレックスの治療は、3カ月の化学療法、その後の手術でがんをできるだけ切除し、さらに6カ月の化学療法をおこなう計画でした。この時点では、アレックスのケースは非常に典型的な骨肉腫でした。転移する前に発見されたため、5年間生きられる可能性は60~80%（推奨される通常の治療法をすべておこなった場合）。主治医はあと10カ月以内には「よくなる」だろうと言い、アレックスもそれに同意しました。

アレックスは、その年の9月に中学1年生に進級する代わりに学校を長期休暇にし、両親と教師が家庭学習のカリキュラムを考えている間に化学療法を開始。数週間の治療のあと、アレックスは髪をすべて失いました。

僕が治療を乗り切ることができた要因は、家族や友人の支えがあったことに加え、鳥やバードウォッチングへの愛情でした。入院中は、退院して野鳥観察に行ったり、旅行の計画を立てたり、新しい鳥を見ることをいつも考えていました。すぐに治療を終えたいという希望もあり、5月までにはすべて終わるだろうと思っていました。

しかし、残念なことに、事態はそううまく運びませんでした。11月下旬のスキャン検査で、腫瘍が大きくなっていて、がんが両肺に転移していることが確認されたのです。つまり、化学療法は効果がなかったのです。医師はただちに化学療法に免疫療法を加えました。同年12月、アレックスは14時間におよぶ手術で右上腕の骨の大部分を切除し、骨移植をおこないます。さらに、右腕の腱板《けんばん》と右三角筋をすべて切除し、右腕の可動域は永久に制限されることになりました。おそらくアレックスが以前のように野球をすることは二度とないでしょう。

手術後に出た「ひどい」病理報告に基づいて、アレックスの医師は、免疫療法を継続しながら新しい化学療法に切り替える必要があると判断します。その春、アレックスは最初の化学療法を受けている間にできたがんの結節を取り除くために、両肺に1回ずつ手術を受けました。この手術の結果、いくつかのいい知らせがもたらされ、みんなが安堵しました。病理報告では、肺の結節で高い確率で細胞死が確認され、新しい化学療法と免疫療法の組み合わせが機能していることがわかったのです。彼と彼の家族は大喜びでした。この時点で、彼と両親は望みどおりの5月に終わらないことを悟りましたが、つねに楽観主義者のアレックスは、「よし、これで10月になる」と自分に言い聞かせました。

化学療法と免疫療法の両方を9カ月近く続けたあと、夏が近づく頃にはアレックスの身体は衰弱しはじめていました。治療後の血球数の回復が遅くなったため、医師は治療スケジュールを遅らせなければなりませんでした。さらに悪いことに、アレックスと彼の家族は、過酷な治療を続けるには重大な健康上のリスクがあるという事実に直面します。

僕たちは、ここにはトレードオフの関係があることに気づきました。基本的には、それは単なる費用対効果の分析にすぎません。化学療法を続けて白血病のリスクを高めるか、化学療法を中止してチャンスをつかむか、そのどちらかでした。

アレックスと彼の家族は、秋に最終的に治療が終了するまでさらに数カ月間、化学療法と免疫療法を続けることにしました。アレックスは、クラスメートについていくのに十分な中学1年生の内容を学習して、学校に復学。2010年10月、アレックスは14歳になり、本当に幸せな誕生日を迎えました。

もちろん誕生日には、当時いつもそうしていたように、バードウォッチングに出かけました。そして、中学校2年生に進級しました。数学は、最初の1カ月は戸惑いました。代数がよくわからなかったんです。なぜ〝X〟がそこにあるんだ？　なぜここで消えてしまうのか？　でも、その後は大丈夫でした。

3カ月に一度のスキャン検査と、右腕が以前のように動かせないことを除けば、アレックスはほとんど普通の子に戻ったように感じていました。しかし、中学2年生の終了間近、健康診断のスキャンで右肺に新たな結節が見つかります。まだ手術ができるほどの大きさではなかったので、医師は夏休みの間、毎月の検査で様子を観察しましたが、がんの影が迫りつつありました。

そこから、事態は悪化の一途をたどります。9月に肺の結節がさらに大きくなり、前年からの化学療法と免疫療法の組み合わせが効かなくなったことがわかりました。医師は最後の試みとして、まだテストされていない新しい免疫療法を用いた臨床試験に参加させました。その間ずっと、アレックスは苦悩していました。

あの秋は奇妙でした。新しい高校に入学する予定だったのですが、同時に、このがんに脅かされていたからです。夏の間に成長したものが、まだそこにあったんです。そしてそのとき、臨床試験というぼんやりとした世界が開かれていたのです。臨床試験の治療は僕にとって楽で、化学療法ほどひどいものではないと知りましたが、僕たちは藁《わら》にもすがる思いでした。

アレックスの新しい高校の授業は熱心で、厳格でした。彼は新しいがん治療と向き合いながら、成績を維持するのに苦労しましたが、幸いアレックスには特別なサポートがありました。

僕のクラスの指導教官は、治療の間ずっと僕の味方で、支えてくれました。彼女は、教員たちに

僕の状況を伝えたり、どうしたら私が授業を受けられるかを考えてくれたり、僕のニーズに応えたりと、柔軟に対応してくれました。

　このようなサポートにもかかわらず、12月になるとアレックスは胃にひどい痛みを感じるようになります。両親と一緒に消化器内科を受診し、内視鏡検査（食道に小さなカメラを通して胃の中を調べる検査）を受けました。その結果、彼の胃は健康で、痛みはストレスが原因の可能性が高いと判明。医師は症状をやわらげるために制酸剤と抗不安薬を処方し、両親はすぐに学校を休ませました。アレックスは、診断前から診てもらっていた心理カウンセラーに引き続き診てもらうことにしました。しかし彼は、たとえ冬であっても、屋外にいることに一番の安らぎを感じていました。

当時の僕にとってバードウォッチングは、間違いなく大きなものでした。野球やテニスなど、屋外で夢中になっていたものを奪われた僕は、ほかの活動を見つけなければいけなかったのです。バードウォッチングはハイキングのようなもので、ほとんどただ歩くだけです。また、腕を使わずにできるサッカーにも出会いました。

　そして1月、アレックスは肺にできた新たな腫瘍を取り除くため、4度目の手術を受けました。3月には重度の大腸炎（臨床試験の免疫療法による不幸な副作用）で入院し、2週間飲食を禁止されます（点滴と栄養補給のみ）。この重度の副作用の結果、主治医はアレックスを免疫療法の臨床試験から外しました。6月には新たな肺結節ができたため、再び手術を受けることになりました。
その夏、アレックスはコーネル大学のバードウォッチングと鳥類学のサマープログラムに招待され、大きな喜びを味わいます。また、父親と一緒にカリフォルニアへ特別な親子バードウォッチングの旅にも出かけました。

両親は治療中もずっと、僕の趣味や情熱を信じられないほどサポートしてくれました。僕の病気に対して前向きな気持ちを持ち続けようと協力してくれました。両親はいつもそばにいて、僕の好きなことを応援し、素晴らしい旅行にも連れて行ってくれました。両親も苦しんでいたのは間違いありません。しかし、両親はその苦しみを信じられないほどうまく隠し、僕を前向きに、ワクワクさせてくれました。2人には本当に感謝しています。

アレックスはつねに、自分のがんが命にかかわるものであることを理解していましたが、自分の死について思い悩むことはありませんでした。

いつか骨肉腫と無縁で生きられるという、空想的な考えを手放したことはありません。僕は15歳で、やりたいことがあったんです。死についてあれこれ考えませんでした。どうしてそんなこと

をせずにいられたのかはわかりませんが、そうしていました。治療の最中でも、鳥が僕の命を救ってくれたという考えが頭から離れませんでした。治療がはじまって数カ月後に、「鳥たちが僕の命を救ってくれたのだから、僕も彼らの命を救うために活動しよう」と決意したんです。やがて僕は、僕たちが暮らすこの地球に絶え間ない情熱を抱くようになり、地球は僕にとって最大の愛であると考えるようになったのです。

その年の8月、アレックスの主治医は、別の免疫療法の臨床試験を開始します。この3F8という薬は神経細胞に作用するため、とても痛いものでした。それでもアレックスはがんばって、その年の9月には2年生として復学。その1カ月後、16歳の誕生日を迎えました。

しかし、11月に、家族は悲痛な知らせを受けます。定期的に受けているCTスキャンで、左胸に新たながんの結節が見つかったのです。そのため、アレックスは12月に、さらに2回の手術を受けました。1回目は結節を取り除く手術で、その4日後におこなわれた2回目は、最初の手術の副作用である血胸《けっきょう》（胸壁《きょうへき》と肺の間に血液が溜まること）を取り除くためのものです。しかし、手術後の病理報告で、結節の中にいくつかの壊死《えし》（がん細胞が死んでいる状態）が確認され、希望の光が現れました。この知らせを受けて、アレックスは学校に通いながら、2回目の臨床試験を続けることになりました。

2013年2月の検査で、手術後に新たな結節はできていなかったので、本人も両親も一息つけたような気がしました。この頃、アレックスと両親は補完療法を調べはじめました。つまり、アレックスの健康と幸福のために考えられるすべてを投入する、あらゆるアプローチをはじめたのです。最初にしたのは、医学的な直感を持つ著名な医師を訪ねることでした。その結果、アレックスはさまざまなサプリメントを摂取するよう勧められ、そのうちの一つがキャッツクローチンキでした。失うものは何もないと思ったアレックスは、サプリメントを飲みはじめます。

残念ながら、それからわずか3カ月後の2013年5月、CTスキャンで左肩甲骨に新たな腫瘍が見つかりました。右肩甲骨を切除した最初の手術以来、アレックスの左腕は、持ち上げたり動かしたりする役割の大部分を担っていました。左肩甲骨にできた新しい腫瘍を取り除くために、アレックスはさらにもう一度手術を受け、左肩甲骨と左腱板（肩関節の周りの筋肉）の3分の1を切除します。幸いなことに、この難しい手術のあとも、アレックスは左腕を普通に使うことができました。

新たな腫瘍が増えるのを考慮し、アレックスと両親は免疫療法の臨床試験を中止することにします。アレックスはその夏、当然落ち込んでいましたが、それでも彼と家族は希望を捨てませんでした。キャッツクローチンキのサプリを飲むのをやめ、代わりにヘンプオイル（THCとCBD）を試しました。残念ながら、これらのオイルは、ほかの多くの人には効いていますが、アレックスには効果がありませんでした。

2013年秋、17歳になったアレックスは、あばら骨に新たなしこりを感じました。CTスキャンの結果、それは新たな転移だと判明したため、その年の10月、がんに侵された肋骨を取り除く手術を受けます。アレックスが回復するにつれて、先生たちは学校での勉強量を減らすようにしました。

この時点で、アレックスは4年間で9回の手術を受け、延々と続く化学療法と免疫療法に耐えてきましたが、がんは再発を繰り返していました。それでも彼の生きる意志は、信じられないぐらい強いものでした。

僕はできるだけ多くの武器を持って、がんと正面から闘い、生きたいと強く思っていました。両親も僕も、従来の療法の近視眼的なやり方ではもう効果がないとすぐに気づきました。僕は、従来の治療チームの言葉を天上人（神）から送られたものとは受け取りませんでしたが、チームの言葉が僕の病気の流れを止められなかったときは、別の方法を探しました。生き残りたい、そのために必要なことは何でもする。それが、最終的に僕の人生を変えたのです。

アレックスと家族は、彼の医療チームに自然療法医のマーク・ブリッカを加えました。ブリッカ医師は学会認定のがん専門医で、統合腫瘍学のパイオニアであるドワイト・マッキー医学博士の弟子です。自然療法士であるブリッカ医師は、患者全体を治療することを信条としています。ブリッカ医師による徹底的な検査のあと、アレックスは免疫システムを修復するために、個別のハーブとサプリメントを使った治療法を開始。ブリッカ医師は、定期的な運動や健康的な食事、毎日の瞑想によって、アレックスが健康的な生活の基盤を築く手助けをしました。

アレックスと両親は、新しいアプローチの一環として、細胞診によるがんのプロファイリングのために、彼の肩甲骨のがんのサンプルをラショナル・セラピューティック社とチャンピオンズ・オンコロジー社に送る手配をしました。この新しい検査は、個別化医療と呼ばれ、治療をはじめる前にがん細胞のサンプルを採取し、その細胞をシャーレやマウスを使って、さまざまな化学療法や免疫療法の薬剤に対して検査するものです。[16] こうした個別化試験は、見知らぬ人たちを対象にした臨床試験の結果に基づいてどの化学療法を用いるべきかを決めるのではなく、あなた固有のがん細胞にとって最も効果的な治療法を見つけることを目的としています。[17]

このような個別化されたアプローチは、アレックスと家族を興奮させました。なぜなら、長年にわたって非常に多くの化学療法や免疫療法に失望してきたアレックスは、やっと自分のがんに効く薬剤を見つけるチャンスを得たからです。彼らはさらに、がん細胞のゲノム配列の決定のために、がん組織をファンデーション・メディシン社に送りました。

細胞分析によるプロファイリングの結果、アレックスのがん細胞がシャーレの中で最もよく反応した化学療法は、意外にもカバジタキセルでした。カバジタキセルは、肉腫の患者ではなく、おもに前立腺がんの患者に使われる化学療法です。運命のめぐり合わせか、ちょうどカバジタキセルの臨床試験がはじまったばかりで、アレックスはその資格を得たのです。

最終的に、僕たちはただ手当たりしだいに臨床試験を選んでいたわけではありません。僕たちは実際に、僕の病気に効く治療法を試すつもりでしたが、２００９年当時、母はチャンピオンズ・オンコロジー社を知っていたので、当初はそれを望んでいたんです。しかし、スローン（ＭＳＫＣＣ）の従来のチームは否定しました。

アレックスの母親と母方の祖父は、アレックスの治療の当初から補完療法の力を信じていて、早くから従来の医師と協力して、高用量のビタミンＣ点滴などの治療法を取り入れようと試みていたのです。しかし残念ながら、従来の医師たちは標準的な治療以上のことはおこなわず、母親にも「ブロッコリーで治るわけがない」と言いました。彼らが懐疑的なため、アレックスは自然療法士と一緒に治療をはじめたことを、いまだに従来の医師に伝えていません。

ブリッカ医師は、その時々のアレックスの身体に合わせて緑茶エキス、パワーアダプト、ＣＶ–ＲｅｓｰＱ、イミュケアⅡ、サーバイオティック・コンプリート、ボタニカルトレジャーなど、数多くのサプリメントを処方してくれました。アレックスはとくに、すべてのサプリメントを１日ごとの容器に分類し、忘れず飲めるように数時間ごとにタイマーを携帯電話にセットしてくれた母親に感謝しています。

食事に関しては、アレックスの母親はつねに新鮮でオーガニックな自然食品を子どもたちに与えることに固執していたので、ブリッカ医師は、アレックスの食生活を改善するために提案できることはあまりありませんでした。アレックスは、「何かにお金を使うなら、食べ物に使いなさい」という考え方の母親がいて、とても幸運だったと言います。アレックスの母親は以前から、健康的なタンパク源、たくさんの新鮮な野菜、玄米やキヌアなどの健康的な炭水化物を含む手料理を毎晩、家族につくっていました。食事制限を休むときには有機オレンジジュースやクリフバー、有機白パンを、学校でストレスの多い時期にはチョコレートチップクッキーなどを食べました。

＊＊＊

これまでの経験上、アレックスはたいてい手術後3〜6カ月以内にがんが再発することがわかっていました。しかし、細胞分析によるプロファイリング検査のおかげで、最後の手術以降、アレックスはカバジタキセルの新しい臨床試験を開始。サプリメントや定期的な運動、健康的な食事、瞑想など、ブリッカ医師の生活習慣の改善もはじめていました。アレックスと彼の両親は、これらの新しい戦略が役立つことを祈り、２０１４年1月の検査でアレックスに新たながんの増殖が見られないことを願いました。

検査の結果が出たとき、彼らの祈りは届きました。肺に小さな結節が残っていたものの、前回の手術から成長しておらず、さらに重要なことに、ほかの場所には新たながんは現れていなかったのです。この成功は、新しい化学療法（カバジタキセル）と、ブリッカ医師のサプリメントと生活習慣の改善によるものだと考えました。アレックスは3年生の後期には完全に復学し、その春から夏にかけても健康状態は改善し続け、３カ月後の検査でも新たな増殖は見られなかったのです。アレックスは、より統合的なアプローチで治療に取り組むことで免疫システムが強化され、がんにうまく対処できるようになったと感じました。

２０１４年9月、アレックスは晴れて高校3年生になり、その1カ月後に18歳になりました。この頃にはルーティンができていました。化学療法のために学校を1週間休み、2週間は通常どおり学校に通い、また化学療法を受けるという生活を送っていました。彼はその間、サプリメントを飲み、定期的に運動と瞑想を継続。この1年間、アレックスは全科目の授業をしっかりとこなし、4年間で高校を卒業することができたのです。

２０１５年6月に高校を卒業したあと、アレックスは大学へ進学する前に猶予期間を1年設けることにします。約5年間の手術や困難ながん治療、厳しい学業を経て、彼には休養が必要でした。その夏、彼はストレスの少ない仕事をし、家族とビーチでの時間を満喫し、そしてもちろんバードウォッチングを楽しみました。その年の秋、ＣＴスキャンにより骨肉腫の状態が前回と同様に安定していることが確認されました。２０１３年10月からあった肺の結節は、丸2年間変化していません。これは転移性骨肉腫にとって大きな偉業でした[18]。

休養中の２０１６年1月、アレックスは人生最高の旅行をしました。長年の友人とオーストラリアへバードウォッチングに出かけたのです。本でしか読んだことのなかった鳥を見たり、友人と時間を過ごしたり、地球の裏側を旅したり。がんが安定していると知っている彼は、まさに天にも昇るような気持ちでした。この旅から戻ったとき、アレックスはさらにいい知らせを受け取りました。

ロードアイランド州にあるアイビーリーグの名門ブラウン大学に合格したのです。

その夏、高校時代の友人たちが大学から帰ってくると、一緒に野球をするようになりました。アレックスは、左腕の使い方を学ばなければいけませんでしたが、すぐに慣れました。ある夏の試合で、アレックスは最初の打席でホームランを打ち、観客は大喜びしました。その結果、アレックスが次の打席に立ったとき、ピッチャーは手加減をしてくれませんでした。思い切り空振りし、その際に右上腕の骨（同種移植片、つまりドナーの骨）を折ってしまいます。7月には、移植した骨の上部を鉄の棒で補強する手術をおこないました。

夏が過ぎ、腕の手術から回復するにつれ、アレックスは心配になってきました。

9月からブラウン大学に入学する予定でした。同時に、カバジタキセルの43回目の投与をはじめていて、これは無理だ、と思いました。ここは厳しい学校です。治療の副作用がひどくなってきたので、精神面にも大きな影響ありました。ひどいカンジダ症やドライマウス、ケモブレインに悩まされ、そして治療を受けるたびに味覚がおかしくなっていたんです。また、43回もの最低な治療でPTSDも発症し、それが重荷になりはじめていました。それで、化学療法を続けることができなかったのです。怖い決断だったけど、治療を受けずに治してみることにしました。

そうして2016年秋、アレックスは化学療法を自主的に中止し、ブラウン大学に通うために家を出ました。7年前の診断以来、はじめて無治療となったアレックスは、がんが再発するのではないかと不安になり、ブリッカ医師に統合的な治療を拡大するよう依頼します。ブリッカ医師は、アレックスの体内の銅の量（特定の患者では腫瘍の成長を促進することが示されている）[19]を減らすために、銅キレート剤を追加しました。

アレックスは、長年のがん治療を続けながら大学に進学しましたが、残念ながら、それが原因でうつ病、不安神経症、PTSDに悩まされることになりました。これらの苦悩を解決するためにアレックスは、心理学専門医の診察と定期的な瞑想を続けています。とくに、Calm アプリを使った瞑想と、バイロン・ケイティやスティーブ・マタスなどの教えを読むことを楽しんでいます。そして、気が乗らないときでも運動し、落ち込んだときは無理にでも社交的になり、つねに活動的でいるように心がけています。

このような経験は、トラウマになったといっても過言ではありません。最初から肉体的にも、感情的にも、そして心理的にも、大きな影響を受けていました。今でもPTSDや不安、うつ、無気力、記憶喪失など、さまざまな問題を抱えています。これらはすべて、自分の診断と切っても切れない関係にあるのです。心理学の専門家に助けを求めるのは簡単なことではありませんが、僕には大きな助けとなっています。またブリッカ先生は、治療者であり、仏教の先生であり、同時に友人のような存在です。

アレックスはブラウン大学での1年目、2年目、3年目を通して、統合的な治療法だけを続け、この原稿を書いている今も再発していません。アレックスは当初MSKCCの医療チームによって3カ月ごとに診察を受け、その後は半年ごと、そして現在は年に1回となっています。CTスキャンは過去6年間安定していますが、再発はしていません。２０１６年以降、彼はさらなる化学療法を受けていませんが、今でも自然療法士のブリッカ医師と密接に協力しています。医師はアレックスの血液を注意深く経過観察し、それに応じてサプリメントや食事、ライフスタイルの推奨事項を調整しています。アレックスは生態学と進化を中心とした生物学を専攻していて、鳥類の進化と保護を研究するキャリアを楽しみたいと考えています。

＊＊＊

懐疑的な人は、個別化化学療法、すなわちカバジタキセルの導入がアレックスの寛解をもたらしたと主張するかもしれません。しかし、一般に骨肉腫の再発率は統計的に高く、また、統合的な治療計画に加える前は頻繁に再発した個人的な経験を考慮すると、アレックスは統合治療とライフスタイルの変更が治癒に絶対不可欠な役割を果たしたと考えています。

科学者として、人は原因と結果を探します。3年前（２０１６年）に従来の治療をやめましたが、私はまだここにいるし、今も安定しています。もし、あなたがこの代替療法を全部くだらないものと考えているなら、この3年間はそうではないことを示す本当に大きな証明です。従来の医師たち

は、僕がなぜ生き延びているのか、まったく説明してくれません。治療と手術を受け、カバジタキセルを投与され、それが効いた子どもを、彼らはただ見ているだけです。今は、肺に安定した結節があるだけの状態です。しかし、骨肉腫は侵襲性が強く、進行が早い病気です。結節が3年間安定しているのは、神様のおかげではありません。僕たちがこうした代替療法を追求してきたからこそ、安定しているのです。

この原稿を書いている時点で、アレックスはブラウン大学の4年生の半ばです。最初の診断から10年、個別化された化学療法、サプリメント、食事とライフスタイルの改善のおかげで、がんが安定してから6年が経ちました。肺の二つの（安定した）結節は、つねにがんのことを思い出させますが、彼は卒業後どうするかに目をむけている典型的な大学4年生です。自然を愛する気持ちは少しも衰えていません。

バードウォッチングに出かけたり、気候変動に関するレポートを読んだりするたびに、僕が12歳のときに行動を起こすきっかけとなった本来の理由に行動を喚起させられています。自然はいつも僕をまっすぐに導いてくれます。

＊＊＊

骨肉腫と診断されたアレックスは、まだ12歳の少年でした。死ぬかもしれないと思いながらも、生活や家族、自然への深い愛情に支えられて生きようとする強い意志によって、複数回の手術と延々と続く化学療法に耐えることができました。しかし、残念ながらがんを食い止めることはできませんでした。アレックスと彼の家族が治療の過程をコントロールし、個別化された化学療法と統合医療の両方を取り入れた結果、彼は非常に侵襲性の高いがんから6年間（そして現在も！）寛解することができたのです。

アレックスは治癒の旅を振り返り、とくに両親、従来の医師と統合医療の医師、そして友人や家族に非常に感謝しています。彼は、患者が身体だけでなく、心や精神の治癒にも心を開くことが重要だと信じています。最近では、自身の健康維持だけではなく、地球、とくに鳥類の健康維持に力を注いでいるようです。

実践のステップ

『がんが自然に治る生き方』の中で、あなたの人生をより生き生きとした意味のあるものにするために、いくつかの簡単な文章を書く練習をすることを提案しました。要約すると、ペンを持って、静かな場所で、あなたの人生の意味を明らかにするために、以下の練習に取り組むことです。

・何歳で死にたいかを書き出す（100歳など）

・あなたの理想の死亡記事を書く
・あなたが今、生きている理由をすべて簡単にリストアップする
・あなたが3000億ドル（約42兆円）のお金と完璧な健康を手にし、そして成功が保証されていると想像してみてください。あなたならどうしますか？　次に、医師から、あなたは何の前兆もなく1年半後に突然死すると告げられたとします。あなたは残された時間に何をしますか？　では、この二つの答えを比べてみてください。どこが一致するでしょうか。そして、どんな状況であっても生きていく理由とは何なのかを考えてみてください

こうした作文の練習は、あなたの生きる理由を考えるきっかけになるので、私たちはとても気に入っています。誰もが生きる理由の中に明確な目標を持っているわけではありません。人によっては、日常生活の中で喜びを見つけるだけで十分な人もいます。以下に、生きる理由を探るために役立つアイデアをいくつか紹介します（注：もしあなたが重病で、人生の目的を見つけることが困難であれば、今日、あるいは明日に集中してください。今日はどんな喜びを見つけられるでしょうか）。

・自分の情熱が仕事になるはずだと思い込まない

人生の目的を見つけるために、本業を辞める必要はありません。必要なのは、自発的で、抑制を脇に置いて、楽しいことに挑戦し、気分転換を楽しむ時間です。午後や夕方に有意義な時間を確保

しましょう。まずは携帯電話やテレビ、パソコンなどの電源を切り、決められた時間内は好きなことをしてもいいと自分に言い聞かせましょう。

・専門家を探す

本を読んだり、ポッドキャストを聞いたり、オンラインの動画を見たりして、自分だけの生きる理由を見つけてください。このテーマで人気のある専門家には、ジャック・キャンフィールド、イヤンラ・ヴァンザント、エリザベス・ギルバート、マイケル・ベックウィズ、マーサ・ベック、ルイーズ・ヘイ、ジョー・ディスペンザなどがいます。

・内なる子どもとつながる

あなたは子どもの頃、どんなゲームやスポーツ、芸術、アクティビティを楽しんでいましたか？　自転車に乗るのは好きでしたか？　物を修理するのが好きでしたか？　特定のスポーツをしていた？　絵を描くこと？　ダンス？　物語を書くこと？　あなたの人生で最も喜びを感じたのはいつですか？　あなたが最も楽しかった活動を思い出して書き留め、それを今の生活にどのように取り入れることができるかを考えてみてください。

・子どもと遊ぶ

子どもは遊び方を知っています。もし、あなたに姪や甥、あるいは、自分の子どもや孫がいるなら、彼らと一緒に遊ぶ時間をつくりましょう。子どもたちの今を生きる力を観察し、一緒に遊ぶ練習をしてください。私たちの生きる理由は、ときに毎日をできるだけ楽しく過ごすというシンプルなものなのかもしれません。子どもたちは、その方法を教えてくれるのです。

・人生の目的を書き出す

もしすべてが「完璧」だったら、あなたの人生はどのようなものになるでしょうか。数分かけて、あなた独自の視点から、現在進行形で書き出してみてください。現在形で書いてください。あなたやあなたの周りの人たちは何をしていますか？　あなたはどのように感じていますか？　欲しいものをすべて手に入れるということは何を意味し、どのように見えるのでしょうか？　これらの考えを一つの文にまとめると、人生の目的がより明確になります。

・興味のある慈善団体にボランティアとして参加する

他人を助けるために自分を捧げると、それはあなたの魂を満たし、人生に意味を与えてくれます。自分の住んでいる地域の非営利団体でボランティアをすることは、自分が気持ちよくなれるだけでなく、ほかの人の役に立ち、自分の価値観に従って生きることにつながります。

＊＊＊

人間にとって、希望を持って毎日をスタートすること、つまり次に何が起こるかを楽しみにするのは能力です。アレックスの話が示すように、そして研究が裏づけるように、人生に目的を持ち、喜びを見出すことは、治癒と健康にとって不可欠なのです。

人生でずっとやりたいと思っていたことは何ですか？　私たちは、それをするための許可証を提供します。もし、自分の時間が限られていると知っていたら、振り返ってやらなかったことを後悔するでしょうか？　生きるための強い理由を持つことは、あなたの治癒をサポートし、最も重要なことに確実に時間を費やす目的意識をもたらします。

第10章

周囲の支えを受け入れる

―サリーの物語―

気分をよくしてくれる人と一緒にいなさい

ルイーズ・ヘイ

Be with people who make you feel good.

Louise Hay

社会的サポートは治癒に不可欠

現代社会の最大の欠点は、「自分一人でできる」という考え方が尊ばれていることです。自立は人間の重要な特性ですが、人間は何千年も集団で生活し、生存、健康、幸福のために互いに依存し合って集団で生きてきた、社会的な生き物であることを忘れてはいけません。

がんやそのほかの重篤な病気と診断された人は、ショックや不信、恐怖、不安、怒り、いらだち、悲しみ、罪悪感、絶望など、さまざまな感情の洪水を経験します。これらの感情は、自分一人で対処するにはあまりにも大きなものです。このため、劇的寛解を果たした人たちは、友人や家族、治療チームから適切な社会的サポートを得ることが、自分たちの治癒に不可欠だったと報告しています。

この章では、社会的サポートのネットワークを構築することがなぜ、そしてどのように治癒に役立つのかを説明し、コミュニティを見つけるための新しくて簡単な方法と、現代のテクノロジーがもたらす落とし穴について伝えます。また、社会的サポートを含む劇的寛解の治癒要因をすべて活用してアルツハイマー病を回復させた、勇気ある女性サリーの心温まる物語を紹介します。最後に、社会的サポートのネットワークを構築するのに役立ついくつかの実践的なステップを紹介して、この章を締めくくります。

ペットを飼っている人は長生きする

劇的寛解に関する私の研究は、誰もが本能的に理解していることを裏付けるものです。それは根本的なレベルで、人間は生き残るためにお互いを必要としているということです。人間は生まれてから死ぬまで、生涯にわたって互いに依存し合っています。人類の歴史の中で、団結することによって生存の可能性を高めてきました。農耕社会の形成により、人類はますます大きな集団で生活するようになり、分業の恩恵を受けるようになりました。今日も私たちは、かつてないほど相互につながっており、荒野で一人で生き残るスキルを持つ人はほとんどいません。

他者から愛情を受けると、健康なときには感染を撃退するのに役立ち、病気になったときには身体の回復に役立ちます。ペットも含め、愛する人たちに囲まれていると、愛されているという実感によって、血液中に癒しのホルモンが大量に分泌されます。[1] これにより、私たちは感情的に楽になると同時に、免疫システムを強化することができるのです。[2]

長期的に見ると、社会的なつながりが強い人は、弱い人に比べて圧倒的に長生きで、がんの発生率も低いことが研究者によって明らかにされています。[3,4] また、最近の研究では、社会的サポートのレベルが高ければ高いほど認知の健康状態の改善と関連していることがわかりました。[5] 驚くべきことに、社会的なつながりは、運動や健康的な食生活、禁煙や禁酒をすることよりも健康に役立つことがあります。[6] 社会的なつながりの背景にある科学を見ると、これらの発見は意味を持ちはじめます。たとえば、愛やサポート、心地よい人との触れ合いを受けると、[7] 脳はドーパミンやオキシトシン、セロトニン、エンドルフィンなどの癒しのホルモンの分泌を増加させます。[8] これらはいずれも炎症を抑え、血液と酸素の循環を促進し、白血球、赤血球、ヘルパーT細胞、ナチュラルキラー細胞の数を増やすことで免疫システムを強化します。[9]

社会的なつながりは免疫力を高める効果がありますが、その反対である孤独は「サイレントキラー（静かなる殺人者）」となる可能性があります。最近のある研究では孤独を感じていると答えた心臓病患者は、死亡リスクが有意に高いことが判明しました。[10]

寛解を経験した人たちは、3人の親しい友人、30人の知人、1人の人生のパートナーなど、社会的サポートをどのように得るかは重要ではないと報告しています。むしろ、サポートを受けていると感じることだけが重要なのだと彼らは主張し、研究者も同意しています。[11] 社会的なサポートのネットワークは、あなたを支え、愛し、刺激し、導いてくれる人たちによって構成されます。たとえば、家族や友人、ペット、同僚、聖職者、治療者、医師、教師などです。家族という安らぎ以上に、生活の中で意識的につくり上げている家族以外のコミュニティにも、私たちを回復させ、癒し、高揚させる力があります。

最後に、ペットもまた、私たちを支えてくれる存在です。彼らは無条件の愛と絆を与えてくれ、同じように癒しのホルモンを分泌させます。その結果、ペットを飼っている人は、飼っていない人に比べて大幅に長生きすることが研究で示されています。[12]

多くの人が他人に負担をかけたくないため、助けを求めることに気おくれしてしまいがちです。あなたはいつも、自立していることを誇りにしてきたかもしれません。しかし、劇的寛解した人たちは、友人や家族が、たとえどのように手助けをすればよいのかわからなくても、心から助けたいと願っていることに気づいています。幸いなことに、最近では、他人とつながるための新しいエキサイティングな方法がたくさんあり、それについては本章の後半で説明します。

イアン・ゴウラーは、骨肉腫（骨のがん）の劇的寛解者で、がん治癒のための心身医学や瞑想、ソーシャルサポートの著名な提唱者となった人物です。1975年に診断されたとき、ゴウラー博士はがんを取り除くために右足を手術で切断しました。しかし、残念ながらがんはすぐに再発。恐ろしい予後を克服するために、抗がん剤による栄養補給や前向きな姿勢、定期的な瞑想、愛情に満ちたサポートの受け入れなど、徹底的な健康法に取り組みはじめました。ゴウラー博士は、自らの治癒体験をもとに、オーストラリア初のがん支援グループを設立し、治癒に関するベストセラーを数冊執筆しています。ゴウラー博士は言います。

実用的な観点から見ると、社会的なサポートがあれば、前向きな精神状態を維持し、ストレスを軽減し、よりよい対処法を取り入れられることは誰もが認識しています。一方、社会的孤立は、がんを含むさまざまな病気にかかりやすくし、死亡率の上昇にもつながります。人間関係や適切なサポートが欠けていると、身体の免疫システムを弱らせ、その結果、私たちの治癒能力を低下させる

ことが明らかになっているのです。

進行性のがんと診断されてから45年以上経った現在も、ゴウラー博士は健在です。博士が設立した非営利団体「ゴウラーがん財団」は、がんに苦しむ人々のために、心のトレーニングや社会的支援の強化、ストレスの軽減、健康的な食事、瞑想などに焦点を当てたリトリートを提供し続けています。

最近の動向

孤独は1日15本の喫煙と同じくらい寿命を縮める

簡単に言えば、十分な社会的サポートが得られないと、あなたの健康に害をおよぼす可能性があるということです。実際、孤独は公衆衛生上の危機になりつつあります。最近の研究によると、アメリカ人の約半数が、少なくとも一度は孤独や孤立、疎外感を感じており[13]、アメリカ人の10%がつねに、またはほとんどの時間、孤独を感じていると答えています[14]。孤独の影響は、1日15本の喫煙や肥満、アルコール依存と同じくらい寿命を縮める[15]ということを理解するまでは、これが公衆衛生の危機とは思えないかもしれません。

孤独であることは、不健康な行動を引き起こし、私たちの健康を害する可能性があります。ある研究によると、社会的に孤立している人は、毎週適度な運動をしたり、1日に5皿の野菜や果物を食べると答える確率が低いことがわかりました。しかし、彼らはタバコを吸う傾向が強く、定期的にタバコを吸う人たちの間では、孤独であると禁煙が成功する可能性が低くなりました。[16]

別の最近の研究では、フィンランドやポーランド、スペインの1万人以上を調査して、孤独が不健康と最も強く相関する変数であることが示されています。[17] 実際、孤独は、参加者の社会的ネットワークのほかのどの要素（友人の数など）よりも不健康に強く寄与していました。研究者らは、孤独がもたらす影響として、注意力や認知力の低下、遺伝子発現やホルモンレベル、神経系や免疫系への悪影響などがあることを発見。[18] これらの悪影響は、研究期間中に参加者が重篤な病気と診断されたり死亡したりといった、健康への悪影響の一因となりました。

興味深いことに、研究者たちは、接触の頻度が健康増進と相関する唯一の社会的ネットワークの要素である一方、社会的ネットワークの大きさや質は孤独の度合いには影響しないことを発見しました。[19] したがって、200人の友人がいても、数人の質の高い友人関係しかなくても、実際に孤独感をやわらげる唯一の要因は、友人とより頻繁に会うことなのです。

イギリスでおこなわれた別の研究では、さまざまな地域における孤独の影響を調査。研究者たちは、家族や隣人との接触が少なく、ほかに実際の支援や精神的なサポートを得られない人々の間で孤独感が最も高いことを明らかにしました。[20] こうした孤独感はストレスや不安、うつなどの長期的な問題と関連していることがわかったのです。[21]

この研究では、公園や地元の商店街での友好的な交流といった近所付き合いや、ただ顔を知っているだけの人ではなく、隣人と積極的に知り合いになることが、孤独から身を守るために重要であることを示唆しています。[22] 研究者は、3つのメカニズムが孤独と不健康を結びつけている可能性があると結論づけました。第一に、孤独そのものが身体へのストレス要因であること、第二に、孤独な人は生活の中でほかのストレス要因にうまく対応できないこと、第三に、孤独であることは、危機のときに助けてくれる友人がいるという恩恵を受けられないことを意味します。[23]

自分だけのコミュニティをつくる

ここ数年、いわゆる害のある人間関係や、それが心身の健康におよぼす悪影響についての認識が高まっています。たとえ自分の社会的サポートのネットワークは強力だと思っていたとしても、深刻な診断ほど現状を揺るがし、人間関係の本質を明らかにするものはありません。したがって、劇的寛解を果たした人たちは、診断後に新しい人と出会い、新しい人脈を迎え入れることが重要だと報告しています。インタビューで彼らがよく言っていたように、「新しい友だちは、これまでの友だちとは違うかもしれない」ということです。

劇的寛解者の多くは、診断後に、それまで信じてきたことが崩れてしまったことに気づきます。

多くの人が治療について混乱します。頼れると思っていた友人に失望した人もいれば、思いがけず支援してくれた見知らぬ人にうれしい驚きを覚えた人もいます。どのような状況であっても、劇的寛解者たちは、恐怖や疑い、非難、罪悪感、そして死と向き合うとき、友人や家族、施術者からのサポートが自分を安定させるために非常に役立つことを知りました。

そのような生存者の一人であるデブラ・ノージクは、20年以上にわたってステージⅣの乳がんを克服するために、従来の医学と劇的寛解のための10の治癒要因を活用してきました。デブラは、劇的寛解のための治癒要因を自分で見つけ出し、恋人や愛犬、地域の乳がん支援グループ、さらには見知らぬ人たちから受けたサポートに気分が高揚しました。しかし、愛やサポートを受けることは、デボラにとって必ずしも簡単なことではありませんでした。むしろ、それは彼女が学び、実践しなければならないことであり、ほかの多くの劇的寛解者たちも同じように言いました。デボラは次のように語っています。

1999年に転移性乳がんと診断されたとき、私が学んだ最も深い教訓の一つは、与える側だけでなく、受け取る側になるにはどうすればよいかということでした。妻や母、娘、姉妹、友人、セラピストとして、私は助けやサポート、そして愛を与える専門家でした。生命を脅かすような病気という危機は、私に他人を受け入れ、同じことを求める方法を学ぶ機会を与えてくれたのです。私は知らない人たちから祈りをもらったこともあります。地元の乳がん支援グループのメンバーに

なったことで、がんがもたらすあらゆる困難を乗り越えることができました。そして、愛犬デイジーの無条件の愛が、私の毎日のオキシトシン（幸せホルモン）でした。数年のうちに、私のがんは完全に回復しました。私は、愛が癒すということを、心から信じています。

最近、デボラは与えることと受け取ることのバランスをとることを学びました。現在、彼女はラディカル・リミッション認定のワークショップ講師としてがん患者をサポートする一方で、家族や友人、ワークショップの講師仲間から愛とサポートをもらっています。

デボラのような劇的寛解者は、自分の治療の選択をサポートし、新しい知識や視点、アイデアを与えてくれる人たちに囲まれるように心がけたと報告しています。また、治癒は可能だと信じる前向きな人、健康的なライフスタイルの変更に責任をもってくれる人、話題を変えたり大丈夫と言ったりせずに、感じていることをなんでも受け入れてくれる人を探しました。劇的寛解者にとって力強い社会的支援のネットワークには、必要に応じて泣いたり叫んだり笑ったりしてくれる、偏見のない友人がいます。

劇的寛解者は、診断されたことによって、それまでの社会的支援のネットワークを含め、生活のあらゆる面を見直すことを余儀なくされたと報告しています。ときには、厳しい現実を目の当たりにすることもありました。劇的寛解者たちが、従来と異なる治療法を模索しはじめると、これまでの支援ネットワークのメンバーの中には、こうした治療法を脅威に感じる人もいました。

これは、卵巣がんの5年間の劇的寛解者で、ラディカル・リミッションの認定ワークショップ講師でもあるアンドレア・セクストンに起こったことです。2014年に深刻ながんの診断を受けたとき、アンドレアは長年住んでいたニュージャージー州から引っ越したばかりでした。診断と孤立が重なり、とくにその土地に社会的サポートがなかったことを考えると、彼女は勧められた化学療法に耐えられないと直感的に感じました。

そこで彼女は、勧められた手術は受けるが化学療法は拒否し、代わりにドイツのマリヌス・アム・シュタイン・クリニックで代替治療を受けるという決断を下しました。

友人たちはみんな、私がよく考え、よく調べた上で選択したことを、きっと理解してくれると確信していたのです。私はとてもナイーブでした。無条件に応援してくれる友人もいれば、私が健康に対して無謀なことをしていると思う友人もいました。私は、彼らががんを恐れていることに気づいたんです。彼らが私の選択した治療を支持できるのは、彼らが納得できる治療法の場合だけでした。そこで、私は自分の周りに想像上の円を描き、その円の中に入る人と入らない人を決めました。私は、その円の外側にいる人たちを見分けるのがとても上手になりました。彼らは、私ががんの経験について何か話しても、いつも話題を変えたり、私の目を見ようとしなかったり、黙り込んだりする人たちでした。それでもいいんです。円の中にいる人たちだけで十分なんです。

劇的寛解者が報告するもう一つの興味深い事実は、治療の決断を自信を持って受け入れるほど、友人や家族もその決断を喜んで受け入れることです。治療の決断を発表したあと、円の中の友人を失ったとしても、その代わりに、より強くて協力的な新しい友人グループができることはよくあります。

社会的サポートとがん発症リスクとの関係

研究者たちは、たとえ予後が悲観的であっても、より高いレベルの社会的サポートが不安を軽減することを発見しています[24]。進行がんの患者を対象としたある研究では、より高いレベルの社会的サポートを受けている人ほど、生活の質が大幅に高いことが示されました[25]。また、この研究では、自分の健康状態について楽観的でないがん患者であっても、社会的サポートのレベルが高ければ不安のレベルが低くなることがわかりました。

同様に、ドイツでおこなわれた最近の研究では、乳がんを手術する前に化学療法で腫瘍を小さくするように言われた女性の心理的ストレスの影響を測定[26]。研究者たちは、これらの女性は診断のショックのみならず、悪性腫瘍がすぐにではなく、数週間の化学療法のあとに切除されるという事実にも対処しなければならなかったため、とくにストレスの多い状況にあったのではないかという仮説を立てました。研究者たちは、このような状況は異常にストレスがかかり、さらなる精神的な強さが必要になるだろうと感じました。

当然のことながら、研究者らは、自分の状況に対する心理社会的な適応が不十分な患者は、社会的な対処法も不十分であることに気づきました。彼らの対処行動の特徴は、あきらめと、社会的サポートを求めようとしないことです。このような行動は、3〜5年の追跡期間中に、がんの再発リスクだけでなく、別の種類のがんを発症するリスクを大幅に増加させることも明らかになりました。[27]

しかし、いいニュースもあります。これらの研究者は、社会的サポートを求めるなど、対処法を強化・改善する方法を見つけた患者は、対処法を改善する努力をしなかった患者に比べて、がん治療に非常にうまく対処できることも発見しました。

オンラインで仲間を見つける

ソーシャルメディアとテクノロジーは、同じ志を持つ世界中の人々とつながるために、数多くの新しい方法をもたらしています。2018年時点で、世界人口の51%にあたる約38億人がインターネットを利用しています。[28] つまり、たまたま近所や地域のコミュニティに住んでいる人と交流するだけでなく、同じ興味や診断、情熱を持つ人を世界中で見つけることができるのです。アプリやビデオ会議、バーチャルな交流会を利用することで、私たちは昼夜を問わず何百万人もの人々にアクセスできるようになりました。さらに、この技術によって、小学校や高校時代の友人など、音信不通だった人たちと再びつながることもできます。

劇的寛解を果たした人々はテクノロジーを利用して、特定の種類のがんのオンライン支援グループに参加したり、オンラインでがんの相談役を見つけたりすることで、より強力な社会的支援のネットワークを構築しています。たとえば、第3章で紹介した劇的寛解者のボブ・グラナタは、100万人に9人しか発症しない珍しい虫垂がんを患っていました。その希少性ゆえに、医師たちは同じ診断を受けた元患者と彼を結びつけることができませんでしたが、代わりにボブはインターネットで希少がんのサバイバーを探しました。ほかの劇的寛解者たちも、インターネットを使って地域の支援団体や楽しいグループ活動を見つけています。さらに、テクノロジーのおかげで劇的寛解者たちは、1日中いつでも人々とつながることができるようになりました。これは治療による不眠症に苦しむ人にとって朗報です。

このような利点がある一方で、ソーシャルメディアやテクノロジーには欠点もあります。一つは、オンラインでのつながりは、対面でのつながりのようなエネルギーに欠けることです。人間は、幼児期から成人期まで、心身の健康と幸せのためにはリアルな身体的接触を必要とすることが研究で明らかにされています[29]。対面のつながりをデジタルのつながりに置き変えると、物理的な近さや対面でのやりとりがもたらす癒しの効果を自ら否定することになります。

子どもを見ているときや友人とランチをしているときに携帯電話をチェックすべきではないことは、誰もが知っています。このような「デジタルの時間」は、面と向かい合う真の社会的なつながりの瞬間を失う原因になるからです。テクノロジー依存症になると、気分が落ち込んだり、皮肉にも社会的なサポートが得られなくなったりするので注意しなければなりません。たとえば、ネット上のコミュニティで好かれている、受け入れられていると感じたいがために、いいニュースや自分の生活の理想的なイメージばかりを投稿してしまうことがあります。「いいね」がもらえないと落ち込んだり、憂鬱になったり。[30]劇的寛解者は、いい日も悪い日も、欠点も含めて自分らしくいられるオンライン・コミュニティを見つけようとします。

最後に、化学療法による吐き気で目が覚めている午前3時に気晴らしができるのは素晴らしいことですが、インターネットは時間を浪費する底なし沼にあなたを導いてしまうことがあります。これにより、治癒に不可欠な睡眠パターンと概日リズムが乱れてしまいます。ですから、テクノロジーやソーシャルメディアの利用は毎日限られた時間だけにして、気分の高揚やつながりをより感じられる方法だけにすることが大切です。

社会的サポートが強いほど炎症レベルが低い

乳がんサバイバーは、健康な人よりも早く危機を察知しますが、これは当然のことです。がんサバイバーは、がんの診断や治療によるトラウマを経験しており、つねにがんの再発を心配しているだろうから、一般の人よりも神経質になっているのです。これまで述べてきたように、炎症と慢性的な闘争・逃走モードのストレスは、がん細胞が増殖する条件をつくり出し、これらの状態は、乳がんサバイバーにおけるがんの再発と死亡のリスク上昇と関連しています[31]。

カリフォルニア大学の研究機関を横断しておこなわれた最近の研究では、研究者たちは、がんにかかったことがない健常者と比較して、乳がんサバイバーの社会的サポート、炎症マーカー、扁桃体の反応（闘争・逃走反応の指標）の関係を評価しようと試みました。研究者らは、血液サンプル中の炎症マーカーと、被験者に脅威を感じる画像を見せたあとに扁桃体の活動を評価する磁気共鳴機能画像法（ｆＭＲＩ）スキャンの画像に注目。これらの検査後に、被験者は社会的サポートのレベルも自己申告しました[32]。

その結果、乳がんサバイバー群では、脅威を認識したあとに炎症レベルと扁桃体の活動が急激に上昇したのに対し、健常者群では上昇しませんでした。しかし、社会的サポートのレベルが高い乳がんサバイバーは、炎症レベルや扁桃腺の反応レベルが低いことが判明[33]。この研究は、がん患者の脳内では闘争・逃走反応を引き起こしやすいため、一般の人々よりも社会的サポートを必要としていることを改めて示しています[34]。

より広い意味では、社会的サポートのレベルが、そもそも病気になるかどうか、あるいはその病気がどの程度重症化するかを決めるのかもしれません。最近の研究では、社会的サポートと炎症に関する40以上の研究、合計7万３０００人以上の被験者を調査し[35]、社会的サポートが強いほど炎症のレベルが低いことが有意に関連していることを発見しました。研究者たちは「炎症は、社会的サポートや社会的統合を病気の発症や経過に結びつける、少なくとも一つの重要な生物学的メカニズムである」と大胆に明言しています。

オハイオ州立大学の別の研究では、心血管疾患の罹患率が高い黒人女性の社会的なつながりと炎症の関連性を調査しました。[36] 研究者たちは、結婚・同棲、教会への出席、ボランティア活動、親しい友人関係など、さまざまな社会的なつながりを持つ24〜34歳の若い黒人女性約2000人を調査。[37] 女性たちの炎症を血液検査で測定し、体内の炎症のマーカーとして知られるhs-CRP（高感度C反応性タンパク質）の値が高いかどうかを判定しました。[38]

研究者たちは、社会的統合の強さと、配偶者や母親といった特定の社会的つながりの質の高さが、炎症レベルの低下と大きく関連していることを発見し、とくにがん罹患率が上昇傾向にある若い黒人女性の健康にとって、社会的サポートの強化が重要であると結論付けています。[39] また、hs-CRPの値が高いことと心血管疾患の相関関係はよく知られていますが、最近の研究ではhs-CRPの高さががんリスクの上昇を示していることが明らかになっています。[40]

傷つきやすさと信頼性

偽ったり、フィルターをかけたり、リハーサルしたものや洗練されたもの、または最高の日だけを見せる……。ソーシャルメディアで目にする、絵に描いたような完璧な生活に対する反発として、より本物で、傷つきやすく、そして正直であろうとする動きがあります。これは人類にとっていいニュースであるだけでなく、ソーシャルメディアで共有できるいい日があまり多くないかもしれないがん患者にとっても朗報です。

世界的に有名な社会学者であるブレネー・ブラウン博士は、傷つきやすさや勇気、価値観、恥などの深い感情について数十年にわたって研究し、人々にインタビューしてきました。ブラウン博士のＴＥＤトーク「The Power of Vulnerability（傷つく心の力）」は４０００万回以上視聴され、これらのトピックに関するニューヨークタイムズのベストセラーを何冊も執筆。私たちの生活における傷つきやすさと社会とのつながりの必要性について、世界的な会話をはじめたと評価されています。ブラウン博士は言います。

つながりは、私たちがここにいる理由です。それは私たちの人生に目的と意味を与えるものであり、「属すこと」は私たちのＤＮＡに組み込まれています。私たちは生物学的、認知的、身体的、そして精神的に、愛し、愛され、帰属するようにできているのです。これらの欲求が満たされないと、私たちは本来の機能を発揮できません。私たちは壊れてしまいます。人々は、あなたが不完全で傷つきやすいにもかかわらずあなたを愛しているのではなく、あなたが不完全で傷つきやすいがゆえに、あなたを愛しているのです。

命を脅かすような診断を受けたあとほど、傷つきやすい時期はないでしょう。ブラウン博士の研究結果は、信頼できる支援ネットワークを構築することの重要性を強調する劇的寛解者からのフィードバックを反映しています。傷つきやすさが社会的に受け入れられるようになったので、私たちはあなたが傷つきやすくて信頼のおける人たちに囲まれてほしいと願っています。傷つきやすさをオープンにすることは、がんの支援グループでは大きな役割を果たしていて、そのメンバーはありのままで正直であることがますます奨励されています。

高額ながん治療費と経済的支援

がん患者は、しばしば経済的な援助を求めるのが難しいと感じています。私たちの社会、とくにアメリカでは、高額ながん治療費を含めて生活費を自分で支払うのは自分の責任であると考えられています。がんサバイバーの30％が経済的困窮を経験したと報告しており[41]、がん患者の破産率は、がんでない人の2・5倍となっています[42]。十分な健康保険に加入している患者でも、無縁ではありません。デューク大学の最近の研究によると、保険に加入しているがん患者の3分の1以上が、予想を上回る医療費の自己負担額に直面しており、中には収入のほぼ3分の1を医療関連費に費やしている患者もいることがわかりました[43]。

劇的寛解者の多くが地域社会や教会、友人、家族、あるいは見知らぬ人から経済的支援を受けたことが、治療の過程で受けた最も謙虚で有益な社会的サポートの一つだったと報告しています。

ありがたいことに近年、GoFundMe や Kickstarter などのクラウドファンディングのサイトのおかげで、がん患者が合理的かつ効率的な方法で資金援助を求めることが容易になりました。実際、GoFundMe の報告によると、同サイトの寄付金の3分の1は、医療費や関連する医療費を賄うための医療資金調達キャンペーンに使われています。[44]

＊＊＊

最近の傾向や科学的研究により、社会的サポートは、とくにがんや重病の診断などの危機の際に、身体的・精神的な健康維持に重要であることが証明され続けています。私たちが本書を執筆した目的の一つは、がん以外の病気から劇的寛解した人々の物語を取り上げることでした。『がんが自然に治る生き方』が出版されて以来、世界中の人々から、劇的寛解の治癒要因を用いてがん以外の病気を治したというメールが届いています。彼らは、多発性硬化症やライム病、全身エリテマトーデス、心臓病、糖尿病などから寛解しました。

このため私たちは、RadicalRemission.com のデータベースを再構成し、がん以外の病気に関する癒しの体験談を受け入れられるようにしました。第5章で紹介したパルマの多発性硬化症の体験談は、私たちがデータベースに登録した最初のがん以外の治癒の物語です。

この第10章では、社会的サポートがどのように身体の治癒を可能にするかを探るため、夫の素晴らしいサポートを含め、10の劇的寛解の要因をすべて用いてアルツハイマー病を克服したアメリカ南部の情熱的な女性、サリーを紹介します。

現在、580万人のアメリカ人がアルツハイマー病を抱えて暮らし[45]、アメリカにおける死因の第3位となっています[46]。65歳以上のアメリカ国民の3分の1がアルツハイマー病または認知症で死亡すると言われており、乳がんや前立腺がんの合計よりも多くの高齢者が亡くなっています[47]。

がんを克服した人には会ったことがありますが、アルツハイマーを克服した人に会ったことがある人はほとんどいません。しかし、カリフォルニア大学ロサンジェルス校（ＵＣＬＡ）の研究者で、先駆的な医師であるデール・ブレデセン医学博士は、10の劇的寛解の治癒要因をほぼすべて取り入れた特別な治癒計画を開発しました。彼の治療計画は、何百人もの人々がアルツハイマー病を完全寛解するのに役立っています。サリーもその一人です。

サリーの物語

温かな雰囲気と陽気な笑い声を持つサリーは、引退した看護師であり、6人の孫を持つ祖母です。彼女の寛大な性格とアメリカ南部の魅力は、会えば誰でもすぐにわかります。鋭い知性と天性のリーダーシップで、看護と健康の研究で大成功を収め、地方、州、国の各レベルで多くの賞賛や賞を受けました。

多くの高齢者がそうであるように、サリーもアルツハイマー病以外で死ぬことを望んでいます。

叔父と叔母のうち4人が、アルツハイマー病で亡くなっているため、サリーはこの病気が引き起こす苦しみをよく理解しています。また、彼女は自分の家系が遺伝的なリスクを高めているのではないかと、いつも疑っていました。しかし、サリーは精神的な混乱が生じはじめると自分の症状を正当化し、長い間、真実を否定してきました。

サリーの看護師としての最初のキャリアは高齢者介護だったので、アルツハイマー病が進行した場合の症状（たとえば、愛する人の名前を忘れる、性格が変化する、着替えなどの基本動作ができなくなるなど）だけを連想しがちな多くの人たちよりも、アルツハイマー病の初期症状についてよく理解しています。しかし、警告のサインはもっと早い段階から出ていました。

サリーの症状が現れはじめたのは、当時53歳だった彼女と夫のマーティンが、刺激的だけれどストレスの多い新しい仕事のために、別の州に引っ越した２０００年のことです。築50年の美しい家を新居にした2人は、地下室の断熱材やカーペットの詰め物にカビが生えるとは思いもしませんでした。また、交通量の多い高速道路に近いため、夕方になると排気ガスでサリーの目が焼けるようになることにも気づいていませんでした。サリーは、引っ越しと新しい仕事によるストレスとうつ状態が、精神的な混乱を引き起こしているのだと考えていたのです。

１９８０年代、サリーは老年学の学生たちに、「混乱はうつ病の一般的な副作用で、うつ病を治療すれば治る」と教えていました。そこで、サリーは抗うつ剤を飲みはじめます。幸いにも、この薬でうつ状態はいくらかやわらぎ、混乱も解消されました。

２００５年に、サリーは夫と再び引っ越し、今度は別の州の別の大学に勤めることになります。彼女は振り返ります。

私は言葉をとり違えて、自分が思っている言葉ではなく、似ているけど間違った言葉を発してしまうことがあったんです。私は、看護学生や同僚、家族、友人たちに、加齢とともに発語障害を発症したことを話しました。自分自身はもちろん、ほかの人から見ても、自覚的な認知障害があったのに、その症状が出ているようには見えませんでした。しかし今にして思えば、アルツハイマー病の症状が、それを自覚していなかったのだと思います。そして当時はまだ、主観的認知障害という言葉も存在していませんでした。

主観的記憶障害や主観的認知機能低下とも呼ばれる自覚的認知障害には、さまざまな原因が考えられます。これは、認知機能の評価を用いてその変化が検出される前に、患者が記憶を含む思考能力の悪化を報告した場合に発生します[48、49]。この症状だけでは、アルツハイマー病の診断には十分ではありません。しかし、最も初期の警告のサインの一つです[50]。

３年後、61歳になったサリーは、夫とともに退職し、息子とその家族（３人の幼い孫娘を含む）の近くに住むため、故郷の州に戻ってきました。サリーは、ずっと続いている症状は加齢のせいだと考えていました。しかし、それからさらに２年後、彼女は断続的に症状が悪化していることに気づきはじめます。月日が思い出せなくなったり、約束の時間に家を出られなくなったり、ときには約束を完全に忘れてしまうこともありました。彼女の「失読症」は、会話中に聞き手が混乱するほど悪化しました。自動車事故のニアミスが3回ありましたが、実際に事故が起っていたら彼女の責任だったでしょう。また、物の置き場所がわからなくなったり、パソコンを使ったり、文字を書いたりするのがイライラする作業になりました。これは、はっきりいって、憂慮すべきことでした。

次に言いたい文章を考えようとするのですが、考えてもつながらないんです。まるで、思考がレンガの壁にぶつかっていて、その向こう側に考えたいことがあるのに、それが結びつかないような感じなんです。

1年後、サリーは、孫娘のクラスでジンジャーブレッドクッキーの飾り付けをするというグループ活動を、これまで何度も難なくやっていたにもかかわらず、指導するのに苦労するようになりました。時計の分針と時針を間違えたとき、サリーはついに「この症状は通常の老化のせいではない」という事実を突きつけられました。

決して忘れるはずのない孫のお迎えを4週間のうちに2回も忘れたとき、現実を目の当たりにしました。そのとき、こう思ったんです。「サリー、もう否定は通用しないんだ。否定するのはやめ

よう。この現実に対処しないといけない。サリー、あなたはアルツハイマー病なんです。周囲に打ち明けたほうがいい。そうすれば、みんな助けてくれるし、あなたも隠すことなくサポートを受けられる」

サリーが最初にしたことは、患者として参加できる臨床試験を見つけるために、発表されているアルツハイマー病の研究を調べることでした。デューク大学のアルツハイマー病センターで検査を受ける予約も入れていましたが、βアミロイド斑を除去してアルツハイマー病を治療することを目的とした別の全米規模の研究に参加することを決めたため、予約をキャンセルしました。彼女は67歳でした。

この研究の初期評価の一環として、サリーはPET検査を受け、その結果、彼女が最も恐れていたことが確認されました。脳内にβアミロイド斑があったのです。

アルツハイマー病と診断されたとき、医師が話を続けようとしたのを覚えています。私は、「ちょっと待ってください！」と言いました。私は夫に抱きつきました。私はとても落ち込んで、生きていたくなかったのです。成人した2人の子どたちも、私が孫たちを正しい名前で呼べないのなら治療を受けたくないということを、ずっと前から知っていました。

当時サリーは、βアミロイド斑の陽性反応が、将来のアルツハイマー病の決定的な指標になると聞かされていました。その後、斑の存在が必ずしもアルツハイマー病につながるとは限らないことが研究で明らかになり、新しい研究では軽度認知障害は回復することが実証されています。[51]

サリーは治験で9カ月間治療を受け続けましたが、副作用（点滴のたびに数日間続くイライラ感や混乱の増大）が心配になったので中止して、その3カ月後に治験を正式にやめました。

PET検査で最も恐れていたことに直面したサリーは、もっと人に力を与える役割を担うことにしました。彼女は、臨床試験への参加に加え、夫にモントリオール認知機能評価（MoCA）テストを受けたいと頼みました。[52] 彼女は、時間経過による変化を評価するために使える、認知の基準値を求めていたのです。MoCAのスコアは1～30です。25点以上は正常、18～25点は軽度認知障害（MCI）、10～17点は中等度の認知障害、10点以下は高度認知障害を示します。

サリーのMoCAスコアは24・5点でしたが、サリーの症状が単なる「通常の加齢変化」ではないことが確認できました。MCIの一般的な症状は、約束を忘れる、言葉をとり違える、文章の途中で止まってしまう、財布や鍵をどこに置いたか思い出せない、空間認識能力が低下したため運転が難しい[53]など、サリーにとってあまりにも身近なものばかりでした。

＊＊＊

この頃、マーティンは偶然にも全国放送のラジオ番組でデール・ブレデセン博士が、アルツハイマー病について語るのを聴きました。博士はUCLAの教授で、神経変性疾患のメカニズムに関する国際的な専門家で、アルツハイマー病の治療に成功した最初の医師の一人です。リコード法(ReCODE = Reveral of Cognitive Decline:認知機能低下の回復)と名づけられた治療プログラムは、彼の数十年にわたる認知症分野での臨床研究に基づいています。

サリーとマーティンは、リコード法を正式に採用した最初の10人の患者のうち9人がアルツハイマー病の症状の回復に成功したという、ブレデセン博士が2014年に発表した論文を読んで非常に興味を持ちました。[54] サリーはすぐに、推奨されるライフスタイル変更のうち睡眠と瞑想の二つを実践しました。

アルツハイマー病の患者も、がんの劇的寛解者と同様にさまざまで、非常に個別化されたニーズを持っています。ブレデセン博士は、アルツハイマー病は、炎症や一般的なウイルスに関連する1型、ホルモンや代謝のアンバランスや欠乏に関連する2型、カビやそのほかのマイコトキシンのような吸入性生物毒に対する感受性が高まる3型の3つのタイプを特定しました。[55、56] ブレデセン博士によれば、患者の治療計画は、患者の検査結果とアルツハイマーのタイプによって決まるといいます。PET検査の直後にサリーは、地元の友人で元研究仲間の医師に、アルツハイマー病の治療の主治医になってくれるよう頼みます。彼もまた、ブレデセン博士のリコード法に興味を持っていたため、同意してくれました。

サリーはブレデセン博士にメールを送り、彼の研究に参加したいと申し出ましたが、この研究はカルフォルニア州在住の患者が対象のため、参加は不可能だとわかりました。しかし、ブレデセン博士のはからいで、リコード法のプログラムを彼女と地元の医師と共有することを快く申し出てくれました。

サリーにとって最初のステップは、血液検査や遺伝子検査などを含む彼女の健康状態を詳細に評価するコグノスコピーという認知機能検査を受けることでした[57]。検査項目の多くは、サリーや担当医、そして検査を依頼された民間の研究所にとってもはじめてのもので、完了までに4カ月もかかりました。36項目の検査のうち、すべての検査で改善すべき問題が見つかり、サリーは3種類のアルツハイマー病すべてに罹患していることがわかったのです。ブレデセン博士が作成した12ページのリコード法のレポートでは、具体的な生活習慣の改善、医療介入、サプリメントなどが推奨されています。

サリーは最初は圧倒されていましたが、彼女は多くの困難を乗り越えてきたたくましい女性でもありました。彼女は、この状況を「大変だ」と見ることもできるし、「もし私がアルツハイマーの3つの原因がすべて当てはまっているなら、それについて知ることは間違いなく役に立つ。そうすれば、何かできるはずだ」と自分に言い聞かせることもできる、と考えたのです。

サリーは、アルツハイマー病の遺伝子（アポリポタンパク質E、APOE4）で陽性反応が出るとずっと思っていましたが、実際にそのとおりになりました。しかし、その遺伝子が二つではなく、一つしかないことがわかり、サリーは安心しました。この遺伝子が一つあると、アルツハイマー病の生涯リスクが10～15％から20～25％に増加し、二つ持っていれば、生涯リスクは30～55％に増加したでしょう。また、ビタミンB群や葉酸の代謝を困難にする遺伝子変異や、毒素にさらされたあとに体内の毒素を効果的に排出するのを妨げる別の変異体も持っていました。[58、59]

＊＊＊

サリーは自身のリサーチから、行動を変えるのは難しいことだけれど、新しい行動のための具体的なきっかけをつくれば簡単にできることを知っていました。[60]　このことを念頭に置いてサリーは、冷蔵庫の扉やキッチンキャビネットの扉、バスルームの鏡など、目につくところに毎日リマインダー用のメモを貼りました。彼女は、携帯電話のアラームを設定し、サプリメントを特定の時間に飲み、印刷した月間カレンダーにチェックをつけ、経過を記録しました。こうした行動の手がかりが、新しい習慣を形成するのに役立ち、今では日常生活の一部となっています。[61]

リコード法では、睡眠や身体運動、頭の運動、栄養、ストレス解消、歯の衛生などのライフスタイルの変化が、3種類のアルツハイマー病のすべての患者に推奨されています。[62]　サリーはアルツハイマー病の診断を受けるまで、睡眠を優先していませんでした。仕事熱心なサリーは、いつも約6時間の睡眠のあと、毎日午前6時に起きることに誇りを持っていました。しかし、この認知機能検査を受ける数カ月前にブレデセン博士の論文を読んだサリーは、毎晩少なくとも8時間は睡眠をとるという目標をすでに立てていました。

睡眠は脳や免疫、心血管、神経認知機能に重要な役割を果たすことが研究で明らかにされているため、アルツハイマー病やがん、そのほかの病気を患っている人々にとって非常に大きなメリットをもたらします。[63、64] 2013年の研究では、ノンレム睡眠中にβアミロイドなどの毒素が排出されることが明らかになりました。[65] この「脳の洗浄」、つまり睡眠中に脳が洗浄されるという新しい理解は、研究の新たな道を開き、アルツハイマー病の治療法になる可能性を秘めています。[66]

その結果、サリーは現在、午後か午前中のみに予定を入れるようになりました。彼女は、睡眠の質を高めるために週に6日、少量のメラトニンを摂取。身体が自然にメラトニンを分泌することを思い出させるために、（リコード法に従って）週に1日、メラトニンの摂取を控えています。

リコード法は、ストレスの軽減にも力を入れています。サリーはすでに瞑想をはじめていましたが、この分野ではやるべきことがたくさんありました。ストレス反応をうまくコントロールするためには、まずそれを理解する必要があり、そのためには幼少期に目を向ける必要があったのです。

＊＊＊

サリーの子ども時代は、決して楽なものではありませんでした。5歳のときに父親を亡くし、母親は精神を病んでしまい、施設に入らなければなりませんでした。その結果、サリーは全寮制の学校に通うことになります。サリーは、自分の幼少期を〝定住する家のない時代〟と表現しています。

中学1年生のとき、サリーと2人の兄妹は、叔父と叔母の家に引き取られました。サリーたちは2人が自分たちを愛し、世話をしてくれたことに、いつも感謝しています。叔父、叔母は、前向きで有意義な人生を送るためのお手本となりました。

サリーの新しい家族との暮らしは、いとこのたび重なる大きな病気によって複雑化し、安住する家がないことへの思いを深めました。また、サリーは責任感が強く、周囲の人の気持ちをよく理解するため、自分ではどうしようもない困難な状況でも、責任を感じてしまう傾向がありました。サリーは優れた対人スキルを身につけましたが、それには代償がともなったのです。

大人になったサリーは最初の夫と結婚して、13年後に7歳の息子と5歳の娘を抱えて離婚しました。そして、現在の夫であるマーティンと出会って、3年後に結婚します。お互い最初の結婚で2人の親権を持っており、二つの家族を統合することは、とくに子どもたちにとって大変なことでした。

また、サリーは仕事上の課題にも次々に挑戦し、ストレスの負担が大きくなっていきました。彼女は、こうした複数のストレス源が免疫系全体に悪影響をおよぼし、それがアルツハイマー病の遺伝子とともに、アルツハイマー病の発症につながったと考えています。

現在、サリーのストレス軽減プログラムは多方面にわたっています。ブレデセン博士は、脳にダメージを与えるストレスを軽減するには、喜びや息抜きを見つけることが重要だと強調しています。(67) サリーは定期的に瞑想をすることで、それまで経験したことのないレベルの平安と喜びを得ることができました。

博士号を持つ看護師として、瞑想をサポートするあらゆる研究を見るのは本当に楽しいです。しかし、私は精神的にも強いです。聖書には、神と対話し、神に耳を傾けることの利点を裏付ける一

節がたくさんあります。そして、私が今やっていることの一つは、ただお願いをするのではなく、静かに耳を傾けることです。このためには脳を落ち着かせる必要があり、瞑想はそのためにとても役立ちます。私は祈りや黙想、ガイド付き瞑想、マインドフルネスに基づくストレス解消法を組み合わせて実践しています。

瞑想を1カ月間、毎日続けただけで、サリーは言葉の置き換えがはるかに減り、100から7を引くこと（ブレデセン博士が推奨する、ちょっとトリッキーな頭の体操です）が以前より早くできるようになったことに気づきました。瞑想に加え、ポジティブな感情を高めることにも取り組みます。彼女はジョークを聞くのも話すのも楽しむようになり、ニュースを聞いたり読んだりするのをやめました。最初は、このことが夫とのけんかの原因になりました。

自分の脳に必要なものは自分で要求します。以前は、夫がニュースに対して懸念を表明するのが好きだったので、多くの衝突を引き起こしました。でも、彼の話を聞くのは、今では「昔のサリー」ではなく、「新しいサリー」なのです。私に必要なのはもっとポジティブな感情なので、はっきり言います。「それは私の脳によくないから」と言って、「私の代わりに友だちと話してきて」とお願いします。また、意見が対立する人がいたら、「それは私の脳に悪いから、聞いてられない」と、その場から離れます。

運動による治癒の要素について言えば、サリーにとって、ブレデセン博士が勧める運動を実行するのは簡単なことでした。

＊＊＊

振り返ってみると、私がアルツハイマー病の発症を15年も遅らせたのは、毎年夏にアパラチアン・トレイルを毎日8時間、一度に2週間以上もハイキングしていたからだと思います。ブレデセン博士のプログラムをはじめた当初は、1日に2時間までしか運動しませんでした。1日2時間の運動で、私の認知能力は向上しました。もともと運動が好きなので、推奨されている30分以上の運動を毎日ずっと続けてきました。散歩や水泳、自転車、ハイキング、カヤックなど、自然の中で身体を動かすあらゆる運動をしています。

また、サリーは脳を鍛えるために、豊富な研究成果を持つコンピューターゲーム「BrainHQ」(Posit Science 社製)を使っています。[68] 彼女は週に3〜5日、1回10〜45分間、このゲームをしています。

サリーにとって最も簡単な栄養学的な変化は、リコード治療版の断続的断食の実施でした。この断食では、夕食と朝食の間に少なくとも12時間、就寝前に3時間の断食を提案しています。[69] サリーはすでにかなり健康的な食生活を送っていました。1980年代からはじめた看護の研究が、1日に4杯の緑茶、たくさんの緑黄色野菜、少しの肉など、当時はがん予防のためと考えられていた食事をはじめるきっかけになりました。

幸いなことに、これらはすべてリコード法の食事の要素でした。最初は食事から糖質とグルテンを抜くのが大変でしたが、今では日常生活の一部になっています。彼女は、野菜や血糖指数が35以下の食品を多く含むケトン食を実践しています。(70)

サリーのリコード法のレポートには、20種類のサプリメントの摂取量を追加または調整するようにという助言が含まれていました。彼女の遺伝子変異は、ビタミンB群と葉酸の代謝を困難にするため、メチル化サプリメントも摂取する必要があります。看護師としてサリーは、患者が新しい薬を飲みはじめたときに起こりうる副作用を警戒していたので、副作用を発見し、その原因を特定するために、2～4週間ごとに新しいサプリメントを一つずつ追加するようにしました。彼女は、それぞれのサプリメントを事前に入念に調べ、その作用の仕方や起こりうる副作用を学び、発見したことを記録しました。

1型アルツハイマー病のサリーは、炎症を抑え、ウイルス感染をコントロールし、腸の透過性（リーキーガット）を治癒させる必要がありました。アルブミン値が低いことから、より健康的なタンパク質が必要であることがわかりました。腸を治すために、サリーは食事から糖質を排除し、腸の治癒を促進するいくつかのサプリメントを摂取しはじめます。コーンビームCT（歯科用3次元X線撮影）により、5本の歯に細菌感染による膿瘍《のうよう》があることが判明。また、45年来のHSV－1

（単純ヘルペスウイルス1）による口内炎が炎症の原因となっていたため、口内炎の頻度と重症度を下げるためにリジンの毎日の摂取量を増やしました。

2型アルツハイマーのため、サリーの認知検査では、エストロゲンとプロゲステロンの値の上昇やT3（トリヨードサイロニン）の非常に低い値など、甲状腺ホルモンやTSH、女性ホルモンの異常または、最適以下の値が判明。2007年に甲状腺を摘出したため、サリーはつねにT3、T4、TSHの値を注意深く監視する必要がありました。医師が甲状腺のサプリメントを別の製剤に変えたところ、サリーはエネルギーが増し、認知能力が向上したことに気づきました。医師は、彼女のエストロゲンとプロゲステロンの投与量も調整しました。

振り返ってみると、サリーの3型アルツハイマーの初期症状は、カビだらけの家に5年間いた時期と一致することがわかりました。サリーのリコード法のレポートには、毒素に対する遺伝的感受性に加えて、マグネシウムと亜鉛の低下、C4aとTGF-β1の異常など、3型アルツハイマーを示唆するいくつかの血液数値が示されていました。彼女は、バイオトキシン病とも呼ばれる慢性炎症反応症候群（CIRS）を発症していて、毒物に対する感受性が高まっていたのです。[71]

ブレデセン博士は、サリーにリッチー・シューメーカー博士のCIRS治療法を勧めました。この治療法には13の段階的なステップが順に含まれており、各ステップは、血液や鼻腔などのさまざまな検査で判断された患者の生理状態に合わせて調整されます。[72]地元の医師の協力のもと、サリーは現在シューメーカー博士のプログラムの最終段階に入り、CIRSの症状はほとんど消えています。しかし、彼女は、稀で非常に感受性の高い自分の遺伝子プロファイルが、生物毒素に対する強い陰性反応につねに細心の注意を払う必要があることを自覚しています。[73] 彼女の脳の健康が続くかどうかは、それにかかっているのです。

＊＊＊

社会的サポートは、ブレデセン博士のリコード法の公式な一部ではないものの、劇的寛解を果たした人たちに共通する治癒要因の一つです。サリーは家族や友人を社会的サポートとして求めています。家族からの頻繁な電話や訪問は、彼女にとって大きな喜びです。聖書を学ぶ友人とのひと月おきの交流は、精神的なつながりをもたらしてくれます。毎日の運動であるウォーキングやカヤックも、友人と一緒ならより楽しくなります。

サリーの場合、回復には夫の日々のかかわりや愛情、助け、サポートが欠かせませんでした。サリーへのインタビューにマーティンが加わり、より詳しく説明してくれましたが、互いへの愛情と尊敬の念がひしひしと伝わってきました。マーティンは言います。

アルツハイマー病は、配偶者やパートナーが中途半端な態度で一緒にいるだけなら、その道のりは10倍も険しくなると思います。この点は、どれだけ強調しても足りませんが、友人や家族にも伝えたことです。ほとんどの人は、あなたが元気だと聞けば本当に喜んでくれますが、彼らにとっては細かいことは重要ではありません。人はポジティブな話は望みますが、苦労話は聞きたくないの

です。もし本当に長く付き合っていて、お互いに本当に献身的で、本当に愛し合っているなら、どんなことでもするでしょう。

マーティンは、サリーの成功を誇らしげに並べて、「彼女は私のヒーローです」と簡潔に言うと、サリーは顔を赤らめながら「彼は素晴らしい助けになってくれました。どれだけ自慢しても足りません」と返しました。サリーの診断とマーティンのいとわないサポートのおかげで、今ではかつてないほど親密になったと口をそろえます。

何よりもサリーは、マーティンが自分と一緒に快くライフスタイルを変えてくれたことに、深く感謝しています。これは、劇的寛解者たちからよく聞かれる心情です。サリーのアルツハイマー病の症状は環境の有害物質によって引き起こされやすいため、マーティンは入浴時間を夕方に変更し、毎晩タオルを洗濯し、浴室にカビが生えないように扇風機を回して乾燥させるなど、個人的な変更をしなければなりませんでした。さらに、マーティンはサリーと一緒に食生活を改善し、身体的、精神的な運動にもよく参加しています。

ブレデセン博士のリコード法の治療では、怒りは脳にとって有害な感情であると指摘されています。そこで、サリーとマーティンはアンガーマネジメントのコースを受講し、コミュニケーションスタイルの違いを考慮しながら、どうすればお互いをサポートできるかを見つけるために積極的に取り組んでいます。サリーは次のように説明します。

話し合いの中で、夫が不満や要求を伝えていても、私は攻撃されていると受け取ってしまいます。しかし、夫は話し方を変え、私も反応の仕方が変わりました。私は否定的な反応をしたらその場から離れることを学び、夫はより穏やかに話すことを学びました。

サリーと夫は、タッチセラピーが治癒に欠かせないことも発見しました。触れ合うとすぐにサリーが効果的に落ち着くので、2人はより頻繁に触れ合うようになりました。夜に本を読んだり、コンピューターゲームをすることが多かったマーティンが、9時になるとサリーが眠るまで寄り添うという、新しい夜の儀式が生まれました。そして、朝、2人は再び触れ合い、1日をスタートさせます。彼らはこのようなタッチセラピーが、言葉にはない治療効果があることを発見したのです。

多くの寛解者から聞くように、このような大きな愛とサポートを受け入れることは、サリーにとって最初のうちは困難なことでした。

私にとって学ぶのが最も難しかったのは、他人ではなく自分自身に焦点を当てることです。看護師であった私は、いつも親身になって話を聞き、言うべき正しい言葉を知っていました。また、全寮制の学校に通い、さまざまな親戚のもとで育ったので、自分のことよりも他人のことを考えるのがいつもの行動になっていました。しかし、リコード法の治療には多くのエネルギーと時間を使うので、他人より自分を優先することが大きな調整でした。夫が何かを欲しがっている場合、または私に立ち止まって話を聞いて欲しいと思っていて、私が心や健康のために何かをしなければならない場合、私はまず自分の心に焦点を当てなければなりません。そして、以前はそうしていませんでした。

＊＊＊

ブレデセン博士のリコード法に忠実に従い、社会的サポートを含む残りの劇的寛解の治癒要因を取り入れることで、サリーはアルツハイマーの症状を完全に回復させることができました。最初の診断から17カ月後、サリーのＭｏＣＡスコアは24から正常とされる30に上昇。脳スキャンでは、海馬の容積が同年代の女性の14パーセンタイルから28パーセンタイルに増加し、記憶力が向上したことがわかりました。[74] サリーは単語の綴りを書く能力が戻り、会話も大幅に向上し、運転やコンピューターでの作業能力もすべて著しく向上しました。

現在、サリーはアルツハイマー病患者の擁護者として、自らの体験を快く語ってくれています。ブレデセン博士は、サリーの症例をアルツハイマー病の回復と呼んでいますが、症状が後退して安定した状態を保っているため、寛解と呼ぶこともできます。しかし、サリーはつねに警戒をする必要があります。

私の認知能力は、有害物質を吸い込むことによってつねに変化します。疲労やストレスも、私の認知能力に悪い影響を与えます。私の心は毎日ポジティブで、健康的な行動を実践する必要性をい

つも思い出させてくれるのです。アルツハイマー病は今や私の一部で、アルツハイマーを回復させることは、私の人生の一部なのです。脳は一つしかありません。脳を移植することはできません。自分の脳に斑点があることを受け入れなければならないのです。最初はそれを受け入れられず、ただ抵抗していました。でも今は、βアミロイドも含めて、自分の脳を愛おしく思えるようになりました。それは徐々に進んでいくものですが、こうした受け入れるための変化が重要なんです。

サリーは毎晩の瞑想を続けています。よく眠れるし、翌日も気分が落ち着くからです。新鮮な空気は脳をクリアにしてくれるので、できるだけ自然の中で過ごすようにしています。サリーは野菜たっぷりのケトン食を続けており、睡眠やホルモンバランス、健康全般をサポートするために、さまざまなサプリメントを摂取しています。サリーは運動が大好きですが、今はほかのことをたくさんしているので、1日2時間から60分に減らしました。

サリーとマーティンは、子どもや孫と過ごす時間や自然の中で過ごす時間以外には、読書や友人との交流を楽しんでいます。2人とも、アルツハイマー病について、またその予防や治療法について熱心に語り合います。マーティンはこう言います。

サリーが存在し続けること、そして彼女をサポートする私の仕事に、本当の意味があると思います。70歳を過ぎて、何百万人もの人生に影響を与えることができる人が、どれだけいるでしょう

か？　それが私の人生にとってどれほど大きな意味を持つのか、言葉では言い表せないほどです。

サリーの物語は、たとえ「不治の病」に直面しても、決して希望を捨ててはいけないということを示しています。当初、サリーはアルツハイマー病とともに生きるくらいなら死んだほうがましだと感じていましたが、研究に携わってきた経歴から、答えを探すようになりました。ブレデセン博士が開発した最先端の治療のおかげで、サリーはアルツハイマー病を寛解状態に保つ方法を見つけました。ブレデセン博士をはじめとする多くの先進的な医療従事者は、健康の捉え方を病気モデルから健康（ウェルネス）モデルへと移行させています。そこでは、より健康的なライフスタイルが生活の質に信じられないほどのプラスの効果をもたらし、かつては治らないと考えられていた病気さえも回復させることができるのです。

実践のステップ

サリーの深い癒しの物語と、最新のトレンドや研究が、あなたの社会的サポートのネットワークを強化するきっかけになったら幸いです。『がんが自然に治る生き方』では、私は社会的サポートを増やすために次のような提案をしましたが、これは今でも適用が可能で、役に立つものです。もしあなたが健康上の問題に直面しているのであれば、つながりをつくるために、大切な人に声をかけてみてはいかがでしょうか。穏やかなグループエクササイズの教室やサポートグループ、グループ活動に申し込んで、同じ考えを持つ人たちとつながりましょう。助けを求めることを恐れないでください。

もしあなたが健康上の問題に直面している人を愛しているのなら、最も重要なことは、彼らのために姿を見せ、あなたが気にかけていることを示すことです。たとえば、彼らのことを思っていると電話して伝えたり、健康的な食事を届けたり、用事を済ませたり、家事を手伝ったり、自分を甘やかす日を計画するなどです。ここでは、自分に合った社会的サポートを見つけるためのアイデアを、いくつか紹介します。

・四つ足の友人をつくる

ペットから無条件の愛というかたちで社会的サポートを得ることは、人間の社会的サポートと同じように有益であることが証明されています。ペットを飼うことに興味があるなら、多くの地域には動物保護施設や殺処分しない動物ケアセンターがあり、愛情深い飼い主を探している動物たちであふれています。さらに、ペット探しのウェブサイトやアプリを使えば、低アレルギーのペットなど、自分にぴったりのペットを見つけることができます。

・代理サポーターになる

孫が欲しかったけれど子どもがいない、あるいは成人した子どもたちが遠くに住んでいる。それとも猫を飼いたいけれど、アパートではペット禁止……。そんな人に朗報です。新しい「代理サポート」サービスにより、子どもやペット、非営利団体と一時的に時間を過ごすことができます。たとえば、代理祖父母のウェブサイトのおかげで、近くの子どもと一緒に過ごすボランティアをして代理祖父母（または叔父叔母）になることができます。[75]また、世界中の都市にある猫カフェや犬カフェに行くと、カフェのオーナーがさまざまなかわいい動物をとりそろえていて、食事をしたり飲み物を飲みながら一緒に遊べます。[76]同様に、ボランティアのマッチング組織を利用すると、特定の組織に長期的に参加するのではなく、1回のイベントでボランティア活動をすることができます。

・コミュニティをつくる

自分を支えてくれる友人や家族のネットワークを築きはじめるときは、あなたが自分らしくいられる安全な場所を提供してくれ、批判される心配をせずに自分の本当の考えや感情を共有できる人を探しましょう。あなたの周りにいる人たちは、あなたの信念や言葉、行動を反映していることが多いので、慎重に判断してください。あなたのコミュニティは、あなたとあなたの目標を信じている楽観主義者で構成されている可能性が高く、あなたが長期間にわたって一つの感情（恐怖、憂うつ、悲しみなど）にとらわれているときに助けてくれるでしょう。

地元の病院や図書館、コミュニティセンターなどで、精神的なサポート、活動的なグループやクラスがあるかもしれません。ソーシャルメディアでは、同じ診断を受けた人たちとつながることができる専門的なグループを提供しています。また、ソーシャルメディアで@RadicalRemissionをフォローして、オンライン・コミュニティからの刺激的な投稿を見たり、ウェブサイトRadicalRemission.comで増え続ける治癒の物語のデータベースを検索して、つながりをつくることができます。

・マッサージやエネルギーワークで人と触れ合う

あなたにはオキシトシンを分泌させてくれる抱擁のできるパートナーや子ども、愛する人がいないかもしれません。でも、だからといって、人と触れ合う機会がないわけではありません。治癒には身体的な触れ合いが欠かせないため、マッサージを受けたり、エネルギー療法士に相談したりして、身体に必要なオキシトシンがすべて確実に行きわたるようにしましょう。費用が心配な場合は、専門家やクリニックががん患者向けに、所得に合わせた料金システムを提供しているかどうかを尋ねてみてください。

・クラウドファンディングをはじめる

病院の請求書が山積みになっていたり、オーガニック食品やサプリメントの値段が高かったり、医療費はしばしば患者の経済的なストレスになります。そうしたときは、GoFundMeやKickstarterなどの無料サイトを通じて、オンライン募金をはじめることを検討してみてはいかがでしょうか。劇的寛解を経験した一人、ライアン・ルエルフは、治療のために10万ドル（約1400万円）以上を集めました。治癒にはクラウドソーシングが不可欠であると確信している彼は、オンライン募金キャンペーンを成功させる方法を教えるためのオンラインコースを開発しました。

・助けを求める練習をする

最後に友人があなたに助けを求めてきたとき、どのように感じたかを思い出してみてください。友人を助けることができてありがたいと思ったか、それとも負担だと感じたか？　あなたのことを大切に思っている人たちは、あなたを助けたいと心から思っていますが、多くの場合、どうすればいいのかわかりません。ですから、友だちにお願いするときは具体的に、「どうしてもあなたの助けが必要なんです。子守をお願いできますか？　お医者さんに連れていってくれる？　このリストにある食料を買ってきてくれる？」などと尋ねる練習をしてみてください。最初は違和感を抱くかもしれませんが、友人や家族は本当にあなたを助けたいと思っていることを忘れないでください。

＊＊＊

この章を読んで、愛情やサポートを受けることが、野菜たっぷりの食事や運動、サプリメントの摂取と同じくらい健康に不可欠なことが理解してもらえたと思います。友人や家族と過ごすと、ストレス要因から気を紛らわせるだけでなく、一緒にいるとさらに分泌される癒しホルモンのおかげで免疫力も高まります。さらに、あなたがどんな困難に直面しているとしても、それを経験している人、あるいはうまく乗り越えた人を探すことは、恐怖心をやわらげ、希望を与え、あなたの進む道に沿った新しい解決策をもたらすのに役立ちます。

1日の終わりに、自分に問いかけてみてください。今日、私は愛を与えましたか？　私は愛を受け取ることができましたか？　この二つの質問に毎日肯定的に答えることができれば、社会的なサポートを増やし、免疫システムを強化することにつながるでしょう。

天才と呼ばれるものは、生命と健康の豊かさである

ヘンリー・デイビッド・ソロー

What is called genius is the abundance of life and health.

Henry David Thoreau

結論

すべての旅には終わりがあります。もっと正確に言えば、転換期があります。本書は今、終わりに近づいていますが、従来の医療や代替療法、あるいはその組み合わせが含まれるかどうかにかかわらず、この本があなた自身の治療の旅を続けるきっかけになることを願っています。

私たちは、近年の社会的な動向を調査し、最新の研究を分析し、新たに劇的寛解を経験した10人の治癒の物語を紹介することによって、劇的寛解の10の治癒要因を探ってきました。また、劇的寛解者に共通する10番目の治癒要因である運動についても紹介しました。これには免疫系や循環器系、リンパ系、神経系、精神的・感情的・スピリチュアルな状態など、心身のほぼすべての面を改善する効果があります。

長年にわたって私たちのサイトに寄せられた、がん以外の病気の劇的寛解の事例のうち、サリーのアルツハイマー病からの回復と、パルマの進行した多発性硬化症からの回復は、この10の治癒要因ががんだけでなく、ほかの病気の回復と予防にも役立つ可能性を示唆しています。実際、多くの寛解者が10の要因を、一時的な治療計画ではなく、「健康で有意義な人生を送るための方法」として考えていると語っています。

食事や飲み物、考え方、感じ方、動き方、眠り方、時間の使い方といった生活習慣が免疫力を向上させる力を持っていることは、最近発表された多くの研究結果からも明らかです。このテーマに関する調査研究は非常に多く、説得力があるため、アメリカがん研究協会は近年、「アメリカのがん患者の約半数は、食事や運動、日焼け防止、禁煙といった日常の生活習慣を変えることで予防できる」と発表しています。[1]

最後に、劇的寛解の事例が毎週、毎年、私たちのウェブサイトに投稿され続けているという事実は、この10の生活習慣の変化が、単にがんを予防する以上の効果がある可能性を示しています。少なくとも、劇的寛解を経験した人々にとって10の治癒要因は、実際にがんやほかの重い病気を回復させ、寛解に導くのに十分な力を持っているようです。私たちは、劇的寛解の10の治癒要因が誰に効果があるのかを完全に理解できるまで研究を続けるつもりです。すでにハーバード大学との試験的研究があり、いずれランダム化比較試験を実施する予定です。

健康のためにできることは、たくさんある

本書の内容を一歩引いて振り返ってみると、いくつかのことに気づかされます。第一に、健康のためにできることはたくさんある、ということです。医療現場はそれぞれの疾患に対して、薬か手術かなど一つの解決策を好むにもかかわらず、研究者はその研究成果を便宜的に要約することを許されていません。劇的寛解者が歩む道は複雑で、生活の10の領域の完全な変化をともなない、そのうちのいくつかはそれ自体が可能性の世界となります。

健康のためにできることの多さに圧倒されるのではなく、免疫システムを強化できるたくさんの

生活習慣の変化に注目し、そのさまざまな可能性が私たちに負担をかけるのではなく、力を与えることを選ぶのです。また、詳細な治癒の物語で見たように、劇的寛解者が10の治癒要因すべてに同時に取り組むことはめったにないということも、知ると安心します。むしろ、個人的にすぐに注意を払う必要がある特定の要因からはじめて、健康でバランスのとれた状態になるまで、ほかの要因を一つずつ追加する傾向があります。劇的寛解を達成した人たちは、一夜にして新しい人間になるわけではありません。

第二に、がんの正確な原因や治療法が、従来の医学では解明されないままであるという事実に驚かされます。研究者たちは過去100年の間に、毒素や細菌、ウイルス、遺伝子変異、エピジェネティックな変化、ミトコンドリアの障害など、さまざまな要因によってがんが引き起こされることを学びました。このようにさまざまな原因があるにもかかわらず、乳がんや前立腺がんなどの最も罹患率の高いがんや、非喫煙者の肺がんや膵臓がんなど、そのほかの悪性度の高いがんの正確な原因については、研究者の間でもまだ明確にわかっていません。

第三に、明確な原因（つまり、その原因に対する明確な解決策）がない場合、劇的寛解を経験した人は、より一般的な治癒へのアプローチを取らざるをえません。つまり、免疫システムを改善するために、10の治癒要因を用いて、できる限りのことをするのです。これにより免疫システムは、がん細胞を識別して除去するという本来の役目を果たすようになります。私たちの身体には、ナチュラルキラー（NK）細胞という驚異的な免疫細胞があります。劇的寛解者である寺山心氏が「ナチュラル・ハギング細胞」と呼んでいるこの細胞のおもな機能は、ウイルスやがん細胞を見つけて除去することです[2]。私たちは、人間が体内にこのような素晴らしい、がんと戦う細胞を持って生まれてきたことを知るだけで心強いと感じます。

ラディカル・リミッション・プロジェクトでは、いつの日かすべてのがん患者が根治できるような新しい免疫療法が開発されることを願って、現在、バイオテクノロジー企業が劇的寛解者の血液や遺伝子を研究するのを支援しています。しかし、その日が来るまで、私たちが研究している人たちは「昔ながらの」免疫療法を実践しています。つまり、10の劇的寛解の治癒要因を日常生活に十分に取り入れることで、昔ながらの方法で免疫力を高めているのです。身体的、感情的、精神的な面において生活の多くの部分を見直すのは容易ではありませんが、結果的に免疫力を高め、生活の質を向上させるという最終的な結果は、間違いなく努力に値します。

治癒の旅を続ける

ラディカル・リミッション・プロジェクトとの旅をまだ終わらせたくない人は、私たちの研究に参加し、刺激を受けながら、継続的にサポートする方法がたくさんあります。まず、この本を必要としている友人や、この本を読んでくれる医師と共有したり、地元の図書館に1冊寄贈することをご検討ください。また、オンライン・レビューやソーシャルメディア（@radicalremission のタグやハッシュタグ #radicalhope を付けて）で、この本についての感想を聞かせてください。

治癒のデータベース

RadicalRemission.comであなたの体験談を投稿して、研究データベースの拡充にご協力ください。いま病気を患っている人、がんやそのほかの病気の生存者、医療従事者や企業、健康を求める人、その友人や家族など、誰でもこのサイトで無料でプロフィールを作成できます。また、お望みであれば、本名とは異なるユーザー名を選んでプライバシーを保つこともできます。

また、私たちのサイトで気軽にデータベースを検索して、ほかの感動的な治癒の物語を読んでみてください。私たちはサイトの開設当初から、がん患者やそのほかの健康問題に直面している人たちが、同じ診断を受けたほかの人々の体験談を読んで、できればインスピレーションを得られるようにしたいと考え、増え続けるデータベースを無料かつオンライン化することを決めました。

研究調査

学術的な研究に関しては、非営利財団のウェブサイトRadicalRemissionFoundation.orgで、現在の研究内容や、進行中の研究活動を支援するための税控除の対象となる寄付の方法についてご覧ください。私たちの目標は、最終的には、がん患者に対する10の劇的寛解の治癒要因の効果を調べる有望なランダム化比較試験を実施することです。どんなに少額であっても、あらゆる寄付が私たちをその目標の達成に近づけます。

ドキュメンタリーと長編映画

私は劇的寛解をテーマにした10部構成のドキュメンタリーをつくりました。私たちのウェブサイト、RadicalRemission.com にそのリンクがあります。このドキュメンタリーでは、『がんが自然に治る生き方』と本書で取り上げた20人の劇的寛解者たちへの詳細なインタビューを紹介しています。また、統合的がん治療と劇的寛解の研究の最前線にいる20人以上の医師や研究者らの見識も知ることができます。これらの専門家は、10の劇的寛解の治癒要因が、免疫システムを強化する理由や仕組みについての科学的背景を説明するのを助けてくれます。

私たちは現在、『がんが自然に治る生き方』と本書に掲載された実際の症例に触発され、劇的寛解を体験した女性についての長編映画の制作に取り組んでいます。このプロジェクトは、私の脚本と映像によるストーリーテリングへの愛情と、『がんが自然に治る生き方』の物語への愛情が結びついたもので、私にとって一番思い入れのあるものです。この映画の現在のタイトルは『Open-Ended Ticket』で、近いうちに映画館やテレビのスクリーンでみなさんと共有できることを望んでいます。詳しくは、RadicalRemission.com をご覧ください。

ワークショップとコース

免疫力を高めるために、劇的寛解の10の治癒要因を自分の生活に取り入れたいと考えている人のために、読者からの要望に応えてさまざまなコースを用意しました。まず、ラディカル・リミッション・ワークショップは、週末または8週間（会議は週に2時間）にわたって開催される直接受講できるイベントです。このワークショップは、ラディカル・リミッションの認定を受けた素晴らしい講師陣が指導するのですが、彼らの多くも劇的寛解の経験者です。私たちのウェブサイトRadicalRemission.comで、今後開催されるワークショップを検索したり、近くのインストラクターを見つけることができます。

もし、体調が悪くて対面でのワークショップに参加できない場合や、近くで開催されていない場合は、自宅（または病室）から自分のペースで受けられるオンライン版もあります。また、ワークショップの参加者の多くが、ワークショップ終了後に10の治癒要因を生活に取り入れるための個別指導を受けたいと、1対1のコーチングを希望しています。こうした要望に応えて、現在、ラディカル・リミッションの研究成果とマンツーマンのコーチングについて徹底的にトレーニングを受けた、素晴らしい認定ヘルスコーチを擁しています。

私たちの使命は、がん患者やほかの病気の患者、そしてその友人や家族に、教育や元気を与えることによって尽くすことです。この使命にどのように貢献できるかについて、ほかのアイデアがあれば、私たちのウェブサイトRadicalRemission.comにお問い合わせください。

＊＊＊

本書を執筆し、劇的寛解や免疫システム、健康的なライフスタイルを変える効果に関する継続的な研究成果を、みなさんと共有できることを光栄に思っています。私たちがインタビューを楽しんだのと同じように、メアリー、ベイリー、ボブ、ディ、パルマ、アリソン、ジェレマイア、トム、アレックス、サリーのことを知ることができて、楽しんでもらえたら幸いです。この本とラディカル・リミッション・プロジェクトのウェブサイトにあるすべての情報が、あなたが最高の人生を送り、どんなことも当たり前と思わず、つねに劇的な希望を持つ理由を見つけるきっかけになりますように。

おわりに

この本は、私の親愛なる友人であり、共著者であるトレイシー・ホワイトに捧げるものです。私がトレイシーに本書の執筆を手伝ってもらう機会を喜んで受け入れたのは、彼女ががんの診断を受けることがどのような感じなのか、身をもって知っていたからです。

2016年2月、彼女は進行性の子宮頸がんと診断され、余命15カ月と宣告されました。主治医は彼女にこう言いました。「あなたは化学療法を続けることになりますが、受けられなくなったら死ぬことになるでしょう」。8歳の息子と愛する夫がいる彼女は、その期間を延ばすために、あらゆる手を尽くしたいと思いました。

その4年前、トレイシーは子宮頸がんのステージⅠBと診断されました。彼女は広汎子宮全摘出の手術を受け、医師から「大丈夫だから。嫌なことは忘れて、毎日を生きて」と言われ、そうしました――再発するまでは。再発後、彼女はすぐに医師が勧める従来の治療法、すなわちタキソール、シスプラチン、アバスチンを3週間に1回投与する強力な化学療法をすぐに開始。みるみるうちに体重30ポンド（約14キログラム）と、すべての髪、そしてエネルギーのほぼすべてを失いました。

2016年10月、トレイシーは従来の治療に身体がこれ以上耐えられず、化学療法を中止せざるを得なくなります。この時点で彼女は信じられないほどやせ細って衰弱し、免疫システムはほとんど存在しない状態でした。医師らは「もう寿命だ」と考えていましたが、トレイシーはもっと長く生きようと決意しました。この時期、彼女は人生のあらゆる面を変える変革の旅に出ます。ストレスの多い会社勤めを辞め、新しい家に引っ越し、標準的なアメリカの食事からヴィーガン、さらにはケトン食に切り替え、施術者や協力的な友人、家族と強力なチームをつくり、生活からあらゆる毒素を排除しました。

驚くべきことに、トレイシーはさらに3年間、充実した生活を送りました。その間、多くの補完的な治療法を利用し、ほかの人を助けることに時間を捧げたのです。彼女の新しい道は、執筆や教育、そしてヘルスコーチングでした。

私がトレイシーに出会ったのは、そんなときです。会った瞬間、彼女と私は強い絆で結ばれていることがわかりました。まさかそのつながりが、このような本になるとは思ってもいませんでした。トレイシーの仕事上の一番の夢は、作家になることだったのです。私は、次の本を書くために必要な長い時間を確保できるほどの余裕がありませんでしたが、トレイシーがそれを実現してくれました。彼女は最終的に『がんが自然に治る生き方』の続編を書くという挑戦を一緒にできると、私を説得してくれたのです。

トレイシーも私も、この本の最初の文字を打ちはじめる前から、彼女が侵襲性の強いがんの再発に直面していることは知っていました。それでも、この本を書くことは彼女にとって生きる強い理由の一つであり（息子と夫の次に）、それは私がこの大きなプロジェクトを彼女と引き受ける理由として十分でした。私たちは、もし彼女が執筆を中断して自身の健康に専念する必要が生じた場合のことも、前もって考えていました。そして、ついにその瞬間がやって来ます。トレイシーは医師から死を宣告されてから2年半後の2019年12月、親しい友人や家族に見守られながらこの世を去りました。

彼女はこの本を手にすることはできませんでしたが、あなたは彼女の言葉を手にしています。それは彼女の心を手にしていることを意味します。そして、彼女の心は、言葉と同じくらい大きかったのです。

トレイシー、あなたがいなくて毎日寂しいです。あなたはずっとなりたかった作家になりました。あなたのエネルギー、情熱、そして言葉は、多くの人にインスピレーションを与えることでしょう。この本を通して、私の人生、そして私たちすべての人生に感動を与えてくれてありがとう。

謝辞

ケリー・A・ターナーより

最初の本を書くのに10年、この本を書くのにさらに6年かかりました。この本がより短い時間で書けたのは、たくさんの人たちのおかげです。その中でもとくに感謝すべきは、共著者であるトレイシー・ホワイトです。彼女はどうにかして、2冊目の本を書くという途方もない努力をするべきだと私を説得してくれました。彼女のやる気、執筆、そしてプロセス全体を通してのパートナーシップのおかげで、私が想像していたよりもはるかに楽しいものになりました。トレイシー、この本を世に送り出すために、作家としての運命に足を踏み入れてくれてありがとう。

また、私が必要なときにすぐにその素晴らしい執筆と編集のスキルで介入してくれたリサとアレクサンダー・レインにも、とても感謝しています。2人がいなければ、この本は最後までたどり着くことができなかったでしょう。そのことに私は永遠に感謝します。

そして、私と一緒にまた創造的な冒険をしようと背中を押してくれたエージェントのネッド・リーヴィット、そしてリサ・チェン、パティ・ギフト、リード・トレイシー、さらにこの本を信じ、最高のものにするために懸命に働いてくれたヘイハウスのみんなにも心より感謝します。『がんが自然に治る生き方』を揺るぎなくサポートしてくれた、ハーパーワンの編集者ギデオン・ワイルと広報担当のメリンダ・マリンにも感謝します。

というのも、ラディカル・リミッション・プロジェクトには、この6年間に発展してきた多くの新しい側面があるからです。本書の執筆に忙しかった中、辛抱強く理解を示してくれたトレーニング担当ディレクターのシンディ・ハンドラー、そしてラディカル・リミッションの認定講師のみなさん（エルダーとワイルドワンズのみなさん！）に感謝しています。また、過去6年間に私たちのウェブサイトに治癒の物語を投稿してくださった方々、オンラインコースを受講してくださった方々、対面式ワークショップに参加してくださった方々、ありがとうございました。私たちのミッションはみなさんの役に立つことであり、この本がそのミッションを達成するための新たな手段となることを願っています。

私の質的研究を量的なレベルまで引き上げることに尽力してくれた、ハーバード大学との試験的研究の主任研究者であるジュナイダー・バーネット博士、ミシェル・ホームズ博士、ジョージ・ワン医学博士に、限りない感謝を捧げます。最後に、この本が出版される頃には、私たちの10部構成の劇的寛解に関するドキュメンタリーが放映されていることでしょう。撮影クルーであるジェニファー、ライアン、テイラー、カーリには、私が劇的寛解の物語を映像化するために何週間もの時間を割いてくれたことに、心から感謝しています。

リサ、メリッサ、サラの姉妹には、毎週電話で、私の執筆と編集を順調に進めるのを助けてくれたことをとても感謝しています。ママ、パパ、クリス、キャリー、アンディ、パトリックも遠くから応援してくれましたし、かわいい姪や甥、いとこ、叔母、叔父もそうでした。私はこのような家族に恵まれて本当に幸せです。

この本は確かにトレイシーなしには生まれませんでしたが、同様に、私の素晴らしい夫であり人生のパートナーであるアーロンの支えがなくても実現しませんでした。彼がいなければ、何も成し遂げられなかったでしょう。そして、私が編集に疲れたときに、いつも寄り添って抱きしめてくれた2人の素晴らしい子どもたちへの愛情は、言葉では言い表せません。そしてリサ・マローダ、あなたはまさに私たちにとってメリー・ポピンズであり、あなたなしでは私たちの家族は成り立ちません。

最後に、本書のインタビューに応じてくれた、がんやそのほかの病気のサバイバーたちに心からの感謝を捧げます。あなたたちの経験を分析し、そこから学び、分かち合うことを許可してくれたことで、人間の身体と人間の可能性について世界がさらに知識を深める助けとなりました。私たちの教師となってくれてありがとうございます。そして、本書に知恵を貸してくれた医師や施術者、専門家のみなさん、私たちがより健康で完全な状態に近づくための導きの光となってくれたことに感謝します。私たちみんなが人間としての経験を学び、改善し続けることができますように。

ケリー・A・ターナー博士

トレイシー・G・ホワイトより――2019年11月

本書は私のがんの話ではありません。本書は、2016年に転移性子宮頸がんと診断された私が切実に必要としていたのと同じ希望を、患者さんたちに見つけられるようにする手助けをすることを目的にしています。このプロジェクトに取り組む機会と特権を与えてくれた多くの人々に感謝します。本書の執筆は、私の人生のハイライトでした。

この本への貢献は、ケリー・ターナー博士の信頼と信念がなければ不可能でした。ケリーには多くのことで深く感謝しています。2016年、ラディカル・リミッションの原則は、間違いなく私を奇跡的な寛解に導いてくれました。私は3年間、至福の安定状態にありました。その間、私はラディカル・リミッションの講師、コーチ、擁護者になりました。不可欠な支援グループであるラディカル・リミッションの仲間たちとつながり、人間として、そして指導者としてケリーを知ることができて光栄でした。

ケリーをはじめ、エージェントのネッド・リーヴィット、パティ・ギフト、リサ・チェン、そしてはじめての共著というチャンスを与えてくれたヘイハウスのチーム全員に深く感謝しています。本書を執筆できたことを光栄に思いますし、2016年に『がんが自然に治る生き方』を読んだときと同じようなインスピレーションを、この本が与えてくれることを願っています。なぜなら希望は必ずあるのだから！

2019年1月、私は侵襲的ながんの再発を経験しました。再発を経験したからといって、ラディカル・リミッションの原則が機能しないと思わないでください。医師から告げられた「余命宣告」から2年半経った今も、私がまだ生きていることを忘れないでください。このことは、目に見える効果があったこと、そして10の要因が従来の治療中に私の免疫システムをより強くしてくれたことを証明しています。しかし最終的には、私たちは生存という宇宙の大局に身をゆだねるしかありません。

私は、どんなときも一緒にいてくれた、愛情深く、忠実で、思いやりのある夫のポールに深く感動しています。さらに、やさしくて、魅力的で、思いやりのある息子のブレイクは、いつも私の最大の応援団でした。ブレイク、あなたは私のこれまでの中で、最もかけがえのない存在です。会えないときでもあなたを愛しています。

多くの友人たちからの支援と働きかけには頭が下がります。あふれんばかりの愛に圧倒され、深く心を打たれるばかりです。とくに親愛なる友人たちと素晴らしい心の持ち主たち、ステイシー・スターターマン、メリッサ・マイヤーズ、クレア・ハンド、ヒラリー・ペリエラ、ＳＭＳの仲間、そして私を元気にするために多くを捧げてくれたウェストパームビーチの仲間たち。

私は、従来のがん専門医であるケビン・ホルカム医師を含め、医師や施術者からなる素晴らしい医療チームとともに働く機会に恵まれました。彼は多くの医師とは異なり、私の統合的治療に対して柔軟な態度であり続けて、決して私を落胆させませんでした。優れた自然療法士であるマーク・

ブリッカ博士もいます。彼の優しさ、知識、思いやりは、がん患者への贈り物です。ナーシャ・ウィンタース医師は、私の健康のために何年もかけて、私をよりよく整えてくれました。また、Advanced Medical Therapeutics社のマーク・ローゼンバーグ博士には、型にとらわれない発想で研究とがんの解決策を提供してくれたことに感謝します。より多くの医師が、心と身体と精神のつながりの一例として、彼のいい結果を見ることができますように。

あわせて、私の魂の道と目的を見つけるのを手伝ってくれたスピリチュアルチームにも感謝します。キャリー・セバーソン、ジーナ・マーティン、ジャネット・オシェア、そして私がその過程で出会ったほかのヒーラーたちに。

最後に、親愛なる読者のみなさん、この本に投資していただきありがとうございます。あなたが最も必要としているときに、この本が励ましをもたらすことができれば幸いです。

光と愛の中で。

トレイシー

訳者あとがき

2020年の冬、私は乳がんからの転移の診断を受け、強く打ちひしがれていた。一連の乳がん治療を終えてから半年後のことだった。もう旅行に行ったり、おいしいものを食べたり、楽しめないんじゃないいか。仕事や夢も諦めなければいけないいんじゃないか。周囲には言いづらい、家族にすら打ち明けられない不安や悩み。一人息子はまだ2歳になったばかり。罹患と同時期に離婚し、ひとり親となった私にとっては悲しみというより、将来への焦りのほうが強く、考えなければいけないことが山ほどあった。治療中でも子育てに休みなどはなく、どん底な気持ちをいつまでも引きずってもいられなかった。今思うとそれがよかったのかもしれない。ネットに転がる情報に一喜一憂する暇などまったくなかったから。

そんな時期に一番響いた本が『がんが自然に治る生き方』（2014年）だった。世界中のがんを克服した人たちの体験談と彼らの前向きな姿勢に勇気をもらい、そして何よりもがんの治し方に対する考えが変わった。もしかしたらなんとかなるかもしれない――目の前の闇を照らす一筋の光のように希望が持てた。

幸運にも『がんが自然に治る生き方』の続編である『Radical Hope』（2020年）が出版されていることを知って、すぐに取り寄せた。序章を読み進めるうちに希望を通り越し、胸が躍っていた。この10年間で蓄積されてきた最新の研究成果（1冊目の倍以上の文献）とともに、親切な実践のステップが提供されていることに感銘を受けた。世界中の研究者たちが心と身体の関係性に関心を持ち、そのメカニズムについて解明しはじめている、まさに最先端に触れている感触があった。がん患者に特化しない真のウェルビーイングはいつの間にか恐怖心すら払拭させてくれた。この続編を読み終えるや否や、私はケリー博士に直談判。この本を日本人にも広げたい熱意を伝え、翻訳許可をお願いしたところ、快諾していただき、すぐに出版社に連絡をとった。

翻訳には1年半以上かかり、これまで論文を書くことはあっても、専門とはまったく異なる内容の翻訳作業に苦戦したが、当事者であることが少なからずいい意味で翻訳に反映されていれば幸いである。その間、治療を継続しながら、自分の治療チームも拡張していった。もちろん劇的寛解のための10の要因を意識した生活を送りながら、現在に至っている。その甲斐もあり、再転移は見られず、体調も落ち着いている。

劇的寛解の10の要因を意識し出した当初、私は食事の見直しからはじめた。甘いものに目がない私は今でも苦戦している。水泳もはじめ、息子を寝かしつけてからお笑い番組を視聴する習慣もできた。従来の治療と並行して取り入れた漢方医、鍼灸師、エネルギー療法士による身体のメンテナンスは日々の体調管理の安心材料となった。

最初は、正直「心の持ちようでなんとかなるんだ」と、甘く見ていた節はある。いざ、実践しようとすると今までの生き方や考え方を一新する必要があった。とくに抑圧された感情を解放することは私にとっては最も困難なことであり、まだまだその域には達することはできていない。治療や育児による日々のストレスからかイライラがとまらない。そんなイライラを子どもや周囲にぶつけては落ち込むことの繰り返しだった。見かねた息子に「ママ、いい顔して！」と、笑顔で注意されるようになった。そんな子供の合いの手にはお手上げなので、こちらもつい自然と笑ってしまう。

積もり積もった怒りやイライラを解放し、どれだけ自己愛を育てるのかが、今の私のテーマである。すべてがんのせいにしたくなるけれど、根本の原因はもっと深く私の中に封印されていた。小手先の調整だけで、これらの要因を習得することはできない。そのためのワークとして本書でも瞑想やエネルギーワークを推奨している。

私の場合、ガイド付き瞑想でこの抑圧された感情を断ち切るには無意識に封印してきた唯一無二の創造性とつながる必要があることに導かれた。私は大学の研究職に就くまでは、アーティストとして世界各地で滞在しながら、写真技法を用いて史実や地域性をモチーフに制作してきた。しかし、もちろん出産後はそんな生活は不可能で、アートからほど遠い生活を送ってきていたし、さまざまな要因から自己喪失に陥っていたが、自分を取り戻す有効な手段は直感が導いてくれたのだった。

その後、大学に入り直し、博士後期課程を含む6年間はおもに現代社会における語りづらさに関する社会学的研究に従事してきたが、がんに罹患したことをきっかけに、アートとウェルビーイングについての研究にシフト。最近、サバイバーシップケア「写真を使ったコラージュサークル」をはじめたが、アート制作による「直感と創造力」を誘発することで、自己回復やエンパワーメントをもたらすことを意図している。

翻訳を終えてみて思うのは、ようやく研究が人間の底力に追いついてきているのかもしれないということである。そう考えると、私たちはもっと、自分自身がすでに持っているさまざまな治癒力を信じてもいいのかもしれないと感じる。私が専門とする社会学やアートは、数値では測りづらい事象について質的に研究する。当事者が語る経験ほど圧倒的なものはない。何かと数字が重要視されがちな医学領域ではあるが、本書の物語は素晴らしい希望や勇気を与えてくれたし、質的にも、量的にも最適な知見をもたらしてくれた。

最後に、巧みな文章力で翻訳をサポートしてくださった、編集者の工藤さんをはじめとするプレジデント社の皆様には感謝申し上げます。この貴重な機会を現実のものと導いてくださりありがとうございます。翻訳に行き詰まった際、昼夜問わず英語力を支えてくれたベストフレンドのダニラン・ラノタ、そのほか、私の挑戦をサポートしてくださった窪俊一先生、山田カオルさん、小林ひかりさん、櫻井みや子さん、私のヒーラーたち、多くのインスピレーションを与えてくれたラディカル・リミッション認定講師たちに感謝いたします。そして、重い空気にならず、いつも育児や家事のサポートをしてくれた両親と、持ち前のユーモアでつねに私を前向きに導いてくれる最愛の息子に感謝します。最後に、このような素晴らしい本を世に出してくれたケリーとトレイシーに、敬意を表します。

佐々木加奈子

no. 6156 (October 18, 2013): 373–7. doi: 10.1126/science.1241224.
66. Fultz, N. E., et al. "Coupled electrophysiological, hemodynamic, and cerebrospinal fluid oscillations in human sleep." *Science.* 366, no. 6465 (November 1, 2019): 628–631. doi: 10.1126/science.aax5440.
67. Bredesen, D. E. See note 51 above.
68. Posit Science BrainHQ. Accessed November 11, 2019. https://www.brainhq.com/about.
69. Bredesen, D. E.. See note 51 above.
70. "Glycemic index for 60+ foods: Measuring carbohydrate effects can help glucose management." Harvard Health Publishing, Harvard Medical School. Last modified March 14, 2018. https://www.health.harvard.edu/diseases-and-conditions/glycemic-index-and-glycemic-load-for-100-foods.
71. Berndtson, K. "Chronic Inflammatory Response Syndrome: Overview, Diagnosis, and Treatment." Accessed November 11, 2019. https://www.survivingmold.com/docs/Berndtson_essay_2_CIRS.pdf.
72. Ibid.
73. Shoemaker, R. C., and D. E. House. "Sick building syndrome (SBS) and exposure to water-damaged buildings: time series study, clinical trial and mechanisms." *Neurotoxicology and Teratology.* 28, no. 5 (September–October 2006): 573–88.
74. Rahman, M. M., et al. "Early hippocampal volume loss as a marker of eventual memory deficits caused by repeated stress." *Scientific Reports.* 6 (July 4, 2016): 29127. doi: 10.1038/srep29127.
75. Lilleston, R. "For Surrogate Grandparents, the Ties Still Bind." AARP. Accessed November 11, 2019. https://www.aarp.org/home-family/friends-family/info-2017/surrogate-grandparents-benefits-fd.html.
76. Gordon, E. "5 Pet Cafes in NYC: Eat, Sip, and Play With Your Furry Friends." *Untapped New York.* Last modified August 7, 2017. https://untappedcities.com/2017/08/07/the-top-5-pet-cafes-in-nyc-including-the-first-ever-dog-cafe/.

結論

1. "Take Control of your Cancer Risk: Nearly Fifty Percent of common Cancers are Preventable." American Institute for Cancer Research. Last modified February 1, 2018. https://www.aicr.org/press/press-releases/2018/nearly-fifty-percent-of-common-cancers-are-preventable.html.
2. Wu, J., and L. L. Lanier. "Natural killer cells and cancer." Advances in Cancer Research. 90 (2003): 127–56. doi: 10.1016/s0065-230x(03)90004-2.

Cognitive Decline — A Public Health Issue." Last modified February 27, 2019. https://www.cdc.gov/aging/data/subjective-cognitive-decline-brief.html; "Subjective Cognitive Decline: The Earliest Sign of Alzheimer's Disease?" *Neurology Reviews.* 21, no. 9 (September 2013): 1, 33–37; Jessen, F., et al. "A conceptual framework for research on subjective cognitive decline in preclinical Alzheimer's disease." *Alzheimer's & Dementia: The Journal of the Alzheimer's Association.* 10, no. 6 (November 2014): 844–52. doi: 10.1016/j.jalz.2014.01.001.
49. Ibid.
50. Ibid.
51. Bredesen, D. E. *The End of Alzheimer's: The First Program to Prevent and Reverse Cognitive Decline.* (New York: Avery, 2017).
52. "About Us." MoCA: Montreal Cognitive Assessment. Accessed November 11, 2019. https://www.mocatest.org/about/.
53. "10 Early Signs and Symptoms of Alzheimer's." Alzheimer's Association. Accessed November 11, 2019. https://www.alz.org/alzheimers-dementia/10_signs.
54. Bredesen, D. E. "Reversal of cognitive decline: A novel therapeutic program." *Aging.* 6, no. 9 (September 2014): 707–17. doi: 10.18632/aging.100690.
55. Bredesen, D.E. "Metabolic profiling distinguishes three subtypes of Alzheimer's disease." *Aging.* 7, no. 8 (August 2015): 595–600. doi: 10.18632/aging.100801.
56. Bredesen, D. E. "Inhalational Alzheimer's disease: an unrecognized—and treatable—epidemic." *Aging.* 8, no. 2 (February 2016): 304–313. doi: 10.18632/aging.100896.
57. Bredesen, D. E. See note 51 above.
58. Qian, J., et al. "APOE-related risk of mild cognitive impairment and dementia for prevention trials: An analysis of four cohorts." *PLOS Medicine.* 14, no. 3 (March 21, 2017): e1002254. doi: 10.1371/journal.pmed.1002254.
59. Dacks, P. "What APOE Means for Your Health." *Cognitive Vitality.* November 26, 2016.
60. Nivens, A. S., et al. "Cues to participation in prostate cancer screening: a theory for practice." *Oncology Nursing Forum.* 28, no. 9 (October 2001): 1449–56. PMID:11683314.
61. Ibid.
62. Bredesen, D.E. See note 51 above.
63. Medic, G., et al. "Short- and long-term health consequences of sleep disruption." *Nature and Science of Sleep.* 9 (2017): 151–161. doi: 10.2147/NSS.S134864.
64. Owens, R. L., et al. "Sleep and Breathing . . . and Cancer?" *Cancer Prevention Research.* 9, no. 11 (November 2016): 821–827. Published correction, 10, no. 1 (January 2017): 98. doi: 10.1158/1940-6207.CAPR-16-0092.
65. Xie, L., et al. "Sleep drives metabolite clearance from the adult brain." *Science.* 342,

30. Shensa, A., et al. "Social Media Use and Depression and Anxiety Symptoms: A Cluster Analysis." *American Journal of Health Behavior.* 42, no. 2 (March 1, 2018): 116–128. doi: 10.5993/AJHB.42.2.11.
31. Muscatell, K. A., et al. "Links between inflammation, amygdala reactivity, and social support in breast cancer survivors." *Brain, Behavior, and Immunity.* 53 (March 2016): 34–38. doi: 10.1016/j.bbi.2015.09.008.
32. Ibid.
33. Ibid.
34. Ibid.
35. Uchino, B. N., et al. "Social support, social integration, and inflammatory cytokines: A meta-analysis." *Health Psychology.* 37, no. 5 (May 2018): 462–471. doi:10.1037/hea0000594.
36. Ford, J., et al. "Social Integration and Quality of Social Relationships as Protective Factors for Inflammation in a Nationally Representative Sample of Black Women." *Journal of Urban Health.* 96, suppl. 1 (March 2019): 35. doi: 10.1007/s11524-018-00337-x.
37. Ibid.
38. Lee, S., et al. "High-sensitivity C-reactive protein and cancer." *Journal of Epidemiology.* 21, no. 3 (2011): 161–168. doi: 10.2188/jea.je20100128.
39. Ford, J., et al. See note 36 above.
40. Lee, S., et al. See note 38 above.
41. Banegas, M. P., et al. "For Working-Age Cancer Survivors, Medical Debt and Bankruptcy Create Financial Hardships." *Health Affairs.* 35, no. 1 (January 2016): 54–61. doi: 10.1377/hlthaff.2015.0830.
42. Ibid.
43. Chino, F., et al. "Out-of-Pocket Costs, Financial Distress, and Underinsurance in Cancer Care." *JAMA Oncology.* 3, no. 11 (November 1, 2017): 1582–1584. doi:10.1001/jamaoncol.2017.2148.
44. Young, J. "Life and Debt: Stories from Inside America's GoFundMe Health Care System." *Huffpost.* Last updated June 19, 2019. https://www.huffpost.com/entry/gofundme-health-care-system_n_5ced9785e4b0ae6710584b27.
45. "2019 Alzheimer's Disease: Facts & Figures." *Alzheimer's & Dementia: The Journal of the Alzheimer's Association.* 15, no. 3 (March 2019): 321–387. doi: 10.1016/j.jalz.2019.01.010.
46. Bredesen, D. E., et al. "Reversal of cognitive decline in Alzheimer's disease." *Aging.* 8, no. 6 (June 2016): 1250–1258. doi: 10.18632/aging.100981.
47. "2019 Alzheimer's Disease: Facts & Figures." See note 45 above.
48. U.S. Centers for Disease Control and Prevention, Division of Population Health, National Center for Chronic Disease Prevention and Health Promotion. "Subjective

Behaviors Driving Loneliness in the United States. Accessed November 11, 2019. https://www.multivu.com/players/English/8294451-cigna-us-loneliness-survey/.
14. Bialik, K. "Americans unhappy with family, social or financial life are more likely to say they feel lonely." Pew Research Center. Last modified December 3, 2018. https://www.pewresearch.org/fact-tank/2018/12/03/americans-unhappy-with-family-social-or-financial-life-are-more-likely-to-say-they-feel-lonely/.
15. Holt-Lunstad, J., et al. "Social Relationships and Mortality Risk: A Meta-Analytic Review." *PLOS Medicine.* 7, no. 7 (July 27, 2010): e1000316. doi: 10.1371/journal.pmed.1000316; Thomas, S. N. "Prescription for Living Longer: Spend Less Time Alone." *BYU News.* (2015). Last modified March 10, 2015. https://news.byu.edu/news/prescription-living-longer-spend-less-time-alone.
16. Kobayashi, L. C., and A. Steptoe. "Social Isolation, Loneliness, and Health Behaviors at Older Ages: Longitudinal Cohort Study. " *Annals of Behavioral Medicine.* 52, no. 7 (May 31, 2018): 582–593. doi: 10.1093/abm/kax033.
17. Rico-Uribe, L. A., et al. "Loneliness, Social Networks, and Health: A Cross-Sectional Study in Three Countries." PLOS ONE. 11, no. 1 (January 13, 2016): e0145264. doi: 10.1371/journal.pone.0145264.
18. Ibid.
19. Ibid.
20. Kearns, A., et al. "Loneliness, social relations and health and well-being in deprived communities." *Psychology, Health, and Medicine.* 20, no. 3 (2015): 332–344. doi: 10.1080/13548506.2014.940354.
21. Ibid.
22. Ibid.
23. Ibid.
24. Applebaum, A. J., et al. "Optimism, social support, and mental health outcomes in patients with advanced cancer." *Psychooncology.* 23, no. 3 (March 2014): 299–306. doi: 10.1002/pon.3418.
25. Ibid.
26. Tschuschke, V., et al. "Psychological Stress and Coping Resources during Primary Systemic Therapy for Breast Cancer. Results of a Prospective Study." *Geburtshilfe Frauenheilkd.* 77, no. 2 (February 2017): 158–168. doi: 10.1055/s-0043-101237.
27. Ibid.
28. Meeker, M. "Internet Trends 2019." Bond. Accessed November 11, 2019. https://www.bondcap.com/pdf/Internet_Trends_2019.pdf.
29. Jakubiak, B. K., and B. C. Feeney. "Affectionate Touch to Promote Relational, Psychological, and Physical Well-Being in Adulthood: A Theoretical Model and Review of the Research." *Personality and Social Psychology Review.* 21, no. 3 (August 2017): 228–252. doi: 10.1177/1088868316650307.

associated with cognitive function in midlife and older age." *Neuropsychology, Development, and Cognition, Section B Aging Neuropsychology, and Cognition.* 26, no. 2 (March 2019): 144–160. doi: 10.1080/13825585.2017.1414769.

6. Berkman, L. F., and S. L. Syme. See note 3 above; Glass, T. A. , et al. See note 3 above; Wolf, S., and Bruhn, J. G. *The Power of Clan: The Influence of Human Relationships on Heart Disease.* (Piscataway, NJ: Transaction Publishers, 1998); Holahan, C.J., et al. "Late-Life Alcohol Consumption and Twenty-Year Mortality." *Alcoholism, Clinical and Experimental Research.* 34, no. 11 (November 2010): 1961–71. doi: 10.1111/j.1530-0277.2010.01286.x.

7. Steptoe, A. See note 2 above; Ader, R., ed., *Psychoneuroimmunology, 4th Edition.* (Burlington, MA: Elsevier Academic Press, 2011).

8. Uchino, B. N., et al. "The Relationship between Social Support and Physiological Processes: A Review with Emphasis on Underlying Mechanisms and Implications from Health." *Psychological Bulletin.* 119, no. 3 (May 1996): 488–531. doi:10.1037/0033-2909.119.3.488; Uchino, B. N. "Social Support and Health: A Review of Physiological Processes Potentially Underlying Links to Disease Outcomes." *Journal of Behavioral Medicine.* 29, no. 4 (August 2006): 377–87. doi:10.1007/s10865-006-9056-5.

9. Steptoe, A. See note 2 above; Ader, R., ed. See note 7 above.

10. Christensen, A. V., et al. "Significantly Increased Risk of All-Cause Mortality among Cardiac Patients Feeling Lonely." *Heart.* November 4, 2019. doi: 10.1136/heartjnl-2019-315460.

11. Pinquart, M., and P. R. Duberstein. "Associations of Social Networks with Cancer Mortality: A Meta-Analysis." *Critical Reviews in Oncology/Hematology.* 75, no. 2 (August 2010): 122–37. doi: 10.1016/j.critrevonc.2009.06.003.

12. Friedmann, E., and S. A. Thoms. "Pet Ownership, Social Support, and One-Year Survival After Acute Myocardial Infarction in the Cardiac Arrhythmia Suppression Trial (CAST)." *American Journal of Cardiology.* 76, no. 17 (December 15, 1995): 1213–17. doi: 10.1016/s0002-9149(99)80343-9; McNicholas, J., et al. "Pet Ownership and Human Health: A Brief Review of Evidence and Issues." *BMJ.* 331, no. 7527 (November 26, 2005): 1252–54. doi: 10.1136/bmj.331.7527.1252; Steele, R. W., "Should Immunocompromised Patients Have Pets?" *Ochsner Journal.* 8, no. 3 (Fall 2008): 134–39. PMID: 21603465; Mullersdorf, M., et al. "Aspects of Health, Physical/Leisure Activities, Work and Socio-Demographics Associated with Pet Ownership in Sweden." *Scandinavian Journal of Public Health.* 38, no. 1 (February 2010): 53–63. doi: 10.1177/1403494809344358; Qureshi, A. I., et al. "Cat Ownership and the Risk of Fatal Cardiovascular Diseases: Results from the Second National Health and Nutrition Examination Study Mortality Follow-Up Study." *Journal of Vascular and Interventional Neurology.* 2, no. 1 (January 2009): 132–35. PMID: 22518240.

13. Cigna. *2018 Cigna U.S. Lonliness Index: Survey of 20,000 Americans Examining*

adults-need-recess-too-here-s-why-you-should-make-ncna887396.
14. Sandler, E. S., ed. "Osteosarcoma." Kids Health from Nemours. Last modified January 2017. https://kidshealth.org/en/parents/cancer-osteosarcoma.html.
15. Ibid.
16. "Personalized Oncology." Champions Oncology. Accessed November 11, 2019. https://championsoncology.com/personalized-oncology-pdx-model/; "Personalized Cytometric Cancer Profiling Services." Weisenthal Cancer Group. Accessed November 11, 2019. https://www.weisenthalcancer.com/Services.html.
17. Ibid.
18. Wan, J., et al. "Strategies and developments of immunotherapies in osteosarcoma." *Oncology Letters.* 11, no. 1 (January 2016): 511–520. doi: 10.3892/ol.2015.3962.
19. Tornesello, A. L., et al. "New Insights in the Design of Bioactive Peptides and Chelating Agents for Imaging and Therapy in Oncology." *Molecules.* 22, no. 8 (August 2017): 1282. doi: 10.3390/molecules22081282.

第10章

1. Ishak, W. W., et al. "Oxytocin Role in Enhancing Well-Being: A Literature Review." *Journal of Affective Disorders.* 130, nos. 1–2 (April 2011): 1–9. doi: 10.1016/j.jad.2010.06.001.
2. Steptoe, A., et al. "Positive Affect and Psychobiological Processes Relevant to Health." *Journal of Personality.* 77, no. 6 (December 2009): 1747–76. doi:10.1111/j.1467-6494.2009.00599.x.
3. Berkman, L. F., and S. L. Syme. "Social Networks, Host Resistance, and Mortality: A Nine-Year Follow-Up Study of Alameda County Residents." *American Journal of Epidemiology.* 109, no. 2 (February 1979): 186–204. doi: 10.1093/oxfordjournals.aje.a112674; Glass, T. A., et al. "Population-Based Study of Social and Productive Activities as Predictors of Survival Among Elderly Americans." *BMJ.* 319 (August 21, 1999): 478–83. doi: 10.1136/bmj.319.7208.478; Giles, L. C., et al. "Effects of Social Networks on 10 Year Survival in Very Old Australians: The Australian Longitudinal Study of Aging." *Journal of Epidemiology & Community Health.* 59, no. 7 (July 2005): 574–79. doi: 10.1136/jech.2004.025429; House, J. S., et al. "The Association of Social Relationships and Activities with Mortality: Prospective Evidence from Tecumseh Community Health Study." *American Journal of Epidemiology.* 116, no 1 (July 1982): 123–40. doi: 10.1093/oxfordjournals.aje.a113387.
4. Reynolds, P., et al. "The Relationship Between Social Ties and Survival Among Black and White Breast Cancer Patients: National Cancer Institute Black/White Cancer Survival Study Group." *Cancer Epidemiology, Biomarkers, and Prevention.* 3, no. 3 (April–May 1994): 253–59. PMID: 8019376.
5. Zuelsdorff, M. L., et al. "Social support and verbal interaction are differentially

4. Friedman, E. M., et al. "Plasma interleukin-6 and soluble IL-6 receptors are associated with psychological well-being in aging women." *Health Psychology*. 26, no. 3 (May 2007): 305–313. doi: 10.1037/0278-6133.26.3.305; Thoma, M. V., et al. "Stronger hypothalamus-pituitary-adrenal axis habituation predicts lesser sensitization of inflammatory response to repeated acute stress exposures in healthy young adults." *Brain, Behavior, and Immunity*. 61 (March 2017): 228–235. doi: 10.1016/j.bbi.2016.11.030; Fogelman, N., and T. Canli. "'Purpose in Life' as a psychosocial resource in healthy aging: An examination of cortisol baseline levels and response to the Trier Social Stress Test." *NPJ Aging and Mechanisms of Disease*. 1 (September 28, 2015): 15006. doi: 10.1038/npjamd.2015.6.
5. Alimujiang, A., et al. "Association between Life Purpose and Mortality among US Adults Older Than 50 Years." *JAMA Network Open*. 2, no. 5 (May 3, 2019): e194270. doi:10.1001/jamanetworkopen.2019.4270.
6. Yasukawa, S., et al. "'Ikigai', Subjective Wellbeing, as a Modifier of the Parity-Cardiovascular Mortality Association—The Japan Collaborative Cohort Study." Circulation Journal. 82, no. 5 (April 25, 2018): 1302–1308. doi: 10.1253/circj.CJ-17-1201.
7. Cohen, R., et al. See note 2 above.
8. Zilioli, S., et al. "Purpose in life predicts allostatic load ten years later." *Journal of Psychosomatic Research*. 79, no. 5 (November 2015): 451–457. doi: 10.1016/j.jpsychores.2015.09.013.
9. Proyer, R. T. "A multidisciplinary perspective on adult play and playfulness" *International Journal of Play*. 6, no. 3 (2017): 241–243. doi:10.1080/21594937.2017.1384307.
10. Holland, E. "Adult Playtime: 6 Ways to Bring More Fun into Your Day." The Chopra Center. Last modified January 22, 2016. https://chopra.com/articles/adultplaytime-6-ways-to-bring-more-fun-into-your-day; Magnuson, C. D., and L. A. Barnett. "The Playful Advantage: How Playfulness Enhances Coping with Stress." *Leisure Sciences*. 35, no. 2 (2013): 129–144. doi: 10.1080/01490400.2013.761905.
11. Thiel, A., et al. "Have adults lost their sense of play? An observational study of the social dynamics of physical (in)activity in German and Hawaiian leisure settings." BMC Public Health. 16 (August 2, 2016): 689. doi: 10.1186/s12889-016-3392-3; Proyer, R. T. "The well-being of playful adults: Adult playfulness, subjective well-being, physical well-being, and the pursuit of enjoyable activities." *European Journal of Humour Research*. 1, no. 1 (2013): 84–98. doi: 10.7592/ejhr2013.1.1.proyer.
12. Krug, N. "Why Adults Coloring Books Are the Latest Trend." *Washington Post*. Last modified May 2, 2016. http://wapo.st/26KuQik.
13. Ajiboye, T. "Adults Need Recess Too. Here's Why You Should Make Time to Play." NBC News. Last modified July 7, 2018. https://www.nbcnews.com/better/health/

68. Liao, C., et al. "Chronomodulated chemotherapy versus conventional chemotherapy for advanced colorectal cancer: A meta-analysis of five randomized controlled trials." *International Journal of Colorectal Disease.* 25, no. 3 (March 2010): 343–50. doi: 10.1007/s00384-009-0838-4.
69. Mantovani, A. "Molecular pathways linking inflammation and cancer." *Current Molecular Medicine.* 10, no. 4 (June 2010): 369–73. doi:10.2174/156652410791316968.

第9章

1. Watson, M., et al. "Influence of Psychological Response on Survival in Breast Cancer: A Population-Based Cohort Study," *The Lancet.* 354, no. 9187 (October 16, 1999): 1331–36. doi: 10.1016/s0140-6736(98)11392-2; Pinquart, M., and P. R. Duberstein. "Depression and Cancer Mortality: A Meta-Analysis." *Psychological Medicine.* 40, no. 11 (November 2010): 1797–810. doi: 10.1017/S0033291709992285; Faller, H., and M. Schmidt. "Depression and Survival of Lung Cancer Patients," *Psycho-oncology.* 13, no. 5 (May 2004): 359–63. doi:10.1002/pon.783; Goodwin, J. S., et al. "Effect of Depression on Diagnosis, Treatment, and Survival of Older Women with Breast Cancer." *Journal of the American Geriatrics Society.* 52, no. 1 (January 2004): 106–11. doi:10.1111/j.1532-5415.2004.52018.x.
2. Cohen, R., et al. "Purpose in Life and Its Relationship to All-Cause Mortality and Cardiovascular Events: A Meta-Analysis." *Psychosomatic Medicine.* 78, no.2 (February–March 2016): 122–133. doi: 10.1097/PSY.0000000000000274; Andersen, S. L., et al. "Health Span Approximates Life Span among Many Supercentenarians: Compression of Morbidity at the Approximate Limit of Life Span." *The Journals of Gerontology, Series A: Biological Sciences and Medical Sciences.* 67A, no. 4 (April 2012): 395–405. doi: 10.1093/gerona/glr223; Gellert, P., et al. "Centenarians Differ in Their Comorbidity Trends during the Six Years before Death Compared to Individuals Who Died in Their 80s or 90s." *The Journals of Gerontology, Series A: Biological Sciences and Medical Sciences.* 73, no. 10 (September 11, 2018): 1357–1362. doi: 10.1093/gerona/glx136; Ismail, K., et al. "Compression of Morbidity Is Observed across Cohorts with Exceptional Longevity." *Journal of the American Geriatrics Society.* 64, no. 8 (August 2016): 1583–1591. doi: 10.1111/jgs.14222; Sebastiani, P., et al. "Families Enriched for Exceptional Longevity Also Have Increased Health-Span: Findings from the Long Life Family Study." *Frontiers in Public Health.* 1 (September 30, 2013): 38. doi: 10.3389/fpubh.2013.00038; Terry, D. F., et al. "Disentangling the Roles of Disability and Morbidity in Survival to Exceptional Old Age." *Archives of Internal Medicine.* 168, no. 3 (2008): 277–283. doi: 10.1001/archinternmed.2007.75.
3. Marone, S., et al. "Purpose in Life Among Centenarian Offspring." *The Journals of Gerontology, Series B: Psychological Sciences and Social Sciences.* March 7, 2018. doi:10.1093/geronb/gby023.

NCT01812616, NCT01812603. https://www.gwpharm.com/about/news/gw-pharmaceuticals-achieves-positive-results-phase-2-proof-concept-study-glioma.
55. Ibid.
56. Manuzak, J. A., et al. "Heavy Cannabis Use Associated With Reduction in Activated and Inflammatory Immune Cell Frequencies in Antiretroviral Therapy–Treated Human Immunodeficiency Virus–Infected Individuals." *Clinical Infectious Diseases*. 66, no. 12 (June 15, 2018): 1872–1882. doi: 10.1093/cid/cix1116.
57. Ibid.
58. McAllister, S. D., et al. See note 52 above.
59. McAllister, S. D., et al. See note 52 above.
60. Takeda, S., et al. "Cannabidiolic acid as a selective cyclooxygenase-2 inhibitory component in cannabis." *Drug Metabolism and Disposition*. 36, no. 9. (September 2008): 1917–1921. doi: 10.1124/dmd.108.020909.
61. Kiskova, T., et al. See note 36 above.
62. Ligresti, A., et al. "Antitumor activity of plant cannabinoids with emphasis on the effect of cannabidiol on human breast carcinoma." *Journal of Pharmacology and Experimental Therapeutics*. 318, no. 3 (September 2006): 1375–1387. doi: 10.1124/jpet.106.105247.
63. National Cancer Center, U.S. National Institutes of Health. "Mistletoe Extracts (PDQ)–Patient Version." Last modified April 25, 2019. https://www.cancer.gov/about-cancer/treatment/cam/patient/mistletoe-pdq.
64. Troger, W., et al. "Viscum album [L.] extract therapy in patients with locally advanced or metastatic pancreatic cancer: A randomised clinical trial on overall survival." *European Journal of Cancer*. 49, no. 18 (December 2013): 3788–3797. doi: 10.1016/j.ejca.2013.06.043; National Cancer Center, U.S. NIH. "Mistletoe Extracts . . ." See note 63 above.
65. Kienle, G. S., et al. "Mistletoe in Cancer - A Systematic Review on Controlled Clinical Trials." *Database of Abstracts of Reviews of Effects (DARE): Quality-Assessed Reviews*. York (U.K.): Centre for Reviews and Dissemination (U.K.), 1995–. Available from: https://www.ncbi.nlm.nih.gov/books/NBK69731/; Kienle, G. S., and H. Kiene. "Complementary Cancer Therapy: A Systematic Review of Prospective Clinical Trials on Anthroposophic Mistletoe Extracts." European Journal of Medical Research. 12, no. 3 (March 26, 2007): 103–19. PMID: 17507307.
66. Rose, A., et al. "Mistletoe Plant Extract in Patients with Nonmuscle Invasive Bladder Cancer: Results of a Phase Ib/IIa Single Group Dose Escalation Study." Journal of Urology. 194, no. 4 (October 2015): 939–43. doi: 10.1016/j.juro.2015.04.073.
67. Han, S. Y., et al. "Anti-cancer effects of enteric-coated polymers containing mistletoe lectin in murine melanoma cells in vitro and in vivo." *Molecular and Cellular Biochemistry*. 408, no. 1–2 (October 2015): 73–87. doi: 10.1007/s11010-015-2484-1.

37. Zias, J., et al. "Early medical use of cannabis." *Nature.* 363, no. 6426 (May 20, 1993): 215. doi: 10.1038/363215a0.
38. Hanus, L. O., et al. "Phytocannabinoids: A unified critical inventory." *Natural Product Reports.* 33, no. 12 (November 23, 2016): 1357–1392. doi: 10.1039/C6NP00074F.
39. Bridgeman, M. B., and D. T. Abazia. See note 29 above; Raypole, C. "A Simple Guide to the Endocannabinoid System." *Healthline.* Last modified May 17, 2019. https://www.healthline.com/health/endocannabinoid-system-2.
40. Bridgeman, M. B., and D. T. Abazia. See note 29 above; Wilson, R. I., and R. A. Nicoll. "Endocannabinoid signaling in the brain." *Science.* 296, no. 5568 (April 26, 2002): 678–82. doi: 10.1126/science.1063545; Klein, T. W. "Cannabinoid-based drugs as anti-inflammatory therapeutics." Nature Reviews Immunology. 5, no. 5 (May 2005): 400–11. doi: 10.1038/nri1602.
41. McPartland, J. M., et al. "Are cannabidiol and Δ9-tetrahydrocannabivarin negative modulators of the endocannabinoid system? A systematic review." *British Journal of Pharmacology.* 172, no. 3 (February 2015): 737–53. doi:10.1111/bph.12944.
42. Moreno, E., et al. See note 34 above.
43. Moreno, E., et al. See note 34 above.
44. "Cannabidiol (compound of cannabis)." The World Health Organization. Last modified December 2017. https://www.who.int/features/qa/cannabidiol/en/.45. Wang, T., et al. "Adverse effects of medical cannabinoids: a systematic review." *CMAJ.* 178, no. 13 (June 17, 2008): 1669–78. doi: 10.1503/cmaj.071178.
46. Ibid.
47. Ibid.
48. Lynch, M. E., and F. Campbell. "Cannabinoids for treatment of chronic noncancer pain: a systematic review of randomized trials." *British Journal of Clinical Pharmacology.* 72, no. 5 (November 2011): 735–44. doi:10.1111/j.1365-2125.2011.03970.x.
49. Kiskova, T., et al. See note 36 above.
50. Kiskova, T., et al. See note 36 above.
51. Smith, L. A., et al. "Cannabinoids for nausea and vomiting in adults with cancer receiving chemotherapy." *Cochrane Database of Systematic Reviews.* No. 11 (November 12, 2015). doi: 10.1002/14651858.CD009464.pub2.
52. McAllister, S. D., et al. "The Antitumor Activity of Plant-Derived Non-Psychoactive Cannabinoids." *Journal of Neuroimmune Pharmacology.* 10, no. 2 (June 2015): 255–267. doi: 10.1007/s11481-015-9608-y.
53. Ramer, R., and B. Hinz. "Cannabinoids as anticancer drugs." *Advances in Pharmacology.* 80 (2017): 397–436. doi: 10.1016/bs.apha.2017.04.002.
54. "GW Pharmaceuticals Achieves Positive Results in Phase 2 Proof of Concept Study in Glioma." GW Pharmaceuticals, 2017 press release. ClinicalTrials.gov identifiers:

Challenges." *Current Oncology Reports*. 17 (2015): 43. doi: 10.1007/s11912-015-0467-8.
25. Yadav, R., et al. "How homeopathic medicine works in cancer treatment: deep insight from clinical to experimental studies." *Journal of Experimental Therapeutics and Oncology*. 13, no. 1 (January 2019): 71–76. PMID: 30658031.
26. Gleiss, A., et al. "Re-analysis of survival data of cancer patients utilizing additive homeopathy." *Complementary Therapies in Medicine*. 27 (August 2016): 65–67. doi:10.1016/j.ctim.2016.06.001.
27. Pathak, S., et al. "Ruta 6 selectively induces cell death in brain cancer cells but proliferation in normal peripheral blood lymphocytes: A novel treatment for human brain cancer." *International Journal of Oncology*. 23, no. 4 (October 2003): 975–982. doi: 10.3892/ijo.23.4.975.
28. Ibid.
29. Bridgeman, M. B., and D.T. Abazia. "Medicinal Cannabis: History, Pharmacology, and Implications for the Acute Care Setting." *Pharmacy and Therapeutics*. 42, no. 3 (March 2017): 180–188. PMID: 28250701.
30. Sidney, S. "Comparing cannabis with tobacco–again." *BMJ*. 327, no. 7416 (September 20, 2003): 635–636. doi: 10.1136/bmj.327.7416.635; Clark, P. A., et al. "Medical marijuana: medical necessity versus political agenda." Medical Science Monitor. 17, no. 12 (December 2011): RA249–61. doi: 10.12659/msm.882116.
31. "Annual Causes of Death in the United States." *Drug War Facts*. Accessed June 3, 2019. https://www.drugwarfacts.org/chapter/causes_of_death.
32. Gable, R. S., "The Toxicity of Recreational Drugs," *American Scientist*. 94, no. 3 (May–June 2006).
33. National Institutes of Health, National Institute on Drug Abuse. "Drug facts: is marijuana medicine?" December 2014. https://www.drugabuse.gov/sites/default/files/ismarijuanamedicine_12_2014.pdf; "Should marijuana be a medical option?" ProCon.org. Last modified September 20, 2019. https://medicalmarijuana.procon.org/; MacDonald, K., and K. Pappas. "Why Not Pot? A Review of the Brain-Based Risks of Cannabis." *Innovations in Clinical Neuroscience*. 13, no. 3–4 (March–April 2016): 13–22. PMID: 27354924.
34. Moreno, E., et al. "The Endocannabinoid System as a Target in Cancer Diseases: Are We There Yet?" *Frontiers in Pharmacology*. 10 (April 5, 2019): 339. doi: 10.3389/fphar.2019.003.
35. McCarthy, J. "Two in Three Americans Now Support Legalizing Marijuana." Gallup. October 22, 2018. https://news.gallup.com/poll/243908/two-three-americans-support-legalizing-marijuana.aspx.
36. Kiskova, T., et al. "Future Aspects for Cannabinoids in Breast Cancer Therapy." *International Journal of Molecular Sciences*. 20, no. 7 (April 3, 2019): 1673. doi:10.3390/ijms20071673.

27-hydroxycholesterol in a pilot breast cancer trial." Breast Cancer Research and Treatment. 167, no. 3 (February 2018): 797–802. doi: 10.1007/s10549-017-4562-4.
13. Ma, J., et al. "Effect of ginseng polysaccharides and dendritic cells on the balance of Th1/Th2 T helper cells in patients with non-small cell lung cancer." *Journal of Traditional Chinese Medicine.* 34, no. 6 (December 2014): 641–5. doi: 10.1016/s0254-6272(15)30076-5.
14. Paur, I., et al. "Tomato-based randomized controlled trial in prostate cancer patients: Effect on PSA." *Clinical Nutrition.* 36, no. 3 (June 2017): 672–679. doi:10.1016/j.clnu.2016.06.014.
15. Winters, N., and J. H. Kelley. *The Metabolic Approach to Cancer: Integrating Deep Nutrition, the Ketogenic Diet, and Nontoxic Bio-Individualized Therapies.* (White River Junction, VT: Chelsea Green Publishing, 2017).
16. World Health Organization, International Agency for Research on Cancer. "Agents Classified by the IARC Monographs, Volumes 1–124." Last modified September 23, 2019. https://monographs.iarc.fr/agents-classified-by-the-iarc/; Ma, X., et al. "Critical windows of exposure to household pesticides and risk of childhood leukemia." *Environmental Health Perspectives.* 110, no. 9 (September 2002): 955– 960. doi: 10.1289/ehp.02110955.
17. McGinn, A. P. "POPs Culture." *World Watch.* 13, no. 2 (March–April 2000): 26–36. PMID: 12349645.
18. Alavanja, M. C. R., and M. R. Bonner. "Occupational pesticide exposures and cancer risk. A review." *Journal of Toxicology and Environmental Health*, Part B: Critical Reviews. 15, no. 4 (2012): 238–263. doi: 10.1080/10937404.2012.632358.
19. Winters, N., and J. Higgins Kelley. See note 15 above.
20. Winters, N., and J. Higgins Kelley. See note 15 above; Ma, J., et al. See note 13 above.
21. Evans, S., et al. "Cumulative risk analysis of carcinogenic contaminants in United States drinking water." Heliyon. 5, no. 9 (September 18, 2019). doi: 10.1016/j.heliyon.2019.e02314.
22. Tarazona, J. V., et al. "Glyphosate toxicity and carcinogenicity: a review of the scientific basis of the European Union assessment and its differences with IARC." *Archives of Toxicology.* 91, no. 8 (August 2017): 2723–2743. doi: 10.1007/s00204-017-1962-5.
23. Bayan, L., et al. "Garlic: A Review of Potential Therapeutic Effects." *Avicenna Journal of Phytomedicine.* 4, no. 1 (January–February 2014): 1–14. PMID: 25050296; Hudson, J. B. "Applications of the Phytomedicine Echinacea purpurea (Purple Coneflower) in Infectious Diseases." Journal of Biomedicine and Biotechnology. (2012). doi: 10.1155/2012/769896.
24. Frenkel, M. "Is There a Role for Homeopathy in Cancer Care? Questions and

Environmental News Network. Accessed November 11, 2019. https://www.enn.com/articles/22903-crop-yields-expand,-but-nutrition-is-left-behind; Davis, D., "Declining fruit and vegetable nutrient composition: What is the evidence?" *Horticultural Science.* 44, no. 1 (February 2009): 15–19. doi:10.21273/HORTSCI.44.1.15; Scheer, R., and D. Moss. "Dirt poor: Have fruits and vegetables become less nutritious?" Scientific American. April 27, 2011. Accessed November 11, 2019. https://www.scientificamerican.com/article/soil-depletion-and-nutrition-loss/.

5. Varshney, V. "Food Basket in Danger." *Down to Earth.* Last modified December 1, 2017. Accessed November 11, 2019. https://www.downtoearth.org.in/news/health/food-basket-in-danger-57079.

6. Daley, J. "Climate Change Could Lead to Nutrient Deficiency for Hundreds of Millions." *Smithsonian.* August 28, 2018. https://www.smithsonianmag.com/smart-news/climate-change-could-lead-nutrient-deficiency-hundreds-millions-180970149/.

7. Luo, K. W., et al. "EGCG inhibited bladder cancer SW780 cell proliferation and migration both in vitro and in vivo via down-regulation of NF-χB and MMP-9." *Journal of Nutritional Biochemistry.* 41 (March 2017): 56–64. doi: 10.1016/j.jnutbio.2016.12.004; Wang, J., et al. "A prodrug of green tea polyphenol (-)-epigallocatechin-3-gallate (Pro-EGCG) serves as a novel angiogenesis inhibitor in endometrial cancer." Cancer Letters. 412 (January 1, 2018): 10–20. doi:10.1016/j.canlet.2017.09.054; Zan, L., et al. "Epigallocatechin gallate (EGCG) suppresses growth and tumorigenicity in breast cancer cells by downregulation of miR-25." *Bioengineered.* 10, no. 1 (December 2019): 374–382. doi:10.1080/21655979.2019.16573 27.

8. Schuerger, N., et al. "Evaluating the Demand for Integrative Medicine Practices in Breast and Gynecological Cancer Patients." *Breast Care.* 14, no. 1 (March 2019): 35–40. doi: 10.1159/000492235.

9. Tangen, J. M., et al. "Immunomodulatory effects of the Agaricus blazei Murrillbased mushroom extract AndoSan in patients with multiple myeloma undergoing high dose chemotherapy and autologous stem cell transplantation: a randomized, double blinded clinical study." *BioMed Research International.* 2015. doi:10.1155/2015/718539.

10. Twardowski, P., et al. "A phase I trial of mushroom powder in patients with biochemically recurrent prostate cancer: Roles of cytokines and myeloid-derived suppressor cells for Agaricus bisporus-induced prostate-specific antigen responses." *Cancer.* 121, no. 17 (September 1, 2015): 2942–50. doi: 10.1002/cncr.29421.

11. Ghoneum, M., and J. Gimzewski. "Apoptotic effect of a novel kefir product, PFT, on multidrug-resistant myeloid leukemia cells via a hole-piercing mechanism." *International Journal of Oncology.* 44, no. 3 (March 2014): 830–7. doi: 10.3892/ijo.2014.2258.

12. Going, C. C., et al. "Vitamin D supplementation decreases serum

Research. 10, no. 4 (April 2017): 226–234. doi: 10.1158/1940-6207.
56. Bischoff, S. C., et al. See note 50 above.
57. Hadrich, D. See note 48 above.
58. Hadrich, D. See note 48 above.
59. Martin, C. R., et al. "The Brain-Gut-Microbiome Axis." *Cellular and Molecular Gastroenterology and Hepatology*. 6, no. 2 (April 12, 2018): 133–148. doi: 10.1016/j.jcmgh.2018.04.003.
60. Ibid.
61. Hadrich, D. See note 48 above.
62. Hadrich, D. See note 48 above.
63. Rajagopala, S. V., et al. See note 54 above.
64. Rajagopala, S. V., et al. See note 54 above.
65. Rajagopala, S. V., et al. See note 54 above.
66. Dinwiddie, M. T., et al. "Recent Evidence Regarding Triclosan and Cancer Risk." *International Journal of Environmental Research and Public Health*. 11, no. 2 (February 21, 2014): 2209–2217. doi: 10.3390/ijerph110202209.
67. Yang, J. J., et al. "Association of Dietary Fiber and Yogurt Consumption with Lung Cancer Risk: A Pooled Analysis." *JAMA Oncology*. October 24, 2019 (epub ahead of print). doi: 10.1001/jamaoncol.2019.4107.
68. Gopalakrishnan, V., et al. "Gut microbiome modulates response to anti–PD-1 immunotherapy in melanoma patients." Science. 359, no. 6371. (January 5, 2018): 97–103. doi: 10.1126/science.aan4236.
69. Reis Ferreira, M., et al. "Microbiota- and Radiotherapy-Induced Gastrointestinal Side-Effects (MARS) Study: A Large Pilot Study of the Microbiome in Acute and Late-Radiation Enteropathy." *Clinical Cancer Research*. 25, no. 21 (November 1, 2019): 6487–6500. doi: 10.1158/1078-0432.CCR-19-0960.
70. Senghor, B., et al. "Gut microbiota diversity according to dietary habits and geographical provenance." *Human Microbiome Journal*. 7–8 (April 2018): 1–9. doi:10.1016/j.humic.2018.01.001.

第8章

1. Jermini, M., et al. "A. Orcurto, L.E. Rothuizen. Complementary medicine use during cancer treatment and potential herb-drug interactions from a crosssectional study in an academic centre." *Scientific Reports*. 9, no. 1 (March 25, 2019): 5078. doi: 10.1038/s41598-019-41532-3.
2. Ibid.
3. Guo, W., et al. "Magnesium deficiency in plants: An urgent problem." *The Crop Journal*. 4, no. 2 (April 2016): 83–91. doi: 10.1016/j.cj.2015.11.003.
4. Worldwatch Institute. "Crop yields expand, but nutrition is left behind."

Humana Press, 2004).
39. Bischoff, S. C., et al. "Intestinal permeability—a new target for disease prevention and therapy." *BMC Gastroenterology*. 14, (November 18, 2014): 189. doi: 10.1186/s12876-014-0189-7.
40. Winters, N., and J. H. Kelley. *The Metabolic Approach to Cancer: Integrating Deep Nutrition, the Ketogenic Diet, and Nontoxic Bio-Individualized Therapies*. (White River Junction, VT: Chelsea Green Publishing, 2017).
41. Ibid.
42. Tinkum, K. L., et al. "Fasting protects mice from lethal DNA damage by promoting small intestinal epithelial stem cell survival." *Proceedings of the National Academies of Sciences of the United States of America*. 112, no. 51 (December 22, 2015): E7148– E7154. doi: 10.1073/pnas.1509249112.
43. Lee, C., et al. "Fasting cycles retard growth of tumors and sensitize a range of cancer cell types to chemotherapy." *Science Translational Medicine*. 4, no. 124 (March 7, 2012): 124ra27. doi: 10.1126/scitranslmed.3003293; Safdie, F. M., et al. "Fasting and cancer treatment in humans: a case series report." Aging. 1, no. 12 (December 31, 2009): 988–1007. doi: 10.18632/aging.100114.
44. Lee, C., et al. See note 42 above.
45. Marinac, C. R., et al. "Prolonged Nightly Fasting and Breast Cancer Prognosis." *JAMA Oncology*. 2, no. 8 (August 1, 2016): 1049–1055. doi: 10.1001/jamaoncol.2016.0164.
46. Wei, M., et al. "Fasting-mimicking diet and markers/risk factors for aging, diabetes, cancer, and cardiovascular disease." *Science Translational Medicine*. 9, no. 377 (February 15, 2017). doi: 10.1126/scitranslmed.aai8700.
47. Ibid.
48. Vighi, G., et al. "Allergy and the gastrointestinal system." *Clinical and Experimental Immunology*. 153, suppl. 1 (September 2008): 3–6. doi:10.1111/j.1365-2249.2008.03713.x.
49. Hadrich, D. "Microbiome Research Is Becoming the Key to Better Understanding Health and Nutrition." *Frontiers in Genetics*. 9 (June 13, 2018): 212. doi: 10.3389/fgene.2018.00212.
50. Ibid.
51. Bischoff, S. C., et al. "Intestinal permeability—a new target for disease prevention and therapy." *BMC Gastroenterology*. 14 (November 18, 2014): 189. doi: 10.1186/s12876-014-0189-7.
52. Ibid.
53. Ibid.
54. Ibid.
55. Rajagopala, S. V., et al. "The Human Microbiome and Cancer." *Cancer Prevention*

bjc.2017.120.
24. Ibid.
25. Greenlee, H., et al. "Long-Term Diet and Biomarker Changes after a Short-Term Intervention among Hispanic Breast Cancer Survivors: The !Cocinar Para Su Salud! Randomized Controlled Trial." *Cancer Epidemiology*, Biomarkers, and Prevention. 25, no. 11 (November 2016): 1491–1502. doi: 10.1158/1055-9965.EPI-15-1334.
26. Reedy, J., et al. "Higher diet quality is associated with decreased risk of all-cause, cardiovascular disease, and cancer mortality among older adults." *Journal of Nutrition*. 144, no. 6 (June 2014): 881–889. doi: 10.3945/jn.113.189407.
27. Chen, Z., et al. "Dietary patterns and colorectal cancer: results from a Canadian population-based study." *Nutrition Journal*. 14 (January 15, 2015): 8. doi:10.1186/1475-2891-14-8.
28. Government of Canada. "Eat a Variety of Healthy Foods Each Day." *Canada's Food Guide*. Last modified October 11, 2019. https://food-guide.canada.ca/en/.
29. Government of Canada. "Healthy Food Choices." *Canada's Food Guide*. Last modified July 16, 2019. https://food-guide.canada.ca/en/healthy-food-choices/.
30. "New food guide unveiled without food groups or recommended servings." CBS News, Health. Last modified January 22, 2019. https://www.cbc.ca/news/health/canada-food-guide-unveil-1.4987261.
31. Winter, S. F., et al. "Role of Ketogenic Metabolic Therapy in Malignant Glioma: A Systematic Review." *Critical Reviews in Oncology/Hematology*. 112 (April 2017): 41–58. doi: 10.1016/j.critrevonc.2017.02.016.
32. Weber, D. D., et al. "Ketogenic Diet in Cancer Therapy." *Aging*. 10, no. 2 (February 11, 2018): 164–165. doi: 10.18632/aging.101382.
33. Allen, B. G., et al. "Ketogenic diets as an adjuvant cancer therapy: History and potential mechanism." *Redox Biology*. 2 (2014): 963–970. doi: 10.1016/j.redox.2014.08.002.
34. Ibid.
35. Nebeling, L. C., et al. "Effects of a Ketogenic Diet on Tumor Metabolism and Nutritional Status in Pediatric Oncology Patients: Two Case Reports." *Journal of the American College of Nutrition*. 14, no. 2 (April 1995): 202–208. doi:10.1080/07315724.1995.10718495.
36. Zuccoli, G., et al. "Metabolic Management of Glioblastoma Multiforme Using Standard Therapy Together with a Restricted Ketogenic Diet: Case Report." *Nutrition & Metabolism*. 7, no. 33 (April 22, 2010). doi:10.1186/1743-7075-7-33.
37. Hay, L. "18 Amazing Health Benefits oBone Broth." Accessed May 31, 2019. https://www.louisehay.com/18-amazing-health-benefits-bone-broth/.
38. Wheless, J. W. "History and Origin of the Ketogenic Diet." In: *Epilepsy and the Ketogenic Diet*, edited by C. E. Stafstrom and J. M. Rho, pp. 31–50. (Totowa, NJ:

jama.2013.13805.
9. Adams, K., et al. "The State of Nutrition Education at US Medical Schools." *Journal of Biomedical Education*. 2015. doi: 10.1155/2015/357627.
10. Crowley, J., et al. "Nutrition in Medical Education: A Systematic Review." *The Lancet: Planetary Health*. 3, no. 9 (September 2019): e379–e389. doi: 10.1016/S2542-5196(19)30171-8.
11. Adams, K. M., et al., "Nutrition Is Medicine: Nutrition Education for Medical Students and Residents," *Nutrition in Clinical Practice: Official Publication of the American Society for Parenteral and Enteral Nutrition*. 25, no. 5 (October 2010): 471–80. doi: 10.1177/0884533610379606.
12. Danek, R. L., et al. "Perceptions of Nutrition Education in the Current Medical School Curriculum." *Family Medicine*. 49, no. 10 (November 2017): 803–806.
PMID: 29190407.
13. Zhang, F. F., et al. "Preventable Cancer Burden Associated with Poor Diet in the United States." *JNCI Cancer Spectrum*. 3, no. 2 (May 2019). doi: 10.1093/jncics/pkz034.
14. Ibid.
15. Jiao, L., et al. "Low-Fat Dietary Pattern and Pancreatic Cancer Risk in the Women's Health Initiative Dietary Modification Randomized Controlled Trial." *Journal of the National Cancer Institute*. 110, no. 1 (January 1, 2018): 49–56. doi: 10.1093/jnci/djx117.
16. Muscaritoli, M., et al. "Prevalence of malnutrition in patients at first medical oncology visit: the PreMiO study." *Oncotarget*. 8, no. 45 (August 10, 2017): 79884–79896. doi: 10.18632/oncotarget.20168.
17. Mourouti, N., et al. "Optimizing diet and nutrition for cancer survivors: A review." *Maturitas*. 105 (November 2017): 33–36. doi: 10.1016/j.maturitas.2017.05.012.
18. Grosso, G., et al. "Possible role of diet in cancer: systematic review and multiple meta-analyses of dietary patterns, lifestyle factors, and cancer risk." *Nutrition Reviews*. 75, no. 6. (June 1, 2017): 405–419. doi: 10.1093/nutrit/nux012.
19. Park, S. Y., et al. "High-Quality Diets Associate with Reduced Risk of Colorectal Cancer: Analyses of Diet Quality Indexes in the Multiethnic Cohort." *Gastroenterology*. 153, no. 2 (August 2017): 386–394. e2. doi: 10.1053/j.gastro.2017.04.004.
20. Ibid.
21. Toledo, E., et al. "Mediterranean Diet and Invasive Breast Cancer Risk among Women at High Cardiovascular Risk in the PREDIMED Trial: A Randomized Clinical Trial." *JAMA Internal Medicine*. 175, no. 11 (November 2015): 1752–1760. doi: 10.1001/jamainternmed.2015.4838.
22. Ibid.
23. Playdon, M. C., et al. "Pre-diagnosis diet and survival after a diagnosis of ovarian cancer." *British Journal of Cancer*. 116, no. 12 (June 6, 2017): 1627–1637. doi:10.1038/

(January–December 2019). doi: 10.1177/2515690X18823691.
21. Ibid.
22. Church, D., et al. "Epigenetic Effects of PTSD Remediation in Veterans Using Clinical Emotional Freedom Techniques: A Randomized Controlled Pilot Study." *American Journal of Health Promotion*. 32, no. 1 (January 2018): 112–122. doi:10.1177/0890117116661154.
23. Maharaj, M. E. "Differential Gene Expression after Emotional Freedom Techniques (EFT) Treatment: A Novel Pilot Protocol for Salivary mRNA Assessment." *Energy Psychology: Theory, Research, and Treatment*. 8, no. 1 (2016): 17–32. doi: 10.9769/EPJ.2016.6.8.1.MM.
24. Baker, B. S., and C. J. Hoffman. "Emotional Freedom Techniques (EFT) to reduce the side effects associated with tamoxifen and aromatase inhibitor use in women with breast cancer: A service evaluation." *European Journal of Integrative Medicine*. 7, no. 2 (April 2015): 136–142. doi: 10.1016/j.eujim.2014.10.004.
25. Stapleton, Peta. *The Science Behind Tapping: A Proven Stress Management Technique for the Mind and Body*. (Carlsbad, CA: Hay House, Inc., 2013).
26. Ortner, Nick. See note 16 above.
27. Fancourt, D., et al. "Effects of Group Drumming Interventions on Anxiety, Depression, Social Resilience and Inflammatory Immune Response among Mental Health Service Users." *PLOS One*. 11, no. 3 (March 14, 2016): e0151136. doi:10.1371/journal.pone.0151136.

第7章

1. Jankovic, N., et al. "Adherence to the WCRF/AICR Dietary Recommendations for Cancer Prevention and Risk of Cancer in Elderly from Europe and the United States: A Meta-Analysis within the CHANCES Project." *Cancer Epidemiology, Biomarkers, and Prevention*. 26, no. 1 (January 2017): 136–144. doi: 10.1158/1055-9965.EPI-16-0428.
2. Ward, E., et al. "Annual Report to the Nation on the Status of Cancer, 1999-2015, Featuring Cancer in Men and Women ages 20-49." *Journal of the National Cancer Institute*. May 30, 2019 (epub ahead of print). doi: 10.1093/jnci/djz106.
3. Ibid.
4. Ibid.
5. Sung, H., et al. "Emerging cancer trends among young adults in the USA: Analysis of a population-based cancer registry." *Lancet Public Health*. 4, no. 3 (March 2019): e137–e147. doi: 10.1016/S2468-2667(18)30267-6.
6. Ward, E., et al. See note 2 above.
7. Ward, E., et al. See note 2 above.
8. Murray, C. J. L., et al. "The State of US health, 1990–2010: Burden of Diseases, Injuries, and Risk Factors." *JAMA*. 310, no. 6 (August 14, 2013): 591–608. doi:10.1001/

018-19904-y.
8. U.S. Department of Veterans Affairs, National Center for Posttraumatic Stress Disorder. "How Common Is PTSD in Veterans?" Accessed November 11, 2019. https://www.ptsd.va.gov/understand/common/common_veterans.asp.
9. Kaster, T. S., et al. "Post-traumatic stress and cancer: Findings from a crosssectional nationally representative sample." *Journal of Anxiety Disorders*. 65 (May 7, 2019): 11–18. doi: 10.1016/j.janxdis.2019.04.004.
10. Carletto, S., et al. "Neurobiological features and response to eye movement desensitization and reprocessing treatment of posttraumatic stress disorder in patients with breast cancer." *European Journal of Psychotraumatology*. 10, no. 1 (April 25, 2019). doi: 10.1080/20008198.2019.1600832.
11. Ibid.
12. Novo Navarro, P., et al. "25 years of Eye Movement Desensitization and Reprocessing (EMDR): The EMDR therapy protocol, hypotheses of its mechanism of action and a systematic review of its efficacy in the treatment of post-traumatic stress disorder." *Revista de Psiquiatria y salud mental*. 11, no. 2 (April–June 2018): 101–114. doi: 10.1016/j.rpsm.2015.12.002.
13. Carletto, S., et al. See note 10 above.
14. Borji, M., et al. "Efficacy of Implementing Home Care Using Eye Movement Desensitization and Reprocessing in Reducing Stress of Patients with Gastrointestinal Cancer." *Asian Pacific Journal of Cancer Prevention*. 20, no. 7 (July 1, 2019): 1967–1971. doi: 10.31557/APJCP.2019.20.7.1967.
15. "Tapping 101: What Is Tapping and How Can I Start Using It?" The Tapping Solution. Accessed November 11, 2019. https://www.thetappingsolution.com/tapping-101/.
16. Ortner, Nick. *The Tapping Solution: A Revolutionary System for Stress-Free Living*. (Carlsbad, CA: Hay House, Inc., 2013).
17. Clond, M. "Emotional Freedom Techniques for Anxiety: A Systematic Review with Meta-Analysis." *Journal of Nervous and Mental Disease*. 204, no. 5 (May 2016): 388–95. doi: 10.1097/NMD.0000000000000483.
18. Sebastian, B., and J. Nelms. "The Effectiveness of Emotional Freedom Techniques in the Treatment of Posttraumatic Stress Disorder: A Meta-Analysis." *Explore*. 13, no. 1 (January–February 2017): 16–25. doi: 10.1016/j.explore.2016.10.001.
19. Nelms, J. A., and L. Castel. "A Systematic Review and Meta-Analysis of Randomized and Nonrandomized Trials of Clinical Emotional Freedom Techniques (EFT) for the Treatment of Depression." *Explore*. 12, no. 6 (November– December 2016): 416–426. doi: 10.1016/j.explore.2016.08.001.
20. Bach, D., et al. "Clinical EFT (Emotional Freedom Techniques) Improves Multiple Physiological Markers of Health." *Journal of Evidence-Based Integrative Medicine*. 24

Adverse Childhood Experiences (ACES)." Accessed November 11, 2019. https://www.cdc.gov/injury/.
23. U.S. Centers for Disease Control and Prevention. "About the CDC-Kaiser ACE Study." Last modified April 2, 2019. https://www.cdc.gov/violenceprevention/childabuseandneglect/acestudy/about.html.
24. "Food sensitivities may affect gut barrier function." Mayo Clinic, Digestive Diseases. Last modified Nov. 12, 2016. https://www.mayoclinic.org/medical-professionals/digestive-diseases/news/food-sensitivities-may-affect-gut-barrier-function/mac-20429973.
25. Obrenovich, M.E.M. "Leaky Gut, Leaky Brain?" *Microorganisms.* 6, no. 4 (October 2018): pii: E107. doi: 10.3390/microorganisms6040107.

第6章

1. Roberts, A. L., et al. "Posttraumatic stress disorder (PTSD) is associated with increased risk of ovarian cancer: A prospective and retrospective longitudinal cohort study." *Cancer Research.* 79, no. 19 (October 2019): 5113–5120. doi:10.1158/0008-5472.
2. Lengacher, C. A., et al. "Influence of mindfulness-based stress reduction (MBSR) on telomerase activity in women with breast cancer (BC)." *Biological Research for Nursing.* 16, no. 4 (October 2014): 438–447. doi: 10.1177/1099800413519495.
3. U.S. Centers for Disease Control and Prevention. "About the CDC-Kaiser ACE Study." Last modified April 2, 2019. https://www.cdc.gov/violenceprevention/childabuseandneglect/acestudy/about.html.
4. "Past trauma may haunt your future health: Adverse childhood experiences, in particular, are linked to chronic health conditions." Harvard Health Publishing, Harvard Medical School. Last modified February 2019. https://www.health.harvard.edu/diseases-and-conditions/past-trauma-may-haunt-your-future-health.
5. Chivers-Wilson, K.A. "Sexual assault and posttraumatic stress disorder: a review of the biological, psychological and sociological factors and treatments." *McGill Journal of Medicine.* 9, no. 2 (July 2006): 111–8. PMID: 18523613.
6. Smith, S. G., et al. *National Intimate Partner and Sexual Violence Survey: 2015 Data Brief – Updated Release.* Atlanta, GA: United States Centers for Disease Control and Prevention, National Center for Injury Prevention and Control, Division of Violence Prevention, November 2018.
7. Cash, H., et al. "Internet Addiction: A Brief Summary of Research and Practice." *Current Psychiatry Reviews.* 8, no. 4 (November 2012): 292–298. doi:10.2174/157340012803520513; Montag, C., et al. "Internet Communication Disorder and the Structure of the Human Brain: Initial Insights on WeChat Addiction." Scientific Reports. 8, no. 1 (February 1, 2018): 2155. doi: 10.1038/s41598-

Chiropractic Medicine. 9, no. 3 (September 2010): 138–45. doi: 10.1016/j.jcm.2010.05.002.
9. Cuthbert. S. C., and A. L. Rosner. "Conservative chiropractic management of urinary incontinence using applied kinesiology: a retrospective case-series report." *Journal of Chiropractic Medicine*. 11, no. 1 (March 2012): 49–57. doi: 10.1016/j.jcm.2011.10.002.
10. Moncayo, R., and H. Moncayo. "Evaluation of Applied Kinesiology meridian techniques by means of surface electromyography (sEMG): demonstration of the regulatory influence of antique acupuncture points." *Chinese Medicine*. 4 (May 29, 2009): 9. doi: 10.1186/1749-8546-4-9.
11. Molsberger, F., et al. "Yamamoto New Scalp Acupuncture, Applied Kinesiology, and Breathing Exercises for Facial Paralysis in a Young Boy Caused by Lyme Disease—A Case Report." *EXPLORE*. 12, no. 4 (July–August 2016): 250–255.doi:10.1016/j.explore.2016.02.001.
12. Scaer, R. *The Body Bears the Burden*. (New York: Routledge, 2014). doi:10.4324/9780203081822.
13. Underwood, Emily. "Your gut is directly connected to your brain, by a newly discovered neuron circuit." *Science*. September 20, 2018. doi: 10.1126/science.aav4883.
14. Lufityanto, G., et al. "Measuring Intuition: Nonconscious Emotional Information Boosts Decision Accuracy and Confidence." *Psychological Science*. 27, no. 5 (May 2016): 622–34. doi: 10.1177/0956797616629403.
15. McCraty, R., and M. Atkinson. "Electrophysiology of Intuition: Pre-stimulus Responses in Group and Individual Participants Using a Roulette Paradigm." *Global Advances in Health and Medicine*. 3, no. 2 (March 2014): 16–27. doi:10.7453/gahmj.2014.014.
16. Margittai, Z., et al. "Exogenous cortisol causes a shift from deliberative to intuitive thinking." *Psychoneuroendocrinology*. 64 (February 2016): 131–5. doi: 10.1016/j.psyneuen.2015.11.018.
17. Liebowitz, J., et al., eds. *How Well Do Executives Trust Their Intuition*. 1st Edition. (Boca Raton: Auerbach Publications, 2018).
18. *PwC's Global Data and Analytics Survey 2016*. PwC. Accessed November 11, 2019. https://www.pwc.com/us/en/services/consulting/analytics/big-decision-survey.html.
19. Ibid.
20. Stolper, C. F., et al. "Family physicians' diagnostic gut feelings are measurable: construct validation of a questionnaire." *BMC Family Practice*. 14 (January 2, 2013): 1. doi: 10.1186/1471-2296-14-1.
21. "Uncovering the Mysteries of Multiple Sclerosis." *NIH Medline Plus Magazine*. 14, no. 2 (Summer 2018): 20–23.
22. U.S. Centers for Disease Control and Prevention. "Injury Prevention and Control:

35. Misrani A., et al. "Oxytocin system in neuropsychiatric disorders: Old concept, new insights." *Acta Physiologica Sinica*. 69, no. 2 (April 25, 2017): 196–206. PMID: 28435979; Neumann, I. D., and D. A. Slattery. "Oxytocin in General Anxiety and Social Fear: A Translational Approach." *Biological Psychiatry*. 79, no. 3 (February 1, 2016): 213–221. doi:10.1016/j.biopsych.2015.06.004.
36. Louie, D., et al. "The Laughter Prescription: A Tool for Lifestyle Medicine." *American Journal of Lifestyle Medicine*. 10, no. 4 (June 23, 2016): 262–267. doi:10.1177/1559827614550279.
37. Ibid.
38. Fleishman, S. B., et al. "Beneficial effects of animal-assisted visits on quality of life during multimodal radiation-chemotherapy regimens." *Journal of Community and Supportive Oncology*. 13, no. 1 (January 2015): 22–6. doi: 10.12788/jcso.0102.
39. Ibid.

第5章

1. Liu, C., et al. "X-ray phase-contrast CT imaging of the acupoints based on synchrotron radiation." *Journal of Electron Spectroscopy and Related Phenomena*. 196 (October 2014): 80–84. doi: 10.1016/j.elspec.2013.12.005.
2. Jain, S., et al. "Clinical Studies of Biofield Therapies: Summary, Methodological Challenges, and Recommendations." *Global Advances in Health and Medicine*. 4, suppl. (November 2015): 58–66. doi: 10.7453/gahmj.2015.034.suppl.
3. Yang, P., et al. "Human Biofield Therapy and the Growth of Mouse Lung Carcinoma." *Integrative Cancer Therapies*. 18 (January–December 2019). doi:10.1177/1534735419840797.
4. Liu, C., et al. See note 20 above.
5. Lu, W., et al. "The value of acupuncture in cancer care." *Hematology / Oncology Clinics of North America*. 22, no. 4 (August 2008): 631–48, viii. doi:10.1016/j.hoc.2008.04.005; Ohj, B., et al. "Acupuncture in Oncology: The Effectiveness of Acupuncture May Not Depend on Needle Retention Duration." *Integrative Cancer Therapies*. 17, no. 2 (June 2018): 458–466. doi: 10.1177/1534735417734912; Potter, P. J. "Energy Therapies in Advanced Practice Oncology: An Evidence- Informed Practice Approach." *Journal of the Advanced Practitioner in Oncology*. 4, no.3 (May 2013): 139–151. PMID: 25031994.
6. Xu, Y., et al. "Acupuncture Alleviates Rheumatoid Arthritis by Immune-Network Modulation." *American Journal of Chinese Medicine*. 46, no. 5 (2018): 997–1019. doi: 10.1142/S0192415X18500520.
7. Yang, P., et al. See note 3 above.
8. Cuthbert, S. C., and A. L. Rosner. "Applied kinesiology methods for a 10-yearold child with headaches, neck pain, asthma, and reading disabilities." *Journal of*

ne.09.030186.002041.
20. Miller, A. B., et al. "Cancer epidemiology update, following the 2011 IARC evaluation of radiofrequency electromagnetic fields (Monograph 102)." *Environmental Research*. 167 (November 2018): 673–683. doi: 10.1016/j.envres.2018.06.043.
21. Ibid.
22. Smith-Roe, S. L., et al. "Evaluation of the genotoxicity of cell phone radiofrequency radiation in male and female rats and mice following subchronic exposure." *Environmental and Molecular Mutagenesis*. October 21, 2019 (epub ahead of print). doi: 10.1002/em.22343.
23. Miller, A. B., et al. See note 20 above.
24. Tausk, F., et al. "Psychoneuroimmunology." *Dermatologic Therapy*. 21, no. 1 (January–February 2008): 22–31. doi: 10.1111/j.1529-8019.2008.00166.x.
25. Moraes, L. J., et al. "A systematic review of psychoneuroimmunology-based interventions." *Psychology, Health & Medicin*e. 23, no. 6 (July 2018): 635–652. doi:10.1080/13548506.2017.1417607.
26. Chacin-Fernandez, J., et al. "Psychological intervention based on psychoneuroimmunology improves clinical evolution, quality of life, and immunity of children with leukemia: A preliminary study." *Health Psychology Open*. 6, no. 1 (April 1, 2019). doi: 10.1177/2055102919838902.
27. Ben-Shaanan, T. L., et al. "Modulation of Anti-Tumor Immunity by the Brain's Reward System." *Nature Communications*. 9, no. 1 (July 13, 2018): 2723. doi:10.1038/s41467-018-05283-5.
28. Dinan, T.G., et al. "Psychobiotics: A Novel Class of Psychotropic." *Biological Psychiatry*. 74, no. 10 (November 15, 2013): 720–6. doi: 10.1016/j.biopsych.2013.05.001.
29. Rajagopala, S. V., et al. "The Human Microbiome and Cancer." *Cancer Prevention Research*. 10, no. 4 (April 2017): 226–234. doi: 10.1158/1940-6207.CAPR-16-0249.
30. Sarkar, A., et al. "Psychobiotics and the Manipulation of Bacteria-Gut-Brain Signals." *Trends in Neurosciences*. 39, no. 11 (November 2016): 763–781. doi:10.1016/j.tins.2016.09.002.
31. Kurokawa, S., et al. "The effect of fecal microbiota transplantation on psychiatric symptoms among patients with irritable bowel syndrome, functional diarrhea and functional constipation: An open-label observational study." *Journal of Affective Disorders*. 235 (August 1, 2018): 506–512. doi: 10.1016/j.jad.2018.04.038.
32. Lerman, B., et al. "Oxytocin and Cancer: An Emerging Link." *World Journal of Clinical Oncology*. 9, no. 4 (September 14, 2018): 74–82. doi: 10.5306/wjco.v9.i5.74.
33. Ibid.
34. Neumann, I. D. "Oxytocin: the neuropeptide of love reveals some of its secrets." *Cell Metabolism*. 5, no. 4 (April 2007): 231–3. doi: 10.1016/j.cmet.2007.03.008.

Index," *The Canberra Times.* January 16, 2019.
9. A connected society: A strategy for tackling loneliness–laying the foundations for change. London: United Kingdom Department for Digital, Culture, Media and Sport, 2018. "Her Excellency Ohoud Bint Khalfan al Roumi, Minister of State for Happiness and Wellbeing." United Arab Emirates, The Cabinet. Accessed November 11, 2019. https://uaecabinet.ae/en/details/cabinet-members/her-excellency-ohoud-bint-khalfan-al-roumi.
10. Cunha, L. F., et al. "Positive Psychology and Gratitude Interventions: A Randomized Clinical Trial." *Frontiers in Psychology.* 10 (March 21, 2019): 584. doi:10.3389/fpsyg.2019.00584.
11. Emmons, R. A., and M. E. McCullough. "Counting blessings versus burdens: An experimental investigation of gratitude and subjective well-being in daily life." *Journal of Personality and Social Psychology.* 84, no. 2 (2003): 377-389. doi: 10.1037//0022-3514.84.2.377.
12. Algoe, S. B., et al. "Beyond reciprocity: gratitude and relationships in everyday life." *Emotion.* 8, no. 3 (June 2008): 425–429. doi: 10.1037/1528-3542.8.3.425; Emmons, R. A., and M. E. McCullough. See note 11 above; Wood, A. M., et al. "Gratitude influences sleep through the mechanism of pre-sleep cognitions." *Journal of Psychosomatic Research.* 66, no. 1 (January 2009): 43–8. doi: 10.1016/j.jpsychores.2008.09.002.
13. Hill, P. L., et al. "Examining the Pathways between Gratitude and Self-Rated Physical Health across Adulthood." *Personality and Individual Differences.* 54, no. 1 (January 2013): 92–96. doi: 10.1016/j.paid.2012.08.011.
14. Cash, H., et al. "Internet Addiction: A Brief Summary of Research and Practice." *Current Psychiatry Reviews.* 8, no. 4 (November 2012): 292–298. doi:10.2174/157340012803520513; Montag, C., et al. "Internet Communication Disorder and the Structure of the Human Brain: Initial Insights on WeChat Addiction." *Scientific Reports.* 8, no. 1 (February 1, 2018): 2155. doi: 10.1038/s41598-018-19904-y.
15. "Global mobile consumer trends, 2nd edition: Mobile continues its global reach into all aspects of consumers' lives." Deloitte Touche Tohmatsu Limited. 2017. https://www2.deloitte.com/us/en/pages/technology-media-and-telecommunications/articles/global-mobile-consumer-trends.html.
16. Ibid.
17. Cash, H., et al. See note 14 above.
18. Montag, C., et al. See note 14 above.
19. Montag, C., et al. See note 14 above; Alexander, G. E., et al. "Parallel Organization of Functionally Segregated Circuits Linking Basal Ganglia and Cortex." *Annual Review of Neuroscience.* 9, no. 1 (March 1, 1986): 357–381. doi:10.1146/annurev.

Journal of Gastrointestinal Surgery. 19, no. 4 (April 2015): 743–750. doi: 10.1007/s11605-014-2726-7.
13. "What Is HIPEC and How Does It Work?" Accessed November 11, 2019. https://hipectreatment.com/the-hipec-procedure/; Chalikonda, S. (online chat). "What Is HIPEC and Is it Right for Me?" Cleveland Clinic. Last modified November 8, 2011. https://my.clevelandclinic.org/health/transcripts/1301_hipec.

第4章

1. U.S. Department of Health and Human Services, Centers for Disease Prevention and Control. "Suicide rates rising across the U.S." Last modified June 7, 2018. https://www.cdc.gov/media/releases/2018/p0607-suicide-prevention.html.
2. World Health Organization. "Depression: Key Facts." Last modified March 22, 2018. https://www.who.int/news-room/fact-sheets/detail/depression.
3. Zaorsky, N. G., et al. "Suicide among cancer patients." *Nature Communications*. 10 (2019): 207. doi: 10.1038/s41467-018-08170-1.
4. Salimpoor, V. N., et al. "Anatomically Distinct Dopamine Release During Anticipation and Experience of Peak Emotion to Music," *Nature Neuroscience*.
14, no. 2 (February 2011): 257–62. doi: 10.1038/nn.2726; Burgdorf, J., and J. Pankseep. "The Neurobiology of Positive Emotions," *Neuroscience and Biobehavioral Reviews*. 30, no. 2 (2006): 173–87. doi: 10.1016/j.neubiorev.2005.06.001; Benarroch, E. E., "Oxytocin and Vaspressin: Social Neuropeptides with Complex Neuromodulatory Functions," *Neurology*. 80, no. 16 (April 16, 2013): 1521–28. doi:10.1212/WNL.0b013e31828cfb15.
5. Sarkar, D. K., et al. "Regulation of cancer progression by β-endorphin neuron." *Cancer Research*. 72, no. 4 (February 15, 2012): 836–40. doi: 10.1158/0008-5472.CAN-11-3292.
6. Zaninotto, P., et al. "Sustained enjoyment of life and mortality at older ages: analysis of the English Longitudinal Study of Ageing." *BMJ*. 355, no. 8086 (2016): i6267. doi: 10.1136/bmj.i6267.
7. Helliwell, J., et al., eds. *World Happiness Report 2019*. New York: United Nations Sustainable Development Solutions Network, 2019. Central Intelligence Agency. "Country Comparison: Life Expectancy at Birth (2017)." *The World Fact Book*.
https://www.cia.gov/library/publications/the-world-factbook/rankorder/2102rank.html.
8. GNH Centre Bhutan. Accessed November 11, 2019. http://www.gnhcentrebhutan.org/about/; Wyss, J. "Happy by Decree: Ecuador's Chief of 'Good Living' Tries to Raise National Contentment," *Miami Herald*. July 17, 2015 (updated July 18, 2015). Accessed November 11, 2019. https://www.miamiherald.com/news/nation-world/world/americas/article27536497.html; Burgess, K. "ACT Government to Introduce Wellbeing

89–96. doi: 10.1016/j.jphotobiol.2016.02.007.
2. Heynsbergh, N., et al. "Feasibility, useability and acceptability of technologybased interventions for informal cancer carers: a systematic review." *BMC Cancer.* 18, no. 1, art. no. 244 (March 2, 2018). doi: 10.1186/s12885-018-4160-9. 3. Chida, Y., et al. "Do stress-related psychosocial factors contribute to cancer incidence and survival?" *Nature Reviews Clinical Oncology.* 5, no. 8 (August 2008): 466–75. doi: 10.1038/ncponc1134.
4. Paek, M. S., et al. "Longitudinal Reciprocal Relationships Between Quality of Life and Coping Strategies Among Women with Breast Cancer." *Annals of Behavioral Medicine.* 50, no. 5 (October 2016): 775-783. doi: 10.1007/s12160-016-9803-y.
5. Cheng, C. T., et al. "Cancer-coping profile predicts long-term psychological functions and quality of life in cancer survivors." *Supportive Care in Cancer.* 27, no. 3 (March 2019): 933–941. doi: 10.1007/s00520-018-4382-z.
6. White, L. L., et al. "Perceived Self-Efficacy: A Concept Analysis for Symptom Management in Patients With Cancer." *Clinical Journal of Oncology Nursing.* 21, no. 6 (December 1, 2017): E272–E279. doi: 10.1188/17.CJON.E272-E279.
7. Mirrione, M. M., et al. "Increased metabolic activity in the septum and habenula during stress is linked to subsequent expression of learned helplessness behavior." *Frontiers in Human Neuroscience.* 8 (February 3, 2014): 29. doi: 10.3389/fnhum.2014.00029.
8. Schou Bredal, I., et al. "Effects of a psychoeducational versus a support group intervention in patients with early-stage breast cancer: results of a randomized controlled trial." *Cancer Nursing.* 37, no. 3 (May–June 2014): 198–207. doi:10.1097/NCC.0b013e31829879a3.
9. Harvey, A., et al. "Factors Influencing Treatment Decisions Among Cancer Patients: Results from National Patient Education Workshops." Presented at the 2015 World Congress of Pyscho-Oncology, July 28–August 1, 2015, Washington, D.C. P1–61. Accessed November 11, 2019. https://www.cancersupportcommunity.org/sites/default/files/uploads/our-research/presentations/treatment-decision-making/2014_biennial_cer_scp_poster.pdf.
10. Conners, A. "Does Patient Empowerment Lead to Better Cancer Treatment Outcomes?" Patient Empowerment Network. Last modified August 10, 2015. https://powerfulpatients.org/2015/08/10/does-patient-empowerment-lead-to-better-cancer-treatment-outcomes/.
11. Price, M. A., et al. "Helplessness/hopelessness, minimization and optimism predict survival in women with invasive ovarian cancer: a role for targeted support during initial treatment decision-making?" *Supportive Care in Cancer.* 24, no. 6 (June 2016): 2627–34. doi: 10.1007/s00520-015-3070-5.
12. Marmor, S., et al. "The Rise in Appendiceal Cancer Incidence: 2000–2009."

7. Jacobs, T. L., et al. "Intensive meditation training, immune cell telomerase activity, and psychological mediators." *Psychoneuroendocrinology.* 36, no. 5 (June 2011): 664–68. doi: 10.1016/j.psyneuen.2010.09.010.
8. Shammas, M. A. "Telomeres, lifestyle, cancer, and aging." *Current Opinion in Clinical Nutrition and Metabolic Care.* 14, no. 1 (January 2011): 28–34. doi: 10.1097/MCO.0b013e32834121b1.
9. Rosenkranz, M. A., et al. "Reduced stress and inflammatory responsiveness in experienced meditators compared to a matched healthy control group." *Psychoneuroendocrinology.* 68 (June 2016): 117–125. doi: 10.1016/j.psyneuen.2016.02.013.
10. Heid, M. "How Stress Affects Cancer Risk." MD Anderson Cancer Center. Last modified December 2014. https://www.mdanderson.org/publications/focused-on-health/how-stress-affects-cancer-risk.h21-1589046.html.
11. Tadi Uppala, P. P., et al. "Stress, spiritual wellbeing and cancer risk among diverse racial faith-based communities: Elevated levels of stress proteomic biomarkers in breast cancer patients." *Cancer Research.* 2017, no. 77, suppl. 13 (July 1, 2017): 4999. doi: 10.1158/1538-7445.AM2017-4999.
12. Bhasin, M. K., et al. "Relaxation Response Induces Temporal Transcriptome Changes in Energy Metabolism, Insulin Secretion and Inflammatory Pathways." *PLOS ONE.* 8, no. 5 (May 1, 2013): e62817. doi: 10.1371/journal.pone.0062817.
13. Buric, I., et al. "What Is the Molecular Signature of Mind–Body Interventions? A Systematic Review of Gene Expression Changes Induced by Meditation and Related Practices." *Frontiers in Immunology.* 2017, no. 8:670. doi: 10.3389/fimmu.2017.00670
14. "What is Coley's toxins treatment for cancer?" Cancer Research UK. Last modified August 22, 2012. https://www.cancerresearchuk.org/about-cancer/cancer-in-general/treatment/complementary-alternative-therapies/individual-therapies/coleys-toxins-cancer-treatment.
15. Gerson Institute. Accessed November 11, 2019. https://gerson.org/gerpress/about-us/.
16. U.S. National Institutes of Health, National Cancer Institute. "Laetrile/Amygdalin (PDQ)–Patient Version." Last modified April 5, 2018. https://www.cancer.gov/about-cancer/treatment/cam/patient/laetrile-pdq.
17. Brouwer, B. "YouTube Now Gets Over 400 Hours of Content Uploaded Every Minute." TubeFilter. Last modified July 26, 2015. https://www.tubefilter.com/2015/07/26/youtube-400-hours-content-every-minute/.

第3章

1. Wu, X., et al. "Ultraviolet blood irradiation: Is it time to remember 'the cure that time forgot'?" *Journal of Photochemistry and Photobiology B: Biology.* 157 (April 2016):

43. Lane K., et al. "Exercise and the lymphatic system: Implications for breast-cancer survivors." *Sports Medicine*. 35, no. 6. (2005): 461–71. doi:10.2165/00007256-200535060-00001.
44. Franchi, M. V., et al. "Bouncing Back! Counteracting Muscle Aging with Plyometric Muscle Loading." *Frontiers in Physiology*. 2019, no. 10 (March 5, 2019): 178. doi:10.3389/fphys.2019.00178.
45. Cugusi, L., et al. "Effects of a mini-trampoline rebounding exercise program on functional parameters, body composition and quality of life in overweight women." *Journal of Sports Medicine and Physical Fitness*. 58, no. 3 (March 2018): 287–294. doi: 10.23736/S0022-4707.16.06588-9.
46. Požgain, I., et al. "Placebo and Nocebo Effect: A Mini-Review." *Psychiatria Danubina*. 26, no. 2 (June 2014): 100–7.
47. Diamond, S. A. "Essential Secrets of Psychotherapy: What is the 'Shadow'?" *Psychology Today*. April 20, 2012.
48. Rock, C. L., et al. "Nutrition and physical activity guidelines for cancer survivors." *CA: A Cancer Journal for Clinicians*. 62, no. 4 (July–August 2012): 243–74. doi: 10.3322/caac.21142.
49. "A Healthy Salute to New Year's Resolutions." The Nielsen Company. Last modified January 20, 2016. https://www.nielsen.com/us/en/insights/news/2016/a-healthy-salute-to-new-years-resolutions.htm.

第2章

1. *Why Americans Go (and Don't Go) to Religious Services*. (Washington, D.C.: Pew Research Center, 2018).
2. Lipka, M., and C. Gecewicz. "More Americans now say they're spiritual but not religious." Pew Research Center. Last modified September
6, 2017. https://www.pewresearch.org/fact-tank/2017/09/06/more-americans-now-say-theyre-spiritual-but-not-religious/.
3. Pew Research Center. "Attendance at Religious Services." Date accessed: December 11, 2019. https://www.pewforum.org/religious-landscape-study/attendance-at-religious-services/.
4. "More adults and children are using yoga and meditation." National Center for Complementary and Integrative Health. Last modified November 13, 2018. https://nccih.nih.gov/news/press/More-adults-and-children-are-using-yoga-and-meditation.
5. "2016 Yoga in America Study Conducted by *Yoga Journal* and Yoga Alliance." Yoga Journal and Yoga Alliance. January 13, 2016. https://www.yogajournal.com/page/yogainamericastudy.
6. Brodesser-Akner, T. "The Big Business of Being Gwyneth Paltrow," *New York Times Sunday Magazine*. (July 29, 2018): 22.

(January 10, 2015): 180–8. doi: 10.1200/JCO.2014.58.1355.
29. Ashcraft, K. A., et al. See note 15 above.
30. Lu, M., et al. "Exercise inhibits tumor growth and central carbon metabolism in patient-derived xenograft models of colorectal cancer." *Cancer & Metabolism.* 2018, no. 6 (November 15, 2018): 14. doi: 10.1186/s40170-018-0190-7.
31. Pedersen, L., et al. "Voluntary Running Suppresses Tumor Growth through Epinephrine- and IL-6-Dependent NK Cell Mobilization and Redistribution." *Cell Metabolism.* 23, no. 3 (March 8, 2016): 554–62. doi: 10.1016/j.cmet.2016.01.011.
32. Hart, N., and R. Newton. See note 13 above.
33. AKTIV Against Cancer, c/o WCPG, 207 Front Street, 3rd Floor, New York, NY 10038. http://www.aktivagainstcancer.org/.
34. "Aerobic Exercise." Cleveland Clinic. Last modified July 16, 2019. https://my.clevelandclinic.org/health/articles/7050-aerobic-exercise.
35. Padilha, C. S., et al. "Evaluation of resistance training to improve muscular strength and body composition in cancer patients undergoing neoadjuvant and adjuvant therapy: a meta-analysis." *Journal of Cancer Survivorship.* 11, no. 3 (June 11, 2017): 339–349. doi: 10.1007/s11764-016-0592-x.
36. Ibid.
37. Cormie, P., et al. "The Impact of Exercise on Cancer Mortality, Recurrence, and Treatment-Related Adverse Effects." *Epidemiologic Reviews.* 39, no. 1 (January 1, 2017): 71–92. doi: 10.1093/epirev/mxx007.
38. Milanovic′, Z., et al. "Effectiveness of High-Intensity Interval Training (HIT) and Continuous Endurance Training for VO2max Improvements: A Systematic Review and Meta-Analysis of Controlled Trials." *Sports Medicine.* 45, no. 10 (October 2015): 1469–1481. doi: 10.1007/s40279-015-0365-0.
39. Toohey, K., et al. "A pilot study examining the effects of low-volume highintensity interval training and continuous low to moderate intensity training on quality of life, functional capacity and cardiovascular risk factors in cancer survivors." *PeerJ—the Journal of Life and Environmental Sciences.* 2016, no. 4 (October 20, 2016): e2613. doi: 10.7717/peerj.2613.
40. Devin, J. L., et al. "The influence of high-intensity compared with moderateintensity exercise training on cardiorespiratory fitness and body composition in colorectal cancer survivors: a randomised controlled trial." *Journal of Cancer Survivorship.* 10, no. 3 (June 2016): 467–79. doi: 10.1007/s11764-015-0490-7.
41. "The lymphatic system and cancer." Cancer Research UK. Last modified December 13, 2017. https://www.cancerresearchuk.org/what-is-cancer/body-systems-and-cancer/the-lymphatic-system-and-cancer.
42. Aberdour, S. "The Lymphatic System: It's Life-Supporting." *Alive.* Last modified April 24, 2015. https://www.alive.com/health/the-lymphatic-system/.

15. Ashcraft, K. A., et al. "Exercise as Adjunct Therapy in Cancer." *Seminars in Radiation Oncology.* 29, no. 1 (January 2019): 16–24. doi: 10.1016/j.semradonc .2018.10.001.
16. Schmitz, K. H., et al. "Exercise Is Medicine in Oncology: Engaging Clinicians to Help Patients Move through Cancer." *CA: A Cancer Journal for Clinicians.* 69, no. 6 (November 2019): 468–484. doi: 10.3322/caac.21579.
17. Galvao, D. A., et al. "Combined resistance and aerobic exercise program reverses muscle loss in men undergoing androgen suppression therapy for prostate cancer without bone metastases: A randomized controlled trial." *Journal of Clinical Oncology.* 28, no. 2 (January 10, 2010): 340–7. doi: 10.1200/JCO.2009.23.2488.
18. Backman, M., et al. "A randomized pilot study with daily walking during adjuvant chemotherapy for patients with breast and colorectal cancer." *Acta Oncologica.* 53, no. 4 (April 2014): 510–20. doi: 10.3109/0284186X.2013.873820.
19. Ashcraft, K. A., et al. See note 15 above.
20. Mishra, S. I., et al. "Exercise interventions on health-related quality of life for cancer survivors." *Cochrane Database of Systematic Reviews.* 2012, no. 8 (August 15, 2012): doi: 10.1002/14651858.CD007566.pub2.
21. Fong, D. Y., et al. "Physical activity for cancer survivors: meta-analysis of randomized controlled trials." *BMJ.* 2012, no. 344 (January 30, 2012): e70. doi: 10.1136/bmj.e70.
22. "Physical Activity and Cancer." National Cancer Institute. Last modified January 27, 2017. https://www.cancer.gov/about-cancer/causes-prevention/risk/obesity/physical-activity-fact-sheet.
23. Ashcraft, K. A., et al. See note 15 above.
24. Ashcraft, K. A., et al. See note 15 above.
25. Brown, J. C., et al. "Cancer, Physical Activity, and Exercise." *Comprehensive Physiology.* 2, no. 4 (October 2012): 2775–809. doi: 10.1002/cphy.c120005.
26. Kenfield, S. A., et al. "Physical activity and survival after prostate cancer diagnosis in the health professionals follow-up study." *Journal of Clinical Oncology.* 29, no. 6 (February 20, 2011): 726–32. doi: 10.1200/JCO.2010.31.5226.
27. Holick C.N., et al. "Physical activity and survival after diagnosis of invasive breast cancer." *Cancer Epidemiology, Biomarkers & Prevention.* 17, no. 2 (February 2008): 379–86. doi:10.1158/1055-9965.EPI-07-0771; "Can Exercise Reduce the Risk of Cancer Recurrence?" https://blog.dana-farber.org/insight/2018/02/can-exercise-reduce-risk-cancer-recurrence/. Date of publication: February 7, 2018. Date accessed: December 11, 2019.
28. Arem, H., et al. "Pre- and postdiagnosis physical activity, television viewing, and mortality among patients with colorectal cancer in the National Institutes of Health-AARP Diet and Health Study." *Journal of Clinical Oncology.* 33, no. 2

原注

第1章

1. U.S. Centers for Disease Control and Prevention. *A Report of the Surgeon General Physical Activity and Health At-A-Glance.* 1996.
2. Office of Disease Prevention and Health Promotion, U.S. Department of Health and Human Services. *2008 Physical Activity Guidelines for Americans.* https://health.gov/paguidelines/2008/pdf/paguide.pdf.
3. Office of Disease Prevention and Health Promotion, U.S. Department of Health and Human Services. *Physical Activity Guidelines for Americans, 2nd edition.* February 2018. https://health.gov/paguidelines/second-edition/pdf/Physical_ Activity_ Guidelines_2nd_edition.pdf.
4. Ibid.
5. World Health Organization. "Obesity and Overweight." Last modified February 16, 2018. https://www.who.int/en/news-room/fact-sheets/detail/obesity-and-overweight.
6. "Cleveland Clinic Study Finds Obesity as Top Cause of Preventable Life-Years Lost." *Consult QD.* Last modified May 2, 2017. https://consultqd.clevelandclinic.org/cleveland-clinic-study-finds-obesity-top-cause-preventable-life-years-lost/.
7. Nimptsch, K., and T. Pischon. "Obesity Biomarkers, Metabolism and Risk of Cancer: An Epidemiological Perspective." *Recent Results in Cancer Research.* 208 (2016): 199–217. doi: 10.1007/978-3-319-42542-9_11.
8. "Cleveland Clinic Study." See note 6 above.
9. U.S. CDC. See note 1 above.
10. Booth, F. W., et al. "Lack of Exercise Is a Major Cause of Chronic Diseases." *Comprehensive Physiology.* 2, no. 2 (April 2012): 1143–1211. doi: 10.1002/cphy.c110025.
11. Li, Y., et al. "Impact of Healthy Lifestyle Factors on Life Expectancies in the US Population." *Circulation.* 138, no. 4 (July 24, 2018): 345–355. doi: 10.1161/CIRCULATIONAHA.117.032047.
12. Ekelund, U., et al. "Does physical activity attenuate, or even eliminate, the detrimental association of sitting time with mortality? A harmonised metaanalysis of data from more than 1 million men and women." *Lancet. 388*, no. 10051 (September 24, 2016): 1302–10. doi: 10.1016/S0140-6736(16)30370-1.
13. Hart, N., and R. Newton. "Exercise is Medicine for Cancer: The Evolution and Role of Exercise Oncology." *Sports Health.* 36, no. 2 (2018): 6–11.
14. Schmitz, K. H., et al, and the American College of Sports Medicine. "American College of Sports Medicine roundtable on exercise guidelines for cancer survivors." *Medicine & Science in Sports & Exercise.* 42, no. 7 (July 2010): 1409–26. doi: 10.1249/MSS.0b013e3181e0c112.

著者

ケリー・A・ターナー

Kelly A. Turner, Ph.D.

ニューヨーク・タイムズ紙でベストセラーとなった『Radical Hope』と『Radical Remission』の著者で、現在22カ国語に翻訳されている。過去15年にわたり10カ国で研究をおこない、1,500以上の劇的寛解の症例を分析してきた。ハーバード大学で学士号、カリフォルニア大学バークレー校で博士号を取得。RadicalRemission.comのRadical Remission Projectの創設者であり、患者やその愛する人のために、コースやワークショップ、治癒の物語の無料データベースを提供している。また、劇的寛解に関する科学的研究を促進することを使命とする非営利団体、ラディカル・リミッション財団の創設者であり、劇的寛解に関するドキュメンタリー番組『Radical Remission』の監督兼プロデューサーでもある。脚本家でもあるケリーは、『Open-Ended Ticket』というタイトルの、劇的寛解を題材にした長編映画の脚本を執筆した。詳細はKelly-Turner.comで。

トレイシー・ホワイト

Tracy White

本書の共著者。2016年に再発性子宮頸がんと診断され、医師から余命15カ月を宣告される。それ以前は一流雑誌やウェブサイトのマーケティング担当重役として成功を収めた。『Travel + Leisure』、『Food & Wine』、『Traditional Home』、『Fortune』、『Inc.』、『Seventeen』、『Bankrate』などのブランドのために、複雑な広告契約やパートナーシップを20年間つくり上げてきた。ウェルネスをテーマにしたライター、講演者、講師として、トレイシーはSheKnows、SurvivorNet、Elephant Journalに寄稿してきた。オメガ・インスティテュート、T.E.A.L.、SHAREなどでワークショップを開き、講演をおこなった。トレイシーは、医師から今後死ぬだろうと宣告されたあと、さらに2年半を見事に生き抜き、その間に本書を共著し、息子や夫と過ごしたその余生を大切にしている。

訳者

佐々木加奈子

Kanako Sasaki

2001年に米国Ithaca College（BAジャーナリズム）を卒業し、2004年にSchool of Visual Arts（MFA）を修了。2006年、英国Royal College of Artに留学。以後10年間ニューヨークを拠点に、写真や映像を用いてアート活動をおこなってきた（詳細はwww.kanakosasaki.com）。その後、2011年の震災を機に帰国し、東北大学大学院情報科学研究科にて社会学を学び、博士号（学術）を取得。2020年に乳がんに罹患したことをきっかけに、がん経験者のウェルビーイング向上のためにコラージュなどのアートワークショップを開催しながら、自己表現によるエンパワーメントと回復可能性について研究を進めている（詳細はwww.lifeisdramatic.net）。さらに、本書との出会いがきっかけとなり、ラディカル・リミッション認定のワークショップ講師となりmy unicornを運営。

がんが自然に治る10の習慣

余命宣告から奇跡的な回復を果たした劇的寛解者たちの希望

2023年9月24日　第1刷発行

著者　ケリー・A・ターナー　トレイシー・ホワイト
訳者　佐々木加奈子
発行者　鈴木勝彦
発行所　株式会社プレジデント社
〒102-8641 東京都千代田区平河町2-16-1
平河町森タワー13階
編集 (03) 3237-3732　販売 (03) 3237-3731
販売　桂木栄一　高橋 徹　川井田美景
森田 巌　末吉秀樹
編集　工藤隆宏
制作　関 結香
装丁　草薙伸行 ●PlanetPlan Design Works
印刷・製本　凸版印刷株式会社

ISBN 978-4-8334-2508-7
Printed in Japan